U0308523

老医真言

王辉武　著

中国中医药出版社

·北　京·

图书在版编目（CIP）数据

老医真言/王辉武著 . —北京：中国中医药出版社，2014. 7
（2021. 12 重印）

ISBN 978 - 7 - 5132 - 1647 - 0

Ⅰ. ①老… Ⅱ. ①王… Ⅲ. ①中医学 Ⅳ. ①R2

中国版本图书馆 CIP 数据核字（2013）第 286061 号

中 国 中 医 药 出 版 社 出 版
北京经济技术开发区科创十三街 31 号院二区 8 号楼
邮政编码 100176
传真 010 64405721
三河市同力彩印有限公司印刷
各地新华书店经销

*

开本 880 × 1230 1/32 印张 15.75 字数 335 千字
2014 年 7 月第 1 版 2021 年 12 月第 5 次印刷
书 号 ISBN 978 - 7 - 5132 - 1647 - 0

*

定价 68.00 元
网址 www. cptcm. com

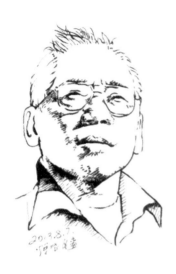

王辉武自画像

诗学百日通未通，
字与二王总不同。
平生好弄纸和笔，
多在望闻问切中。

重庆医科大学附属第二医院 教授、主任中医师；

全国中医药传承博士后流动站导师，全国第三、四、五批老中医药专家，学术经验继承工作指导教师，重庆市名中医；

历任：中华中医药学会科普分会主任委员，重庆市中医药学会副会长兼秘书长；

著有：《实用中医禁忌学》《伤寒论使用手册》《中药临床新用》《中医百家药论荟萃》等。

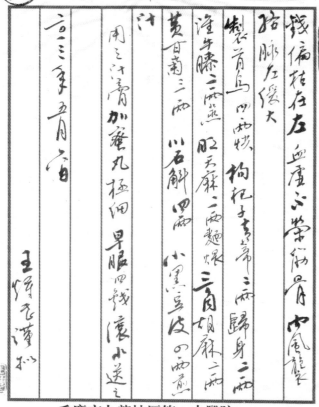

錢偏枯在左 血虛心榮筋骨 中風龍⋯

猪脈左優大

製首烏四兩炒 枸杞子青蒿三兩 歸身二兩

淫羊藤二兩蒸 明天麻二兩麵煨 三角胡麻二兩

黃百菊三兩 川石斛四兩 小黑豆皮四兩煎

汁

用二汁膏加蜜丸極細 早服四錢 滾小送之

二〇三年五月六日

王輝武謹拟

重慶市九龍坡區第一中醫院
地址：九龍坡區馬王鄉龍泉村160號　咨詢電話：(023)89068332

处方笺

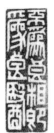

不为良相则为良医

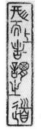

形而上者谓之道

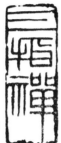

三指禅

无欲则刚

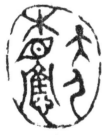

天人相应

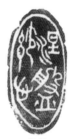

涅槃妙心

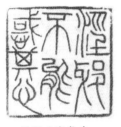

淫邪不能惑其心

嗜欲不能劳其目

自刻印章

◎中医是一种技艺，更是一门学问。学医有如盛粥，一大桶粥，干货必然沉底，隐而不见，浮在上面的清汤寡水怎能充饥饱肚呢？悠着点，饭勺不能急躁搅动！在热闹的环境中做学问，一定要深度下潜，真正的高手在相对平静的基层！

◎中医临证，犹将帅临阵。审时度势，用药如兵，增损出入，运筹帷幄，全凭智慧，神游其间，涅槃妙心！

◎只靠"生产队"分给的那点口粮，肯定是会挨饿的，还是用些心思，种好"自留地"，温饱或许多些保障。科技创新，似可从中获得启示！

◎中医文献中有大量的"禁忌"记载，包括严禁、禁、忌、慎、戒、不可、不宜、勿、莫等，是受《周易》"忧患"意识的影响，"作《易》者，其有忧患乎?"（《易传·系辞》）形成了以"居安思危""防患于未然"为核心的宝贵智慧，是保障医疗安全，提高养生防治水平的有效方法，大众多有需求。虽然当今还未受到学界重视，但随着社会的进步，科技的发展，"中医禁忌学"这一新兴学科，必将引起极大关注。

内 容 提 要

　　本书记录了一个草根老中医在读书、学医、行医、教学与带徒历程中的思考，以及业余生活体验，还有弟子们的跟师体会。全书分为读书明理、诊余杂谈、行医手记、用药如兵、验方举要、他山之石和门徒心语等七章。文论皆独立成篇，心绪随感，娓娓道来；现场手记，真实鲜活；医患对话，真切动人。字里行间，透视人生真谛，传承医中学术，展示医外功夫，可供探索借鉴。细细品来，沁人心脾，雅俗共赏，不无情趣！

序

与人相识相知不是件容易的事，如果能师友与共几十年，那就是很好的缘分了。我有幸与王辉武先生随缘相遇，想来是我的福分。

最早认识先生是因参加重庆中医学会的学术会议。当时会标都是手写的，且全是先生的手笔，至此才知道先生响亮的大名和漂亮的书法，原来先生已为学会手写各种会标及其他相关文字近20年了，那时办会经费少，所需材料都是先生自己在家准备好再带到会上。

字见得多些了，就想了解其人。最先还是见到先生所编的《伤寒论手册》。印象中，当时是觉得先生研究的方式与古人大异其趣，而功夫又是极费时费力的。成书以后，多次重印，今年又领着弟子们删校重排，更名再版发行了。

后来真正见到先生做学问的功夫，还是在编著《中医百家药论荟萃》的时候。当时，全靠手写，统稿、编辑已接近尾声，所见到的情形是：先生坐在由阳台改成的书房里，书桌和座椅周围堆满了书和资料，各种卡片更是层层叠叠。先生逐一翻检、校对，不紧不慢，做得轻松自在，乐在其中，完全看不出辛苦和繁难的痕迹。但是，在没有电脑的条件下做这件事，如果没有深厚的静笃功夫，是很难想象的。

后来就是先生领着我们编写《中药临床新用》。他先说明体例、方法、选择原则与要求等，后亲自写成说明文字，并作出摘录的样稿附上，以备参照，后面的任务就是"描红"式的资料摘抄了。这种工作，看似资料汇编，实是温故知新，先生所在乎的仍然是学问的"异趣"和功夫的"老实"。

再后来则是先生所著的《实用中医禁忌学》了，内容上完全不同于对既有资料的汇集与整理，而是重开新局。以禁忌思维对中医学的理法方药进行逆向思考和梳理，为辨证思想提供了新的路径和新的内容。先生找到了学术上的大"异趣"。

今天见到的《老医真言》，与以往书比较，其"异趣"就更大了。先前所写的都是在学术上一步步的探索、发现与发明，现在则是先生对自己的修正与坚守，是想以一个老中医师真实的心境去映照他所感触的生活。所以先生对自己专业修持中的学习、探索、求证及与之相关的方方面面都有直接的反映。像是传统的医话，但又不只是医话，至少不是技巧与智巧的医话，更像是一份老实而扎实的独白。

《老医真言》共分七个部分，"读医明理"是先生的理论探讨与思考记录，其中真知灼见或异见卓识很多。"诊余杂谈"是随缘起性，有感而发，以医者心眼，现世间百相；文字平实有真趣，境界活泼藏机锋。接下来的"行医手记""用药如兵""验方举要"分别是临证遣药、选方的实录，诚实道来，如在诊侧。"他山之石"是诊余爱好，在书法、篆刻、诗词、绘画等方面的涉猎与悠游，可见其天资与真趣。"门徒心语"是弟子们的见闻心悟，视角有异，体悟有别，但所见唯实，所述唯真，读来亦可见孔门遗风。

读书之乐，或许正在于求真识趣吧，如果由此能够看到书本后面作者的形象，甚至看到他的喜怒哀乐，他的志趣习性，那就不只是阅读的乐趣了。

先生在《老医真言》中以真趣示人，读来恰似听先生面谈。真希望您也带着真趣来读，这样您会认识一个妙趣横生的真朋友的。

杨国汉

2013 年 7 月 21 日

杨国汉博士，系第三军医大学第三附属医院大坪医院教授、主任中医师，重庆中医药学会副会长兼秘书长。

自 叙

在五十多年前那段刻骨铭心的大饥荒年代，我正怀揣着自抄的《医学三字经》在生产队劳作，当时有人嘲笑说："这娃天真，人都要被饿死了，还读书！"时隔多年，我才得知，这"天真"是一顶精神的桂冠，是特殊环境下的一种思想境界，我是不敢当的，但当时并不知道其褒与贬。随着时空的变换，人为（人为太过则"伪"）的泛滥，物质的丰富，生活的懒散，心态的浮躁，人们似乎离这"天真"越来越远了！

我出身农家，幼年丧母，体弱多病，私塾启蒙，又遇上那特殊的时运，粮食奇缺，人人挨饿，学校停办，被迫辍学，因而本能地梦想通过读书学医，抓住这根"稻草"，挣扎着活下去。这一想法的确有点"天真"与幼稚。但正是这种自然选择的朴素真情，一种良性的感性动力，让我毅然抛弃了对美术的兴趣，以及参军从政等多种诱惑，成为了中医的"好之者"与信徒！

有道是"饥饿方知饭香，偷读一目十行"。我很幸运，学了中医，如饥似渴，如鱼得水，并蒙受冉品珍、匡调元、郭子光等大师传道、授业与解惑。而今，我年逾古稀，自知老之已至，常有"书到用时方恨少""人生苦短"的感叹，发现自己还有许多事想做还未做，不由自主地变得"怀旧"与"唠叨"。前些年，我曾写过一些文字，但最看重的，也是很想做的一件事，还是把我在学医、行医、教学、带徒，以及写字、篆刻、画画等生活中的心路历程如实地记录下来，现在勉强凑成读书明理、诊余杂谈、行医手记、用药如兵、验方举要、他山之石六篇，加上门徒心语一篇，姑称之曰《老医真言》。

至于这书名，颇经周折。有人建议用"微言"，我不敢！因为早有"微言大义"之作；如用"医话"，过于泛滥，毫无特色；用"经验"吧，又不全是经验，教训也不少，最后选定"真言"。

何谓真言？其实每一个人都知道，但不一定愿意说出来，历代许多聪明皇帝的失败，皆因听不到真话。像唐明皇，安禄山已打到潼关，他还照样寻欢作乐，那些大小官员都不敢说真话，没那勇气说。可见求真言不易，守真言更难！《说文》释云"直言为真"；扬雄《法言》云"言，心声也"，是心灵的呼唤。"言"之本义就是真话，再加上一个"真"字，其分量已经不一般了。难怪有一作家曾说："一句真话能比整个世界的分量还重。"还说新闻会过时，纸张会变旧，油墨会模糊，记忆也会消退，只有真言实事才能把我们的心灵永远地联系在一起。

《庄子·杂篇·渔父》说："真者，精诚之至也。不精不诚不能动人。"当我有意想写这本书的时候，就一直在考虑一个问题，那就是怎样让自己的文字更真实，保留原汁原味、更多的亲近感，让人欣然接受。做了几十年医生，不能只关注机体的毛病，还应把人生有限的真情与感悟毫无保留地奉献给读者，同大家分享，以获得心灵上的慰藉！

回顾我所走过的历程，无不是在继承留真、实践求真、言行守真、心灵藏真道路上的跋涉。我认为，作为医者，其主要责任在于寻觅真相，据此捕捉真凶，并消灭之，以呵护健康。诊室的咫尺之间，上演的是大社会的缩影，反映的是人世间的千姿百态。在这里悲喜交加，无奇不有，生死逆转也是瞬间之事。我们每天所接触的临床小事、医患对话，虽是闲言碎语，但却历久弥坚，真情绵长。因为生命只有一次，来不得半点虚假与轻率，只能百分百地真情投入。这就是笔者坚持用"真言"二字的初衷。

当然，"道昭而不道，言辩而不及"（《庄子·齐物论》），加上每个人的身世阅历不同，对世间万象的观察理解迥异，智仁各见，发挥无限。我不敢说这本书立论如何正确，更不敢期望诸位都认可我的观点。我只想努力做到尽量讲真话。"信言不美，美言不信。"（《老子·德经·第八十一章》）自认为书中俚语却是实言，假说可供求证，胡说并不霸道，虽文辞无华，但很真诚。

可以想见，在今后相当长的时间里，疾病与健康、病家与医家是窥见百姓冷暖的重要窗口，都有一些说不完的话题，褒扬与批驳也将共存。因此，《老医真言》还要继续说下去。

值得说明的是，真与假都是相对的。冯友兰先生说："要确定什么是绝对真理，这个任务太大了，任何人也不能担当，还是留给上帝独自担当吧，如果真有一个上帝的话。"（冯友兰《中国哲学简史》）但无论如何，窃以为，真话不一定是真理，但努力地去说真话，将越来越接近真理！果真如此，乃天下之万幸矣！我们一起向着这个方向共勉吧！

期盼您的指教！

癸巳岁（2013年）惊蛰后六日
于橘井书屋灯下

目　　录

1

● 诊余杂谈

● 用药如兵

讀士明理

书，记载有前人的经验与教训，是人类进步不可或缺的阶梯。

书是贮存人类代代相传的智慧的宝库，读书可以明白天理、地理、伦理、事理、情理与医理等，让人们远离愚昧与野蛮，实现进步与文明！

读书始终伴随着每一个人的成长与成功！但是，书上的知识都是旧的、别人的。孟子说：『尽信书，不如无书。』只有善于读书，又善于思考的人，才能读出新意，读出智慧，读出道理！读出你的信心与快乐！

《内经》"久而增气"的警示

如今，什么都时兴"快"，曾有"健康快车"推荐者说黑木耳这个东西特别好，它可以降低血黏度。于是有的人天天吃，每餐都吃，吃得腹胀腹泻，而不得其解。要解释其中缘由，"久而增气，物化之常，气增而久，夭之由也"这十六个字已说得很清楚了。求健康，着什么急，还是静下来，悠着点。

《内经》提出，饮食或药物有一个从"久而增气"到"气增而久"的量变到质变的转化过程，即《素问·至真要大论》说："夫五味入胃，各归所喜，故酸先入肝，苦先入心，甘先入脾，辛先入肺，咸先入肾。久而增气，物化之常也，气增而久，夭之由也。"这一段文字的中心意思是：不论饮食或药饵食入胃中，经过消化与吸收，各有归属。若有过偏，时间过久，疗程太长，矫枉导致过正，就会使正常的脏腑生理出现失常的偏盛或偏衰，从而引发疾病，甚至危及生命。

有人说《内经》是一本百科全书，的确，我们医疗、保健等，似乎都能找到参照，这几句话告知如下道理：

首先，饮食美味，不可偏嗜。《素问·奇病论》云："此人必数食甘美而多肥也，肥者令人内热，甘者令人中满，故其气上溢，转为消渴。"食为民之天，不可一日缺，只有食入得当，不使有偏，才能康寿如期，度百岁乃去。

反之，贪食肥甘厚味，或听信传言误导，过食黑木耳之类，都可能造成营养过剩，破坏人体的生理平衡。

其次，药有偏性，中病即止。为了治病，长期固定久服某种药物，会对相应脏器产生"增气"的效应。这种"增气"效应到一定阶段，将会导致机体非药毒性损害。《内经》把这种"时效反作用生理效应"称之为"夭"（折返）效应，这也就是仲景在《伤寒论》中常要求的"中病即止"，或"不必尽剂"的道理。多年来，中药的"用药疗程"很不规范，完全依医者的个人经验而为。如冠心病多年使用"通心络胶囊"，而无疗程控制，可能会成为"夭之由也"，必须警惕。

临床用药的量化、规范，是提高疗效、保障安全的大问题。"中病即止"是中医治疗学上有关时效、量效的经典原则，久而增气，"久"到什么时候，是我们面临的重要课题，亟须认真研究。

第三，保健用补，滥则成害。近年国人大多已解决温饱，保健之热到了无以复加的地步，滥用中药进补的现象十分普遍。这里的"滥"主要有两方面的意思：其一即用药不当。一般人不懂药性，也不知自己的体质偏盛，故参茸虽好，滥则生害。人参大补元气，气虚者，用之得益；若非气虚者，无端补气，"气有余便是火"，此多余之"火"，既能耗气，还能伤阴。一个好好端端健康人反被人参治成"气阴两虚"之体，何等冤枉！此等实例太多，如火重者用鹿茸致口鼻咽燥、胸脘灼热、鼻衄、齿衄，而脾虚反用甲鱼致腹泻腹胀、苔厚不食者，不胜枚举。其二即用药太过、太久。有时辨证与用药都是正确的，却死守"效不更方"的原则，或将水煎剂改作丸剂，为巩固疗效，一用就是三个月甚至半年，鲜有不生害者?!

此外，《内经》这十六个字还给我们提出了一个重要问题，那就是医疗保健活动中的"禁忌问题"，医者不可不知，更不能虽知而不重视。药食五味，不可过偏，更不能滥用。医者要知其所宜，更要知其所忌与慎，以免生灾害。

禁忌问题重要吗？非常重要。"肆无忌惮，人间灾难"，人类文明是靠"禁忌"来实现的！但很多人不信此言，特别是商家、药厂，不敢、也不愿相信这"夭之由也"。食与药，他们都宣扬其"宜"，并添油加醋，吹得天花乱坠。至于其不宜、忌与慎，避而不研究，知道也不肯说，何故？为了"钱"，就不管"夭之由也"了。

笔者用了三十多年时间，可以说已倾注半生精力，关注中医禁忌，学习中医禁忌，也研究中医禁忌，呼吁社会支持中医禁忌研究，并著成《病家百忌》（1987 年出版）和《实用中医禁忌学》（2009 年出版）。但因禁忌是一个学人不屑为、商人不肯为的难题，至今这一重要学术方向仍处境尴尬，尚无适合的空气与土壤，这颗种子虽早已发芽，但难成长。有一点值得肯定，中医禁忌有价值，百姓渴求，坚信日后自有贤达能大胆地去尝试，这是我读《素问》这十六个字所获得的信心！

"脾为谏议之官"与肿瘤防治

"脾为谏议之官，知周出焉"，语出《素问·遗篇·刺法灸法论篇第七十二》。谏议，为古代职官之名，我国自秦开始就设有"谏大夫"，到东汉之后，改名为"谏议大夫"，负责侍从规谏，至元代以后被废除。中医学之五脏，心为君主之官，主神明；脾主思虑，是朝中"谏议大夫"，有辅佐君主监察百官正确管控全局的作用。

"谏者，多别善恶以陈于君。"（《说文·徐注》）议者，即论议，讨论，广泛征求意见。不要小看《素问·遗篇》这句话，它从一个侧面反映了中国历史之精神。何以见得？

多少年来，一般人认为，中国历代封建王朝的皇帝，是专制的典型。其实并非如此，那是"今天的中国人不读历史"（钱穆《中国历史精神》）所导致的错误认识。在中国历史上，皇帝虽然至高无上，发号施令，但也受限制，因为朝廷上下有一整套监察制度。历史学家钱穆先生说："监察制度到唐代，乃有'台''谏'之分。台官是'御史台'，专负监察百官之责；'谏官'则专对天子谏净得失……照唐代习惯，宰相谒见皇帝讨论政事，常随带谏官同往。如遇皇帝有不是处，谏官可以直言规正，这同时也可以避免皇帝与宰相直接冲突，故而双方在此设了一缓冲。谏官是小职位，以直谏为职，'直言极谏'是尽职，不会得罪的……这些都是中国传统政治里运用技巧的苦心处。"

（《中国历史精神》）

上述可见，谏议之官，它是从制度上对皇帝进行一种良性约束，"知周出焉"则是让君主清醒而不昏聩，从而尽可能地发出正确少误的旨令，以使国家正常运行。周者，密也，滴水不漏，万全无误。故《孙子兵法·谋攻》有"辅周则国强，辅隙则国弱"之说。这就是"知周于万物而道济天下，故不过"（《易·系辞》）的理想状态。

实际上，无论是东方或西方的国家机器，多年来都在寻求这样一种谏议制度，以控制权力的滥施，其难度也是可想而知的。"谏议"不是一般人可以做得到的，因此，古代对谏议之官有较明确的要求。如《旧唐书·职官志》记载："凡谏有五：一曰讽谏，二曰顺谏，三曰规谏，四曰改谏，五曰直谏。"即必须是正直、大义、无私和顾全大局者，才能胜此重任。如此重要的官位，《内经》委之于脾，这也不是偶然的，它与中国历史文化有很深的渊源。

从地理背景而言，中国是大陆国家，西方是海洋国家。经济上，中国以农业为本，西方以商业为主。土地是财富的基础，以"耕读传家"是中华民族的自豪。所以中医理论的脾土为后天之本，把人体之生命紧紧地与脾土联系在一起。机体能保证长治久安，不生大病、恶病，除了心的"神而明之"之外，就要靠脾的后天供给，否则是活不下去的。而且，心神的明了与识别也离不开脾之谏议，时时刻刻都提醒之，只有不失时机地采取措施，发现并及时处置，才不致酿成大祸。

如此说来，我们平时说得最多的脾主运化，不仅是运化水谷、运输精微，还有一更重要的职责是监视，酷似现代的监察部和廉政公署，是维持国家机器正常运转的重要机构。如同当今倡导民主、反腐倡廉一样，脾之功能格外令人瞩目。

中医学从理论到临床，对脾的重视自古至今都有论述，李东垣还是被公认的脾土派领军人物。通过上述对《素问》原文的温习，很容易联想到当今对人类健康影响最大的疾病——恶性肿瘤（癌症），其发生、发展应该与脾之谏议失职密切相关。这是一个大胆推测与假设。

据笔者临床所见，癌症应该属后天的疾病。脾为后天之本，癌症的防与治理所当然要想到脾。癌之发病至今机理未明，据现代医学目前的认识，似与免疫、基因突变相关，乃调控凋亡系统紊乱所致。

对于监控，自然界的生物都有，人类自不例外。例如我们手指受伤，掉了一块肌肉，机体在康复过程中逐渐生肌长皮，正常情况下，肌肤恢复原貌时，即可自控不再长了，这是一种什么能力呢？它为啥不往外继续长呢？这就是自身的监控系统起作用。倘若失控，不停地长，越长越大，甚至对周边的组织器官造成破坏与挤压，那就是生大病了！我们见到的癌症，它不仅长无止境，且生长的速度也比正常的细胞快得多。

癌症的发生与发展，中医认为首先应责之于心。《素问·灵兰秘典论》云："心者，君主之官，神明出焉。""诸痛痒疮，皆属于心……主不明则十二官危。"身体内外任何蛛丝马迹，心神都该明察秋毫，癌症疯长之初，心就该发现而制止之。除心之外，脾未及时谏议，且脾专事监视之职，癌症已发当罪在脾。因此，癌症的预防与治疗离不开脾的功能——谏议。

可是，看看我们今天的治癌临床，值得一番深层次地

老医真言

反思。一般来说，如果是早期，通常会采用手术疗法，摘除肿瘤并"斩草除根"，为防止复发还会加上化疗、放疗，一些晚期失去手术机会者，仍会施用一些攻癌药物。中医中药介入多在上述方法之后，除扶正之外，也会选用清热解毒、活血化瘀、消积化癥的药物，如白花蛇舌草、半枝莲、水蛭、红花、桃仁、穿山甲、黄药子、麝香之类。经过上述轮番整治之后，大多数患者都迅速地"日落西山"了，与其说是癌症的可恶，还不如说是人为添乱的可怕。"邪之所凑，其气必虚"，肿瘤患者早已正气不足，再做手术、放化疗等，加上胃肠道反应，加上中药的攻破，只有死路一条，别无他途。

笔者并非肿瘤专科，但在多年临床工作中也接诊了不少肿瘤患者，一向对滥用中药攻癌消癥持否定态度。余以为，西医的攻癌手段，如手术、放化疗全然是一种"鬼子进村"姿态，"宁可错杀一千，不肯放掉一个"，已很霸道。我们若再用克伐中药更致损伤正气，扰乱脾胃，是不可取的。癌症防与治的正确方法，根据《素问·遗篇》"脾为谏议之官"的启示，从脾入手应该是一重要的突破口。而培补脾土当是预防癌症的高明之策；健脾开胃是缓解放化疗胃肠道反应的最佳选择；补气扶脾是强化"谏议"功能以预防转移复发的根本方法；运脾除湿则可能改变癌细胞的生存环境。当然，这些想法（假说）仅是学习中医经典的理性思考，再通过临床中的教训、经验与内证领悟之结合，其中深层的道理与应用，尚需坚持不懈地验证，相信自有贤达智者继之。

验证《内经》"肝者，罢极之本"

《素问·六节藏象论》云："肝者，罢极之本，魂之居也，其华在爪，其充在筋，以生血气……"对于其中"肝者，罢极之本"的理解，历代医家争论颇多。目前较通行的看法认为，"罢"为"罢"的简体字。而据《说文》"'罢'，从网，能"可知，"罢"为猛兽"能"（一种类似熊的动物）因落网而不断挣扎所致的"疲乏"状。故"罢"可作"疲乏"解。此外，因"极"也可训为"疲困"，故"肝者，罢极之本"即为"肝脏是人体耐受疲劳能力的根本"之意。对此，我们以临床的实例进行了验证。

所选病例均为我院（重庆医科大学附属第二医院）1985～1995年住院治疗，经确诊属肝脏疾病的患者，共3413例。其中，男性2103例，女性1310例。病种有甲型肝炎397例，乙型肝炎657例，肝硬化666例，慢性肝炎（包括慢性迁延性肝炎、慢性活动性肝炎）1219例，肝癌211例，重症肝炎115例，酒精性肝炎71例，药物性肝炎12例，脂肪肝9例，非甲非乙型肝炎14例，淤胆型肝炎1例，戊肝23例，非乙型迁肝1例，甲、乙、戊合并肝炎3例，甲、戊合并肝炎4例，乙、戊合并肝炎3例，乙、丙合并肝炎2例，细菌性肝脓肿3例，多发性肝囊肿2例。

对3413例肝病患者均采取以临床症状为主的追踪观察分析方法，其结果为：肝区痛1382例（40.5%）；黄疸

1222 例（35.8%）；食欲不振 1536 例（45.0%）；恶心呕吐471 例（13.8%）；腹胀 1014 例（29.7%）；出现疲乏症状的患者最多，为 2679 例（78.5%）。其中甲型病毒性肝炎表现有疲乏症状者 323 例（81.4%）；乙型肝炎表现有疲乏症者 530 例（80.7%）；肝硬化疲乏者 221 例（33.2%）；慢性肝炎疲乏者 859 例（70.5%）；肝癌疲乏者 188 例（89.1%）；重症肝炎有疲乏者 109 例（94.8%）。

同时，我们还发现在肝病治疗演变过程中，疲乏症状的减轻与消失常常与肝病的好转与痊愈成正相关。以谷丙转氨酶为例，其中异常升高超过 200 单位以上者，有65.5% 的患者出现不同程度的疲乏症状。亚急性重症肝炎患者一般在血清胆红素降到 $85\mu mol/L$ 以下、凝血酶原达到40% 以上时，其疲乏症状首先明显缓解；在病情加重时，表现为极度疲乏，精神萎靡；病情缓解出院后，多因过劳、外感或饮酒，致使疲乏症状加重而再度入院。

经分析验证，有如下认识：

1. 疲乏是指精神困倦、肢体懈怠的临床症状，在古代医籍中名称繁多，如《素问·平人气象论》称为"解㑊"、《灵枢·海论》称"怠惰"、《灵枢·寒热病》称"体惰"。盖肝藏血，血养筋，人之运动劳作，在于筋与力。肝主筋，而司人体运动，故"肝者，罢极之本"。

现代医学认为，疲乏是指在持久体力活动或单位时间工作过度时所产生的一种主观不适感觉，而客观上则在继续从事劳作时失去其完成工作量的能力。症状学上用软弱、乏力、极度衰弱等来描述不同程度的疲乏，其机理分为生理性疲乏和病理性疲乏，后者常因毒素、化学物质的作用，或因贫血、缺氧、糖代谢障碍、水电解质紊乱、代谢性酸中毒、营养不良、内分泌失调和物理因素等所致。与肝病有关的疲乏，多在其他临床症状出现之前，作为主要的先驱自觉症状表现出来，因其涉及原因较多，常不被临床医生所重视。

2. 中医之肝系统与现代医学所称之肝脏，在概念上有所不同。现代医学认为，解剖上的肝脏是人体最重要的物质代谢器官，它还参与消化吸收、废物排泄、解毒和免疫等过程。而中医之肝，古代和近现代对它在体内的位置众说不一，但多数认为肝位于胁下，其经脉布于两胁，与现代医学中的肝脏解剖位置相近，且中医的肝有与胆相表里、肝主藏血等功能及特点，与现代医学的肝脏有颇多相似之处，故传统的认识为：中医的肝包括胁、肋、肝。因而，现代医学中的"肝病"可部分地反映出中医所称之"肝"病变的特点。

3. 通过对"肝者，罢极之本"文字的训诂学习研究，罢与疲相通，引申其义有三：①肝脏是人体耐力之本；②疲乏症状出现，多是肝脏有病；③肝脏易损而不耐劳，一切能造成疲乏自觉症状的因素都对肝病的治疗、康复不利。

总之，通过对3413例肝病的分析，说明当患者出现较长时间难以解释的疲乏症状时，应高度警惕是否有肝病。在肝病的治疗过程中，疲乏症状减轻、消失，是肝病向愈之征；反之，疲乏加重是肝病恶化的表现。肝病初愈，疲乏症状又起，当注意旧病复发；久患肝病，若极度疲乏，时伴烦躁者，预后不良。医者重视对疲乏这一症状的问诊、观察，对多种肝病的预防、诊断、治疗和预后等都有重要价值。

通过验证，可见《内经》之言何等精辟，应该努力发掘提高！

《内经》的祝由疗法

祝由，是指祝说病由，不劳药石的一种古代治病方法。《素问·移精变气论》云："余闻古之治病，惟其移精变气，可祝由而已……"祝者，告也，同咒；由，病之所出也。即用语言转移患者的不良精神状态，使气血调和，就可以治愈疾病。但从清代中期以后，有人把这一疗法当做非科学的"迷信"而横加指责。其实，祝由是一种颇有价值的心理疗法，应该备受珍视。

祝由以语言为手段，不用药物即能治愈疾病。近代巴甫洛夫"高级神经活动学说"告诉我们，语言是一种包罗万象的刺激物，它可以在人们脑子里留下痕迹，并和原来客观存在的事物或现象一样对人的机体起着作用，语言实际上已经代替了内外各种刺激物的影响。祝由正是运用了这方面的作用原理，通过祝说病由、开导暗示、以情胜情等方法，消除或减轻了导致患者痛苦的不良心理因素，使之恢复正常生理活动，从而获得疗效，有时竟能治愈一些药物无能为力的疾病。过去，由于时代的影响，祝由家虽有用念咒法的，或带有某些装神弄鬼的迷信成分，但他们是在知晓医理，了解病情的基础上，"知百病之胜，先知其病之所生者，可祝而已也"，《灵枢·贼风》借念咒语，暗示安慰患者，使之心理平衡，与那些迷信活动者完全是两回事。

在一般人的心目中，治病必须用药，而且要求用好药，这种看法并不完全正确。我们常见的一些慢性患者，经年累月地服药打针，但总是难以治愈，原因可能是这些患者心理因素影响特别明显，单靠药物不够，还必须配合心理治疗。据有关资料统计，临床上约有四分之一到三分之一的患者需要心理治疗，然而，医生们却忽视了这方面的工作，在一定程度上影响疗效。

医生对患者的说理开导是《内经》祝由的主要内容。《灵枢·师传》中有这样一段记载："人之情，莫不恶死而乐生，告之以其败，语之以其善，导之以其所便，开之以其所苦，虽有无道之人，恶有不听者乎。"这就告诉我们，作为一个医生，应尊重患者寻医求生的欲望，善于运用"祝由"这一疗法，在辨证诊断、遣方用药的同时，将疾病的缘由、乐观的预后、施治的方法和调摄的宜忌等告诉患者。当患者有疑惑时，医者应耐心地开导说服，帮助其解除不利的紧张情绪，增强战胜病魔的信心。能否做好这一工作，主要责之于医者，因为任何患者都不会拒绝医生施行"祝由"的。

祝由还是取得患者信赖的最佳方法。《素问·五脏别论》说："拘于鬼神者，不可与言至德。恶于针石者，不可与言至巧。病不许治者，病必不治，治之无功矣。"就是说，如果患者没有诚意接受医治，即便是勉强治疗，也不会收到预期的疗效，至少会在一定程度上影响疗效。俗话说"信则灵"，在临床实践中确有其事。因为患者对医生在感情上的真诚信赖与否，以及对医生所采取的治疗方法的理解程度，均可产生心理效应。有经验的临床医生都自觉或不自觉地运用过"祝由"法，深知用医者诚意以取信于患者是提高疗效的第一个突破口，对心理失调者来说，尤

老医真言

其是这样。如某名医曾用与过去完全相同的药方治愈了一般医生久治无效的顽疾，这些事实临床上屡见不鲜，有时令人百思不解。其实，名医治病，除识证用药高人一筹之外，那就是"祝由"之功了。

患者用语言自我暗示也属于《内经》之"祝由"。巴甫洛夫说，"暗示是人类最简化、最典型的条件反射"，是心理疗法之一，前面曾提到的医生对患者的开导属他暗示。自我暗示则是患者把某种积极的观念，如坚信自己的病一定能治愈等暗示祝说给自己，这种方法对于那些处于兴奋、激动、通宵失眠，以及在一切紧张状态下的人来说，常能达到移躁为静、变紧为松的治疗效果。

总之，独具特色的中医心理学，在现代医学高速发展的今天方兴未艾，《内经》"祝由"这一心理疗法应该得到重新认识和评价。学习和探讨《内经》祝由理论，把"祝由"治病的方法和规律运用到医疗实践中去，对于提高疗效无疑是有意义的。

重温《伤寒杂病论》原序

汉代张仲景《伤寒杂病论》原序，以六百精要之宏论，述世间至理之明言，字句铿锵，千古播扬。愚读此论，四十有年，揣度吟诵，获益匪浅。今重温原序，且书草全文，思绪万千，感慨良多，今略举一二，聊供饭后谈资云耳。

一、勤求博采，重实践方可为大医

序言开篇明义，是被名医扁鹊的"才秀"所触动，于是经过"勤求古训"，进而"博采众方"，上溯岐黄，集《灵》《素》之大成，下开来者，奠千秋之伟业，而铸就医圣之地位。

越人何以有起死回生之绝招？经方为啥 2000 年后还有良效？奥妙不是别的，那就是在大量临床实践中，修炼出了真功夫，而且如实地记录下来，供后世沿用。对照中医药界的现状，我等应该有所启迪！

1. 追逐西学，不屑古训

近半个世纪以来，中医教育的主渠道还是高等院校。本来应该是传承中医学的重要阵地，却完全按照西方模式构建，走的是一条研究中医、改造中医之路。动物实验成为正统，所谓客观化、标准化、规范化成为准则，硕士毕业、博士后出站，他们的课题都是实验医学的课题。辨证论治的人性化、个体化被视为异类，甚至被斥为"不科学"。中医经典、医学古文被迫沦为选修，而被代以"与西学接轨"之统计、计算机、英语等。这种教学方式所造就的中医人才，临证没法看病是其一，有不少人还成了有知识无文化、盲目诋毁中医的干将。"问渠哪得清如许，为有源头活水来"，"不念思求经旨"，失去源头根本的中医，哪知博采？岂能临床？何来"才秀"？有人总结说："以西医学模式办中医事业，是对中医药学执行'酷刑'也。"

就中医学之学问而言，除院校的通用教材学习之外，还包括钻研经典、旁及百家、强化临床、广拜名师。其中，师承相授尤其重要，是中医做学问的重要方法。经验告诉我们，中医学之所以能源远流长，历经数千年而不衰，其师承之教功不可没。师承以"读、解、临、悟"为法，以坚持临证为主。通过技艺的指导和德行的示范，能使学生顿悟其妙，进而登堂入室，在老师人格、学问的熏陶下，有助于学生整体素质的培养和提高。

2. 崇尚浮华，缺失学问

孔子曰："默而识之，学而不厌，诲人不倦，何有于我哉？"告诫人们要安静，说的是做学问要求清静，所谓"宁静致远"，坚持不懈，并且要有团队合作精神，切忌心存外骛、浮躁求速、华而不实。学问并非只读书就能获得的，即使已获得博士学位、精通数国外语、能熟练运用计算机等，也不能说其学问肯定高。对照今日全球科技界的学术腐败、学风浮躁等现象，韩国黄禹锡事件就是典型。我们周围不是没有而是泛滥，如科学研究中的急功近利，夸大注水，送礼金，走后门，等等。大量的论文，有多少是实言？不是"始终顺旧"，就是"八股"连篇，甚至弄虚作假，请人撰文；照抄国外，还美其名曰"国际领先"。这些都是"驰竞浮华"的表现，虽让不少人名利双收，但对中医学事业的发展何益之有？假烟假酒尚可以销毁则罢，而科技之假，虽付之一炬也难根治其害！难道我们不该从原序中得到一点启示么？

二、追逐名利，抱残守缺岂能识疾病

原序中用了较大篇幅描述世人"跟风"之丑态，虽时代不同，但其风气何其相似。如"竞逐荣势，企踵权豪，孜孜汲汲，唯名利是务"，惟妙惟肖，形象深刻。受当今"追求速度"的影响，似乎天地间已放不下一张平静的书桌，何来四诊合参，又怎能"尽愈诸病"？

1. 不详四诊，单靠检查

轻视望闻问切，或草率从事，"动数发息，不满五十"，或干脆不用四诊，单靠现代化的仪器、生化检查，既省事又能获得丰厚的经济利益。但三部不察，四诊不参，辨证难准，则方药何以有效？

2. 故步自封，不思进取

序言对当时之医"不念思求经旨，以演其所知，各承家技，始终顺旧"的现象提出了批评，告诫人们必须认真读书学习，在继承的基础上还必须重视发展创新。对照今日，不少医者把经典置之度外，靠吃老本，故步自封，不思进取；也有的人满足于日常的低水平重复，泥古僵化，拒受新知，并自命不凡，还美其名曰"纯中医"云云，与原序中描述的同出一辙，应该从中得到启示。

三、中医困惑，论症结皆因缺文化

多年来，中医的发展备受政府的关怀，虽有人说是

"雷声大雨点小"，但从道义上总是支持的。业内时而"春风"乍起，时而秋风萧瑟，要说是探路、迷茫、观望都可以，但始终处在困惑之中。欲问这个中症结何在？原序中有精辟的回答，那就是"举世昏迷，莫能觉悟"。当今对中医问题的认识，几多昏迷，尚未觉悟。其一，中医问题只是中医界的问题，与我无关；其二，西医的水平已经相当高了，疾病都被克服了，还要中医干啥；其三，中医的理论落后，过时了；其四，中医问题主要是经费问题，只要有了钱，中医问题也就迎刃而解了；其五，中医问题主要是政策问题，西医当权，中医在野，中医未受重视……其实，这些都是社会的误解，中医问题是全社会的问题，与京剧、书法、国画之兴衰一样，是一种文化现象。对于这一症结，我们亟待觉悟。

一百多年前，随着鸦片战争一声炮响，国门洞开，西方文化的冲击，历史虚无主义和"左"的思潮泛滥，传统文化遭到内外夹攻，国人把中国落后挨打归咎于传统文化的不是，因此信心失落，在西方掠夺逐利思想的影响下，作为传统文化一部分的中医药学也在劫难逃，遭到了前所未有的摧残。社会的全盘西化导致人们错误地认为西方的一切都好！"西医把一切疾病都解决了""任何疾病都可以拿到数据"。难怪临床上经常有患者惊呼："天呐！检查费我已经花了几万，为啥都没发现问题？"不少患者走投无路时才想起"用中药试试"。在很多年轻人看来，中医是神秘的，对中医是不是能治病，他们一无所知……如此等等，皆是文化衰落所致。

历史的经验表明，一个国家和民族，经济落后可以在不长的时间内发展起来，而文化的衰落则难以在短时间内恢复，一般要在付出沉重代价时才会迷途知返。著名学者南怀瑾先生曾说："一个民族，一个国家，不怕亡国，因为亡国可以复国，最怕把自己文化的根挖断了，就会陷入万劫不复……"还说："犹太人虽然亡了国，但他立国的文化精神始终建立在每一代犹太子民的心目中。文化看起来是空洞的，但它是一个国家民族的历史命脉。"（《南怀瑾著作珍藏本·论语别裁》）

中医的振兴在很大程度上依靠文化的复兴。从官员到庶民，必须深知国家民族的这份遗产的优势，才可能自觉地去支持、呵护和消费。否则，只有道义上的呐喊，不可避免地会出现阳奉阴违或光说不做的现象。

毋庸讳言，中医药的振兴现在不完全是给政策的问题。当前首先要拿出真功夫让人信服，这是中医研究的任务；其次是如何让人读懂中医，这是中医科普工作者的责任……我们需要觉悟的是，不能在追逐中忘掉自我，要找准属于中医的发展规律，尽快从全盘西化的泥潭中走出来，走中医自己的路，如此则文化兴、国家强、人民富，中医药事业的传承和发展也就有了良好的社会大环境。

四、道高魔进，病难极医学任重远

仲景虽为医圣，仍感到疾病的诊与疗有相当的难度，称之"玄冥幽微，变化难极"。前人云："人之所病，病疾多；而医之所病，病道少。"这是 2000 多年前，古人发出的感叹。当今科技突飞猛进，表面上看现代医学已经很发达了，但临床仍处于困惑的境地。有道是"道高一尺，魔高一丈"，人类永远难以消灭疾病。事实告诉我们，癌症还没有攻破，艾滋病、"非典"和禽流感又粉墨登场了，诸如糖尿病、心血管疾病、过敏性疾病等，人类至今还难以战胜。因此，毫不夸张地说，当今的水平，比起"建安纪年"也好不了多少。仲景说："感往昔之沦丧，伤横夭之莫救……"我等处于这种形势，是否也应该学习仲景的那种"撰用《素问》"的精神，续写今日之新卷呢？

"医生者，修理人的人也。"修理汽车易，修理卫星难，修理人则更难，所以仲景说"自非才高识妙，岂能探其理致哉"。不少学者感慨地说学医难，学中医更难。如焦树德老中医说："中医文化很深奥，你学了十年、八年，都只学了一部分，都不能达到真正意义上的及格。"还有人说："中医不是一般人所能学好的，必须具有高素质的有心人才能学好。"

就中医业内人士而言，今生今世我们与中医有缘，但对照我们的学习，检查我们的基础，我们在哪些方面下过功夫？对得起我们从事的神圣事业吗？"学到知羞处，方知艺不精"（张介宾语），重温原序，我等应该有相当的责任感。

五、真言可贵，疗效好中医当无忧

鉴于生命科学的复杂性，人类对自己的研究仍知之甚少，不少领域仍处于"先有鸡还是先有蛋"的状况，多少年的实践、讨论证实，中医学的伟大理论是当今与生命科学较为贴近的医学，只不过现代科技水平还没法诠释而已，导致中医的现代语言不多，但中医确切的临床疗效是任何人都不可否认的。因此，实实在在的疗效，让我们深信中医无忧，而且有潜力、有优势，可以克服西医的许多不足，即使是中医在墙外开花结果，也应是中医的功绩。因为中医学，说到底还是全人类的共同财富，何忧之有呢？重温仲景序言，我们应有"虽未能尽愈诸病，庶可以见病知源"的心态，在困难面前看到中医的前景，树立必胜的信心，踏实临床，诚实科研，如实总结，为中医学留下宝贵的种子待后人去研究、诠释、评说与发展。可以肯定地说，今天记下来的每一点真言都是十分宝贵的，比那些昙花一现的"成果"强一万倍。

中医要继承，也要发展，不能"始终顺旧"，必须有所创新，现代中医在用现代科技丰富中医的同时，也不要忽视走传统发展的道路，学习张景岳、叶天士、吴鞠通、陈修园……也是一种独具特色的发展之路。现在有许多基层中医师的工作条件很差，但身怀中医临床绝技，因为他们走的是传统的发展之路，在实践中磨炼，有机会经手大量疑难重症，掌握了疾病演变的全过程。他们的经验，他们的真言，可成为无价之宝，可为中医"留种"。

虽然从形势上看，当前中医界很热闹，名医不少，但明医难寻，尤其是在中青年中，真正对中医充满信心、坚定不移、能承前启后者寥寥无几，应引起有关部门的重视。

古人云"忠言逆耳利于行"，《伤寒杂病论》原序的忠告，可以鞭笞我等的良心，让人们醒悟、自知、自信、自强，以恢宏志气，知难而进，各就其位，如此则中医幸矣！

从"伤寒最多心病"说起

清代伤寒大家柯琴（韵伯）在《伤寒论翼·卷下·太阳病解第一》中指出"伤寒最多心病"，其发现《伤寒论》中与"心"相关的病症特别多，诚为善读书者。

上世纪70年代，我在编写《伤寒论手册》时曾做过全面的分类统计，其中对症状明示有"心"字者，如心中烦、冒心、心愦愦、恍惚心乱、心悸、心下悸、气上撞心、心中懊侬、心下满、心下急、心下硬、心下结、心下痞硬、心下支结、心下结硬、心下痛、心中疼热等；或虽无"心"字，但症状与"心"有关者，如烦、躁、烦躁、躁烦、不得眠、不得卧、不得寐、多眠睡、欲眠睡、嗜卧、喜忘、惊悸、谵语、郑声、发狂、如狂、振栗、动惕、奔豚等。这些症状除了与心的部位有关之外，大多数都与心神相关。其中"烦""心病则烦"（《伤寒来苏集》）等心神症状，在《伤寒论》中就有61条之多，病机涉及表、里、寒、热、虚、实、阳复、风湿等，心病之多可见一斑。

心病为何在《伤寒论》中多见？柯氏解释为"以心当太阳之位也，心为君主，寒为贼邪，君火不足，寒邪得以伤之，所以名为大病"。其意是指外感风寒之邪伤心阳所致种种心病是从狭义之伤寒考虑。其后也有医家从阴阳、营卫，以及发汗利水与心的关系等论述，但多为牵强之辞，始终未把其中缘由说清楚。

心主神明，是精神、意识、思维、情绪、欲望等高级中枢神经活动的主宰，对其他脏腑的功能活动起到领导作用。正如《灵枢·邪客》所说："心者，五脏六腑之大主也，精神之所舍也。"从造字意义上说，心与肝、肺、脾、肾四脏不同，心无"月（肉）"偏旁，即中医之心不完全是一个形而下的实体概念，而更多的是一个形而上的精神概念，后世认为心之主包括了脑的功能。

疾病有生理的也有心理的，健康也有心与身两方面的要求，心身都健康才算真正的健康。因此，柯氏发现伤寒心病特多是一大贡献，但只重视生理的（形而下）解释，而忽略了心理的（形而上）解释，只谈到一半，在一定程度上影响对伤寒病症的认识与治疗。

中医学理论在两千多年的发展历程中，哲学上受道家影响最大，与儒学及以后的佛学思想也密切相关。对"伤寒最多心病"的探讨，还应从儒、道、释三者的文化根底去认识，也许会更接近本义。

道家的养生防病基本要点在于虚静，要求进入一种"无为"的精神状态，并有具体的操作方法。如心斋之法，《庄子·人间世》引仲尼与颜回的问答："回曰：敢问心斋。仲尼曰：若一志，无听之以耳而听之以心，无听之以心而听之以气。耳止于听，心止于符。气也者，虚而待物者也。唯道集虚。虚者，心斋也。"心斋之法，就是要使心志专一，排除杂念，既不用耳去听，也不用心去思考，而是用"气"去感受万物，即是一种完全顺乎自然之道。

再如"孟子曰：尽其心者，知其性也；知其性，则知天矣"（《孟子·尽心》）。儒学把"人身之灵机曰心"。人生一世，其修身养性，事理道德，行为思想，体魄康健，皆归心所涵盖，可谓大矣！

佛学传入中国后，渐与儒道融汇发展，成为中华文化不可分割的部分。传说释迦牟尼在灵山会上，拈花示众，所有大众都默然不语，不懂他的宗旨所在，只有迦叶尊者破颜微笑，释迦便说："吾有正法眼藏，涅槃妙心，实相无相，微妙法门，不立文字，教外别传。"涅槃，是佛学的专用名词，是代表宇宙万物与众生生命的身心总体，其超越思想意识，不是语言文字可以尽其极致的微妙法门。换言之，佛法所谓涅槃妙心之"心"，并不完全指个人意识思维活动，而是指宇宙同根、万物一体的真如全体的妙心。这与道家"宇宙在手，万化由心"（《道家·密宗与东方神秘学》）的思想不谋而合。

上述儒、道、释对"心"的认识，可清楚看到中医学所论之心是一个包罗万象、大极宇宙的概念，以致佛学都不能为此立文字，也就不难理解伤寒为何最多心病了。

就目前医学能理解的部分而言，有很多《伤寒论》所描述的病与症，如凉、冷、畏风、痞、满等虽从造字意义上与心无关，但仔细从病因、病机与病程分析，再进行辨证论治综合考虑，发现与"心"的原本意义关系密切。故临证诊治，必须重视。兹举一例说明之。

李某，男，42岁，2006年7月12日初诊。因5年前行胃部手术后出现以畏寒多汗为主的一系列临床表现，求医于全国各大医院，均不见明显疗效。怕冷畏寒，虽炎夏酷暑、气温38℃～39℃时，仍着毛衣毛裤，稍动或吃饭时就汗出湿衣，继而立刻更衣，用吹风机吹干，每天数次。腹胀，大便每天3～5次，便质不稀，每次是想通过解便而缓解腹胀。胃纳尚可，形体消瘦，疲乏无力，长期睡眠欠佳，多梦而心悸，周身关节游走性疼痛，舌质不红，苔薄白，脉右细无力，左沉细而弦。查阅已做过的检查，仅有胃镜发现浅表性胃窦炎伴轻度糜烂，其他如心电图、B超、脑TCD、肠镜、血糖、甲状腺功能等检查均正常。所服中药方有玉屏风散、桂枝加附子汤、补中益气汤、四磨饮子、香砂六君子汤、附子理中汤，还曾经用过大量制附片、干姜。在诊病过程中，患者反复地问一句话："我这病能医好吗？"看来其信心不足。

综观前医之法，扶阳、补气、祛寒、行气都用了，是剂量不够还是疗程太短？尤其是前医所用过的桂枝加附子汤加减，其辨证用方遣药无误。查《伤寒论·太阳病脉证并治上》谓："太阳病，发汗，遂漏不止，其人恶风，小便难，四肢微急，难以屈伸者，桂枝加附子汤主之。"药症相符，应当有效。于是，再守其方，制附片用20g，桂枝用15g，嘱坚持服药半月。复诊时述腹更胀，矢气不能，频频如厕，自汗畏寒不减。再审其症，特点有二：一是大汗后怕冷，加之过多穿戴出汗后带走热量又怕冷，问他为啥要穿毛衣，答曰"怕受凉感冒"；二是腹胀不放屁，必借如厕努挣排气以减轻胀感。因而思之：阳虚表虚有寒无疑，但尚未发现有"心"病之因，一是外寒伤心阳，二是多汗亡其心阳，加上久病肝郁气滞、脾运不健，辨证当为心阳不足、气虚不运。拟越鞠丸加玉屏风散化裁。药用桂枝8g，神曲30g，生白术30g，香附15g，炒栀子12g，川芎12g，黄芪30g，防风15g，合欢皮20g，枳壳12g，煅龙骨30g，煅牡蛎30g，茯神15g，山茱萸15g。水煎服，每日1剂。服10剂后形色见好，诸症好转约三成，矢气较多，大便次数减少，因数年未见如此显效之药，故心情转好，信心倍增。

效不更方，略有加减，连用 2 个月后，继用心理疏导之法调理 3 个月而愈。日后其衣着虽较常人稍多，但其自汗与胀满均基本消失。

此案先有脾胃之病，继后肝郁克土，加上久病所致的精神压力而使肝血不足、血不养心、心神不宁，对腹胀寒冷感觉产生强迫性关注，导致病症反复不愈，用越鞠丸加味疏肝气以通心阳，方见显效。心病者如此之难识、难治，故柯氏一句"伤寒最多心病"于临证为画龙点睛之笔，愚以为当立题研究之。

《伤寒论》食欲辨证要义

有人说，中医看病啰唆，问寒问暖，不如西医干脆，患者坐下了就开检查单，报告回来就开药走人。的确，小小一个患者食欲，中医都很关注。"欲，贪也"（《说文》），因为欠谷而贪是一种需求。食饮是生命之需，患者对食物的贪求状况能反映人体生理、病理的方方面面，医者必须关注入微。

仲景在辨证论治的过程中，非常重视食欲状况的辨证。《伤寒论》中有关食欲辨证的条文竟达 35 条之多，这既表明食欲辨证是仲景"保胃气"学术思想的一个重要体现，也是仲景临证详于问诊的示范，应该努力学习与效法。

一、以食欲状况为主诉症状

《伤寒论》中食欲状况大多是患者的主诉症状，如不能食、不欲食、消谷善饥和能食等，六经各篇均有分布。

1. 不能食

此指各种原因所致的不能饮食。《伤寒论》中"不能食"共有 14 条，见于太阳、阳明和厥阴篇中，有呕不能食、腹满不能食、反不能食、饥不能食、干呕不能食等。太阳篇之不能食（98、120 条，此条目序次据新辑宋本《伤寒论》，重庆市中医学会编注，1956 年重庆出版社出版，下同）悉是因误吐、误下后的变证，非太阳本经之正证。厥阴篇中之"不能食"（332、333条）是胃气将绝的危证。唯阳明篇中之"不能食"最多（185、190、191、194、209、215、226、228、251条），均属阳明本经之证，然其病机有寒、热、虚、实之不同，临床当须分辨。

2. 不欲食

此指不思饮食，但仍可勉强吃一些。《伤寒论》中"不欲食"共5条，有邪热郁胸，气机不宣，影响脾胃的"嘿嘿不欲饮食"（96、97条）；热结于里，不能外达的口不欲食（148条）；厥阴篇中的寒痰阻滞和上热下寒的饥而不欲食（326、355条）。从病情上看，可知"不欲食"较之"不能食"要轻些，但都是食欲减退的表现。

3. 能食

此指食欲尚可，也是胃气尚强的表现。《伤寒论》载"能食"者9条，根据所在条文的不同情况，分别有"若能食"（190条）、"故能食而咳"（198条）、"能食者则衄"（227条）、"虽能食"（251条）、"其人反能食而不呕"（270条）。其中有的能食是胃气和的正常现象，也有的是胃气败绝的反常现象；有的标志着疾病向愈，还有的提示疾病有恶化的趋势。

4. 消谷善饥

此指进食后消化甚速，易饥饿而食欲旺盛。《伤寒论》中仅有2条，即257条"消谷喜饥"和122条"当消谷引食"。病机都是胃中热盛、精微耗散所致。

5. 食则欲呕

此指食欲尚有，但进食后想吐，或食入即吐，终致不能进食或进食很少。如243条"食谷欲呕"、338条"得食而呕又烦者"，以及359条"若食入口即吐"等，从文字上可以明显地看出食欲状况的轻重缓急。

此外，尚有"饮食如故"（129 条）、"初欲食"（192 条）、"食不下"（273 条）、"人强与谷"（398 条）等，都足以说明仲景在询问病情，描述症状方面诚是一丝不苟、至微详明，这种严谨的治学精神值得我们学习。

二、与食欲相关的症状

从病机分析，《伤寒论》中与食欲有关的各种症状，有寒、热、虚、实等不同属性，以此为纲来观察食欲状况，从而为辨证论治提供依据。

1. 阳明中寒

阳明属胃，中寒者乃胃中虚冷。若患者脾胃素虚，加之外寒直伤胃阳，或误用苦寒攻下，必致中虚寒盛，阳气衰微，不能腐熟水谷，因而食欲减退。如 194 条"阳明病，不能食，攻其热必哕，所以然者，胃中虚冷故也"；195 条"阳明病，脉迟，食难用饱，饱则微烦头眩……"191 条"阳明病，若中寒者，不能食……"190 条"阳明病，不能食，名中寒"；243 条"食谷欲呕，属阳明也，吴茱萸汤主之"等均为阳明中焦虚寒证。可见，阳明虽主燥，病多阳热炽盛，但因中寒而不食者亦不少。中寒之证与体质有关，胃气素虚之体再受外寒侵袭，必然胃阳更衰，影响食欲。即使外受热邪，胃中之寒也未必就能化解，切不可认定阳明之不食都是属热属实。

2. 胃中积热

邪热盛于胃者亦能杀谷，最多见者是消谷善饥、食欲亢进。如 257 条"假令已下，脉数不解，合热则消谷善饥……"122 条"患者脉数，数为热，当消谷引食……"

等将消谷能食之症辨作为"热"。但在《伤寒论》中更多见的是因里热壅盛所致的食欲减退，如太阳篇中有汗不得法而热阻于胃，转属阳明的呕不能食（185 条）；阳明病下后，余热不尽的"饥不能食"（228 条）；热结于里，不能外达的"口不欲食"（148 条）；蛔厥之"得食而呕又烦者"（338 条）；少阳热郁"嘿嘿不欲饮食"等等。由此可见，热郁中焦，既常见消谷善饥，又可影响气机升降，伤阴耗液，出现纳差食少的症状，这在辨证上不容忽视。

3. 胃气虚损

食欲正常与否主要取决于脾胃的纳运功能是否协调，倘若脾胃虚弱，既不能纳谷，或虽可纳谷亦难运化等都要影响食欲。在太阳篇和阳明篇中最常见的原因是误吐、误下所致的脾胃虚弱不能食。如 120 条"太阳病……一二日吐之者，腹中饥，口不能食；三四日吐之者，不喜糜粥，欲食冷食，朝食暮吐……"陆渊雷解释说："一二日、三四日谓病之深浅，不可拘泥日数。病浅而误吐之，则胃受刺激而为热，故食即吐，虽饥不能食；病渐深而误吐之，则胃受刺激而充血，故不喜糜粥，欲食冷食。"又如 98 条："得病六七日，脉迟浮弱……医二三下之，不能食……"此因患者气血素虚，邪入里而表未解，医见邪入，竟二三下之，重虚胃气，因而不能食。此外，太阴病的主要病机是脾虚湿盛，运化无权；其主症是腹满而吐食不下，为太阴病的提纲证之一。再如厥阴病上热下寒，风木横侮脾土，脾胃受病，胃中空虚，故"饥而不欲食，食则吐"等诸如此类的食欲变化都属虚。一般情况下，辨证时可作为鉴别脾胃虚损的特征性证候。

《伤寒论》的除中证是胃气虚极的反常现象。332

条："……今反能食者，恐为除中。食以索饼，不发热者，知胃气尚在，必愈。"333 条："……当不能食，今反能食，此名除中，必死。"除中能食，是胃阳将绝前的虚性兴奋，故总属死证，是《伤寒论》通过食欲推测疾病预后的一种方法。

4. 实邪阻胃

经云："邪气盛则实。"这里的邪气是指湿热或实痰壅积于胃，胃失和降，因之不食。如 215 条："阳明病，谵语，有潮热，反不能食者，胃中必有燥屎五六枚也；若能食者，但硬耳，宜大承气汤下之。"阳明病邪已入里，阳热亢盛，理应能食，今不受食，故曰"反"，又见潮热谵语，是燥屎已成，腑实太盛之征。又如 251 条提出"虽能食""虽不能食"，用以讨论大承气汤的使用时机，能食与不能食在此均是胃犹未虚之实证，但肠尚未成实。还有因停痰实积于胸胃而致"饮食入口则吐"（324 条）和"饥不能食者"（355 条），前者属热属实，后者病在胸不在胃，故当知饥；但又因痰涎壅盛，所以虽饥而不能食。这里所论，不仅能通过食欲状况辨明疾病的属性，而且也能通过食欲状况确定疾病的部位所在。

5. 脾胃调和

《伤寒论》中能食且食入不吐者都是脾胃调和的佳象。反之，不能食或反能食、或能食而呕，多是脾胃不和之故。

试观 339 条"欲得食，其病为愈"、270 条"其人反能食而不呕，此为三阴不受邪也"、384 条"下利后，当便硬，硬则能食者，愈……颇能食，复过一经能食，过之一日当愈……"以及 129 条"饮食如故"、192 条"初欲食"等，都是脾胃调和，食欲好转，疾病向愈的条文。足以说

老医真言

明，食欲状况的顺逆是脾胃调和与否的重要标志。后世《脾胃论》中"善治病者，惟在调和脾胃"的学术思想，当是从《伤寒论》中得到的启示。

仲景临证，以胃气的盛衰作为辨证、立法、处方、遣药的依据。较之二便、脉、腹、呕吐、汗出、寒热、渴与不渴等与胃气有关的症状体征，食欲状况与脾胃的关系更为直接。《素问·灵兰秘典论》曰"脾胃者，仓廪之官，五味出焉"，强调了食欲是脾胃的一大功能。"仓廪"指受纳，"五味出焉"主要是指味觉，受纳加之味觉就是食欲。根据食欲状况辨别疾病的属性，确定疾病的部位，了解疾病的传变规律，推测疾病的预后，这是仲景示我们以探骊得珠的手段。我们在理论学习和临床实践中，应当倍加珍视之。

想一想，我们在临床上，做到了《伤寒论》的几分之几，老实说，我很惭愧！

读书明理

谈谈《伤寒论》病程日数的辨治意义

　　《伤寒论》中明确提出病程日数的条文有 100 余条之多，六经皆有分布，不少条文竟几次提到日数，足见张仲景在临床上对病程日数的重视。本文试图通过《伤寒论》中有关病程日数的规律分析，探讨疾病演变与日数的关系，以及日数在辨证论治中的意义。

一、立论合经旨，传变周为六

　　《伤寒论》的病程日数之说，源于《内经》，并有所发展。《素问·热论》云："伤寒一日，巨阳受之……二日，阳明受之……六日，厥阴受之。"从《伤寒论》条文分析，外感热病的一般传变规律，大体表现是：生病第一天"脉浮，头项强痛而恶寒"，而阳明病则是"始虽恶寒，二日自止，即自汗出而恶热也"，初见阳明症状，"三日阳明脉大"，就成了典型的阳明病了。而"伤寒三日，少阳脉小者，欲已也"，这就告诉我们，如伤寒三日脉不小者，就将见到"口苦，咽干，目眩"的少阳病了。至于三阴病的症状出现也是有一定的规律可循，如"伤寒四五日，若转气下趋小腹者，此欲解也"，这是太阴病；或见"至五六日，自利而渴者"，"属少阴也"；如果六七日不解，可能出现手足厥，此时不论是寒厥还是热厥，都是厥阴病。可见，六经具体症状的出现，大概是太阳病在第一日，阳明病在第二日，少阳病在第三日，太阴病是第四、五日，少阴病是第五、六日，厥阴病是第六、七日。

临床常见到一些外感病，仅有恶寒发热等太阳病症状，不经治疗，也并不出现阳明病症状，而六七天后会逐渐痊愈，这种情况《伤寒论》中记载得非常清楚，如说"伤寒一日，太阳受之，脉若静者，为不传"，又说"伤寒二三日，阳明、少阳证不见者，为不传也"，还说"伤寒三日，三阳为尽，三阴当受邪，其人反能食而不呕，此为三阴不受邪也"。说明疾病据正气的强弱而演变，也可能自然痊愈。这种情况，后世医家多有论述，祝味菊先生称为"自然疗能"，认为疾病是自愈的，不是治愈的，靠的是人体的自愈能力，治疗只是在为自愈创造条件和扫清障碍而已。

《伤寒论》所提出的病程日数，最短的是"半日许复烦"（第57条），其他有"初起""一日"、或"一二日"，以至"复过一经""十三日""过经十余日……后四五日"最长，病程日数在十三天以上者没有提及。从《伤寒论》全书所涉疾病的病情分析，仲景不可能未见过十三天以上的疾病。以十三天为最大病程日数，正是受《内经·热论》学术思想影响的缘故。《内经》指出，第六日表现厥阴病症状，以六天为一周期，第七日开始与第一日不相同的第二周期，曰"再经"，到十三日"复过一经"已是第三个周期开始之日，一直到疾病完全治愈，以此类推，不必再举十三日以后的病程。近年有资料表明，人类肾移植的排异反应，多发生在移植后的第7天、14天、21天和28天，呈明显的周节律，与《伤寒论》病程日数周期颇近似。说明周日数的这种临床现象，反映了人体在生理病理方面的某些规律，值得进一步研究。

二、日数论传变，病程知轻重

《伤寒论》非常重视根据病程日数来了解病邪的"传"，推测病势的"变"。一般情况，伤寒初起一二日之间，邪气在表，病症较轻松，传变者较少；当"伤寒三日"以上，多为病邪内传之期；"伤寒四五日"（101条、223条、357条）和"伤寒五六日"正是病邪深入传里之时，也是疾病发生种种逆变，出现里证的时候；到"七八日"（173条）病势渐和，完全转为里证；及至"太阳病得之八九日"（23条）、"过经十余日"（127条、106条）、"伤寒十三日"（108条）等，此时日数已多，病情如仍不见好转，即势必趋向恶化。

此外，《伤寒论》第251条云"得病二三日"，虽然出现了"烦躁，心下硬"，但病邪并未进入阳明，故未用下法；"至四五日"开始出现腑实轻证，故"以小承气汤，少少与，微和之"；"至六日"就变成了腑实重证，故"与承气汤一升"攻之。说明病程日数少者病情轻，时间拖得越久，病情就越复杂、严重、难治。

三、辨证据日数，遣方更精确

第248条："太阳病三日，发汗不解，蒸蒸发热者，属胃也，调胃承气汤主之。"病已三天，发汗后又不退热，断言邪已入里，故下之。倘若病程至六七天，虽有表证，也应考虑是否已经入里，如第124条"太阳病六七日，表证仍在，脉微而沉，反不结胸，其人发狂者，以热在下焦……"这里脉微沉是入里之象，但日数也是重要依据。再如第257条"病人无表里证，发热七八日，虽脉浮数者，可下之"，据日数说明病邪肯定在里不在表，故虽脉浮数，也断然遣用下法。

少阴病是疾病的深重阶段，辨明寒化、热化是指导施治的关键，病程日数不可不问，如"少阴病始得之"（301条）、"少阴病，得之二三日"（302条）、"少阴病得之二三日以上"（303条）。前两条说的是少阴感寒，后一条病程较长，说的是热化证，此与日数有何关系？尤在泾深得仲景之意，他说"曰二三日以上，谓自二三日至五六日，或八九日，寒极变热……"

此外，"伤寒二三日，心中悸而烦者，小建中汤主之"（102条）。二三日就出现悸而烦者，只能是因里虚，因邪热入里之烦，按一般传变规律不可能那样迅速，正如尤在泾解释说："二三日悸而烦者，正气不足，而邪欲入内也。"可见病程日数在辨证、选方用药时，是不可忽视的重要参考依据。

四、欲知病势预后，当察病程日数

现代生物钟研究表明，人体的生理、病理随着时日的推移、昼夜的交替而呈节律性的变化，通过时日的变化能测度阴阳消长与平衡，在疾病的辨证中，可以预见病势进退和预后善恶。《伤寒论》对这个问题记述得详细而具体。如："少阴病八九日，一身手足尽热者，以热在膀胱，必便血也。"（293条）"伤寒厥五日，热亦五日，当复厥，不厥者自愈。厥终不过五日，以热五日，故知自愈。"（336条）这些均是据日数推断病情的典型条文。

他如384条云："伤寒，其脉微涩者，本是霍乱，今是伤寒，却四五日，至阴经上，转入阴必利，本呕下利者，不可治也。欲似大便，而反失气，仍不利者，此属阳明也，便必硬，十三日愈，所以然者，经尽故也。"只有从病程传变的一般规律进行预见性的推断，才能把痊愈的时间估计得如此准确。又如348条云："发热而厥，七日下利者，为难治。"病到七八日，一般是正气复、邪气渐退的时候，今反下利，是里气更虚之故，所以肯定此病难治。病程在此的重要性已显而易见。

五、日数示新久，知常应达变

　　疾病总是每日每时在不断地变化着。日数少的是新病，标志着病邪尚浅；日数多的为久病，病邪渐传里而深入可知。所以，据日数论新久表里有其一般性临床意义。但是，在疾病的演变过程中，常常有传变并不那么规律化，而出现反常的情况。例如"病有得之一日，不发热而恶寒者，何也？答曰：虽得之一日，恶寒将自罢，即自汗出而恶热也。"（183条）"此为阳明病也。"（184条）阳明病的典型症状多出现在发病后的第二天，但反常的情况下，虽得之一日，亦可能是阳明病。又如"太阳病三日，已发汗，若吐，若下，若温针，仍不解者，此为坏病，桂枝不中与之也。观其脉证，知犯何逆，随证治之。"此太阳病三日，按一般规律，应该发汗而解，若经发汗不见病情好转，不应再发汗，几经误治转为坏病，应辨证审因，然后随证施治，不可拘于日数。此外，《伤寒论》中尚有"伤寒二三日"（5条）本应传变而不传者，虽然"太阳病，十日已去"（37条），但主病仍在表，故仍当解表者；也有"伤寒八九日"（107条），虽日数较长，但也不可妄用下法；甚至有病程虽然长，"八九日，心下痞硬"（160条），但病情并不重，反而有正气自复，疾病向愈的机会等。这些情况说明，疾病的传变虽然具有规律性，但在特殊条件下会有异常现象，故对临床上的病程日数必须知常达变。当然，知常者易，达变者难，日数与证候相符者，其辨证尚难尽当，何况日数与病势变化不循常规者呢。《伤寒论》中对少数有关病程日数的特殊现象的记述，仲景的目的不在于否定病程日数在疾病传变中的意义，而是用以强调日数与病证不相符时辨证的重要性，因为此时的病程日数显得比常规情况下更有临床意义，学者必须细心玩味，才能得其要领。

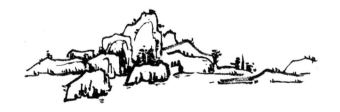

重视《金匮要略》"馨饪之邪"的研究

《金匮要略·脏腑经络先后病脉证第一》是张仲景根据《内经》《难经》的理论，结合自己的实践经验，对杂病的病因、病机、诊断、治疗以及预防等方面所作出的原则性提示，在《金匮要略》全书中具有纲领性的意义与价值。

该篇第13条中有这样的记载："清邪居上，浊邪居下，大邪中表，小邪中里，馨饪之邪，从口入者，宿食也。五邪中人，各有法度，风中于前，寒中于暮，湿伤于下，雾伤于上，风令脉浮，寒令脉急，雾伤皮腠，湿流关节，食伤脾胃，极寒伤经，极热伤络。"

本文只说"馨饪之邪"与"食伤脾胃"这八个字。

仲景在《金匮》之首篇，把"馨饪"即饮食，作为致病之邪，这不是随意说的。多少年来，"民以食为天"，谷物饮食为人们活命之本，美味之需，何以成"邪"呢？看来，早在东汉时期，不当饮食导致宿食而损伤脾胃的情况就很常见了。两千年后的今天，这种情况有过之而无不及，所以笔者呼吁要重视对"馨饪之邪"的研究。

研究"馨饪之邪"何以紧迫？

据笔者近年来的临床所见，因为宿食损伤脾胃，进而诱发全身性重大疾病的情况，越来越严重，是应该引起全社会关注的时候了。传统认为"风为百病之长"，到了现代有人提出"伤食为百病之长"，对于这种提法我是赞同的。

随着现代疾病谱的变化，传染病已不再是人类健康的第一杀手，而与"欆饪之邪"所伤关系密切的糖尿病、肥胖病，以及与之相关的心脑血管疾病、肿瘤，已成为死亡率最高的疾病。

为了人类的健康，"欆饪之邪"应该引起高度重视。正常的"欆饪"不会致病，只有在异常情况下，这"欆饪"才会成为致病之邪。约而言之，有"欆饪"过多、过少、不洁、不节、失衡等几个方面。

关于"欆饪"过多，中医典籍早有告诫，除本篇所提到的《金匮》之外，《素问·痹论》有"饮食自倍，肠胃乃伤"，《灵枢·小针解》有"言寒温不适，饮食不节，而病生于肠胃"，《千金要方》有"饱食即卧，乃生百病"。饮食过多，不仅伤肠胃，而且影响全身，所以《脾胃论》明确指出"内伤脾胃，百病由生"。

据武汉协和医院内分泌科研究表明，近十年来，随着出生于"三年饥荒"（1960～1962年）的人步入中年时期，从"吃不饱"到"吃太多"，导致我国2型糖尿病30年暴增了15倍。仅举此例，足以说明"欆饪"过多的危害之大。此外，饮食偏嗜、五味失衡、烟酒茶过度、食物污染、饮食不洁等都能让"欆饪"成邪、为毒，成为健康杀手，可不慎乎？

说到这里，不得不介绍一下，适当节食对健康防病的益处，这是笔者在临床上不懈地向患者宣传的理念！只是有时病家并不认可。

《伤寒论》最后一条的最后一句是"损谷则愈"。病后刚愈的患者，适当少吃一点，对预防复发有利。当今人们讲究补养，病后虚弱时，强迫患者多吃各种佳肴美味、营养补品，常常导致疾病复发，或腹胀腹泻而变生他疾。"损谷则愈"告诉我们，身体虚弱，大病初愈，不仅要注意饮食营养，或正确进补，更要注意不能吃什么、少吃什么，这些禁忌知识尤为要紧。

追求长寿，是人类美好而永恒的课题。如何实现长寿，多少年来，人们做了许多有益的探索，其中预防"綮饪之邪"的危害被认为是延长人类寿命最成功的方法之一。道家的"辟谷"，佛家的"过午不食"，以及不少长寿之乡的"两餐制"等，都是最有说服力的实践。但国内对"綮饪之邪"的专题研究较少，相比之下，国外比较重视。

如智利《第三版时报》2012年2月8日报道，美国南加州大学研究人员，通过对厄瓜多尔洛哈的一个群体的研究表明，短期禁食和化疗一样具有抑制癌细胞扩散的效果；如果在化疗期间禁食，能降低治疗的副作用。美国科学家还发现，隔日禁食不仅能帮助人们减轻体重，而且还能延缓老年病的发生，改善记忆，延长寿命。英国伦敦大学老龄健康研究所发现，食量减少40%，可以延寿20年。

此外，诸如心血管疾病、癌症、神经变性等与年龄相关的疾病，也能随着节食而得到缓解。这些延长寿命的研究至今仅开展了十年，目前仍处在理论与实践探索阶段，但这些研究都与"綮饪之邪"有关，期待大样本的临床研究成果。

"经方"的药物剂量须熟记

"经方"药味相对较少,加上《伤寒论》《金匮要略》的条文言辞简练,理义精深,以及后世数百家智仁各见的注解,使"经方"的应用难以掌握,尤其初涉临床者,偶试不验,信心若失,大有"经方"难用之叹。究其缘由,可能与辨证识病不确、疗程不够、护理不当等有关,也可能是医者执死方以治活人,套用"经方",难免有削足适履之弊。此外,还可能只记住了"经方"的药物名称,而忽视了原方每味药剂量的背诵。

一、"经方"原剂量,增损寓意深

有人说,中医不传之秘在剂量。据临床所见,这话确有一定道理。医之一世,能提出创新理论者很少,但要医者谈谈用药体会,常常是滔滔不绝,特别是对中药的剂量,何时、何种情况,宜多少量才能奏效,医生们肯定是如数家珍。作为百代宗师的张仲景,在用药剂量方面,不可能草率从事,其法度严谨,分量考究,向为医界公认。据统计,《伤寒论》用药出现频率最高的是甘草(70方次)。作为主药,在方中剂量最大的用4两(5方次);作为调和药,剂量最小的仅用6铢(1/4两)。其用量大小之比为16:1。此外,茯苓共用了15方次,其中茯苓桂枝甘草大枣汤中的茯苓用量为半斤,麻黄升麻汤中的茯苓仅用6铢,用量大小之比为32:1。《金匮要略》泽泻汤中泽泻用5两，而白术仅用2两；瓜蒌薤白白酒汤和瓜蒌薤白半夏汤二方都用薤白、白酒，但用量迥异；茵陈蒿汤方中茵陈用6两（约当今90g），而栀子用14枚（约今17g）。此外，还有因某味药物的剂量变动而改变全方主治的情况。同样是桂枝汤的药物组成，但桂枝加桂汤的桂枝用5两，主治为气从少腹上冲心者；桂枝汤倍芍药主治腹满时痛。白虎加人参汤用石膏2斤，而麻黄升麻汤也用石膏，却仅用6铢，剂量大小之比为128:1。由此可见，张仲景在总结前人经验的基础上，经过大量的临床实践验证，逐步完善了"经方"的组成，对每一味药的剂量，可谓深思熟虑，绝非信手之举。著名中医学家岳美中曾说过："仲景书中最大的优点是列条文不谈病理，出方剂而不定药理，让人自己去体会，其精义往往在于无字之中。"因此，笔者认为，"经方"的剂量也是其精义之一，今天我们学用"经方"，只记药名不够，还必须记住每味药的剂量。

二、古今度量衡，换算务求真

"经方"的药量换算，历代都有研究，有根据临床常用量来估计的，有根据某种药物单位体积的比重来推算的，也有根据"药秤"来折算的，还有根据古代货币和器物大小进行间接估算的，这些都不够准确。近年来，由于考古工作的进展，大量的东汉时期度量衡研究文献日趋完善，有了这一基础，上海柯雪帆认为，"经方"的剂量应按汉1斤＝今250g，汉1两＝今15.625g（缩简为15.6g），汉1升＝今200mL换算。这种换算方法，从中药学的角度看，略大于目前临床常用量，从度量衡史的角度看也是可靠的。

按照上述汉 1 升 = 今 200mL 的换算方法，笔者将"经方"中用容器量测固体药物做了部分验证，如汉 1 升半夏 = 今法半夏 56g 或京半夏 58g，汉 1 升麦冬 = 今 61g，汉 1 升火麻仁 = 今 49g，汉 1 升五味子 = 今 40g，汉 1 升吴茱萸 = 今 31g，汉 12 枚大枣 = 今 36g，汉 12 枚栀子 = 今 20g，汉 50 枚杏仁 = 今 25g。多年来，笔者临床遣用"经方"时，都按上述方法换算，切合临床实际，而且安全有效。值得注意的是，对于一些毒性明显、药性猛烈的药物，如大戟、芫花、甘遂、水蛭、虻虫、蜀漆、附子、细辛、麻黄等，应根据药材产地、品种、炮制的具体情况，以及患者体质偏向、病证兼夹等，灵活掌握，并注意观察患者用药后的病情变化。

三、用量遵比例，酌古为准今

仲景所创制的"经方"，是"博采众方"而成，除汉代方剂之外，也包括了汉以前的经验方在内。今天面对复杂多变的疾病，运用"经方"，不能原方照搬，但活用当有法度。因此，不仅要提倡研究条文，认准方证，熟记药味，而且还应该记住每味药的原剂量，通过原剂量，掌握方中各药物之间的比例，再根据临床的实际按比例调整剂量。对于"经方"稍加留心就会发现，其药物剂量最能体现该药在方中的地位。如黄连阿胶汤中之黄连、苓桂术甘汤中的茯苓等，如果方中剂量的比例不正确，也许会改变原方的主治意图；再如炙甘草汤中的生地黄，原方剂量为 1 斤，如果按习惯仅用 10 ~ 30g，可能很难获得治疗"脉结代、心动悸"的效果。

试以小柴胡汤为例。原方剂量柴胡 8 两（124.8g），大枣 12 枚（36g），半夏半升（29g），人参 3 两（46.8g），黄芩 3 两（46.8g），甘草 3 两（46.8g），生姜 3 两（46.8g）。剂量之比为 3.5：1：0.8：1.3：1.3：1.3：1.3。如果柴胡用 35g，那么大枣则用 10g，半夏 8g，人参、黄芩、甘草各 13g。按照剂量大小排序，应该是柴胡、人参、黄芩、甘草、大枣、半夏，如大枣剂量用得比柴胡大，恐怕就无小柴胡汤的功效了。

四、熟记"经方"量，大证可回春

长期以来，中医学习方剂，大多数都是通过背诵方歌来实现的，但方剂歌括从汪昂《汤头歌诀》到现代的《方剂学》，方歌都只有药名，而无剂量，把剂量增损完全交给临床医生处理，灵活运用演变成了随心所欲，极不规范，也不便于交流与学习。值得庆幸的是，清代陈修园弥补了这一缺陷，他把"经方"的药物剂量巧妙地编入了方歌中，为后人做了一件非常有益的工作。多年来，笔者记熟了《长沙方歌括》和《金匮方歌括》书中的大多数常用方剂及其剂量比例，以此指导临床用药。今举 3 例以资说明。

例 1：茵陈蒿汤用于治疗阳黄是常法，但如何掌握茵陈蒿的剂量则大有学问。重症肝炎病情危笃，黄疸消长是病情向愈或恶化的指征，多数情况都可用茵陈蒿汤化裁，茵陈用量 30～40g 不等，可谓大剂量。但经反复数诊，虽利湿、活血、解毒并进，但仍不见黄疸消退。在《长沙方歌括》"茵陈六两早煎宜"的指导下，按原剂量 4.6：1.5：1 的比例，即茵陈 90g，熟大黄 30g，栀子 20g 的剂量，嘱先将茵陈用容器冷水浸泡另煎，以保证有效成分的充分溶出。通过剂量调整以后，退黄疗效大增。此后，每见常法乏效的阳黄，都参照这种方法，调整全方剂量比例，效果明显。

例2：炙甘草汤，临床上作为治脉结代的常用方，加用丹参、苦参等可提高疗效。方中炙甘草因畏其有类固醇样作用，大量可能有副作用，故一般用 6～10g。笔者在门诊接治一男性患者，主诉气短，上腹胀满，头晕，心悸，多次因心律失常住院治疗。刻诊：脉结代，苔薄白，舌质淡，面色苍白。考虑双下肢午后浮肿，炙甘草只用 10g，炙甘草汤全方加枳壳 10g，茯苓 15g，药进 2 剂，病情如初。再诊时，想起了"结代脉须四两甘"一句歌括，按照原方剂量的比例，把炙甘草、茯苓的剂量加到 30g，再进 3 剂，果然显效。后按心脾两虚调养 1 个月，随访 3 个月，病情平稳，虽心电图检查仍显心律失常，但临床症状基本消失。

例3：功能性便秘为常见病，大量使用苦寒通便药，易犯虚虚之戒，而仅用润肠养血又杯水车薪，使不少虚人便秘愈治愈重，痛苦不堪，于是求教"经方"。"大便若硬小便通，术加四两有神功"，经过多次系统的临床观察发现，成人白术用量当用到 80～90g 时，才有明显疗效，而顽固便秘者可以用到 100g。

《温病条辨》与"《伤寒》方"

清代吴鞠通所著《温病条辨》（以下简称《条辨》）一书，是温病学派较为完整的代表作。吴氏在精研《伤寒论》和学习叶天士等温病学家经验的基础上，针对《伤寒论》的略于温病之处，有许多补充和发展，尤其是在方剂运用方面，堪为善用《伤寒》方之典范。因此，比较和研究《伤寒论》和《条辨》的方剂承袭，对于学习和应用《伤寒》方，探讨"伤寒"和"温病"的关系，有着重要意义。

必须说明的是，《条辨》中大多数方剂是归纳"叶案"而来，并非全由吴氏创造。由于《条辨》的方剂比较规范，本文虽以吴鞠通为主体展开讨论，但不可磨灭了叶天士之功。

一、《条辨》承经典　沿用《伤寒》方

吴鞠通究心于《内经》《伤寒论》，尝谓："学者不可不尊经，不尊经则学无根柢，或流于异端……"《条辨》首列《内经》若干条文，确有承先启后的作用。他对仲景《伤寒论》则更是推崇备至，不仅在温热病辨证、治法和用方上取法仲景，而且在写作方法上也学《伤寒论》，如凡例中说"是书仿仲景《伤寒论》作法"。在方剂运用上表现尤为突出，据统计《条辨》中共有方206首（包括"解产难"中二方），其中《伤寒论》方及其加减方约有80余首。更有从药物组成到煎服法均尊《伤寒论》者，如上焦篇桂枝

汤条下云"煎法服法必如《伤寒论》原文而后可,不然,不惟失桂枝汤之妙,反生他变,病必不除。"又如中焦篇寒湿,沿用《伤寒论》理中丸,其分量和加减法悉照仲景原文。又如下焦篇温病少阴咽痛四方,从条文到方剂几乎按《伤寒论》全貌录出,惟冠以"温病"二字而已。仅此数端,可见吴氏崇信仲景之一斑。

上述 6 方除《条辨》所沿用的《伤寒论》方外,虽然在药味配伍上未作变更,但吴氏借以用治温病,在适应证候、剂量或服法等诸方面都赋予新的内涵。如下焦篇寒湿霍乱,吐利汗出,四肢拘急用四逆汤;温病解后,脉迟,身凉如水,冷汗自出者用桂枝汤;面色萎黄,舌淡,不欲饮水,不食者用小建中汤;温病热彻里虚,下利稀水用桃花汤等。《伤寒论》的白虎汤,《条辨》分别将其用于暑温和温病下后热气炽盛、津液消亡之证。此外,上焦篇用小承气汤治阳明温病、下利谵语时,恐其温邪恶燥,将原方大黄、厚朴、枳实 4:2:3 的剂量比例改作 5:2:1,以防枳、朴之温燥伤阴。下焦篇 33 条用桂枝汤,在用量和服法上注云:"此处用桂枝,分量与芍药等,不必多于芍药也,亦不必啜粥再令汗出。"凡此种种,可见吴氏在沿用《伤寒论》方时,不是抄袭照搬,而是根据证情的需要,对原方的药物剂量和服法作了一番改进。

二、法古为宜今　变通《伤寒》方

中医治病当据证立法,依法遣方。吴鞠通说"古人有方即有法,故取携自如,无投不利"。他勤求古训,推求师意,细审详辨原方立法之旨,变通《伤寒论》方,灵活地运用于温热病。如三承气汤,《伤寒论》原为阳明腑证而设，吴氏悟仲景立法之意，结合自己的临床实践，举一反三，充分发挥下法的潜力，变通"承气"而为下列诸方。如三焦俱急，痰涎壅盛，用承气合小陷胸汤；下后数日，正虚阴伤，余热不退，用护胃承气汤；正虚不能运药，用新加黄龙汤；肺气不降喘促者，用宣白承气汤；小肠热盛下注，小便涩痛者，用导赤承气汤；邪热闭心窍，用牛黄承气汤；津液不足，无水行舟，用增液承气汤等。这些承气汤较之《伤寒论》的三承气汤更能切中病情。又如《伤寒论》炙甘草汤，原为伤寒病后，脉结代、心动悸而设，有滋阴生血、补气复脉之功。吴氏得其甘咸补虚之要领，将炙甘草汤加以变通，去参桂姜枣之补阳，加白芍收三阴之阴，由补阳复脉变为养阴复脉，立加减复脉汤为热邪劫阴之总司，用于温病后期，邪热久羁阳明，身热面赤、口干舌燥、脉虚大等阴液耗伤诸虚证。其制方之法，吴氏在自注中解释说："在仲景当日，治伤于寒者之结代，自有取于参桂姜枣，复脉中之阳；今治伤于温者之阳亢阴竭，不得再补其阳也，用古法不拘用古方，医者之化裁也。"温热病之易于化燥伤阴，后期尤当养阴育阴，吴氏又在加减复脉汤基础上，加入潜阳镇摄之品，化裁出一甲复脉汤、二甲复脉汤、三甲复脉汤、救逆汤和大、小定风珠等，用于温病后期，阴虚血弱，不能养筋而致手足蠕动、瘛疭拘急等证，可谓曲尽其治温之能事。

　　再如《伤寒论》五泻心汤，仲景用于误下伤中，寒热阻滞之痞证。吴氏经化裁后，用以治疗多种温病：温热上焦未清，里虚邪已内陷，用人参泻心汤益胃通降；噤口痢，湿热太重之实证，用加减泻心汤辛开苦降；若疟疾阳伤阴劫，气逆不降，用加减人参泻心汤扶阳益胃，泻热存阴；

阳明暑温，阻滞中焦气分，用半夏泻心汤去干姜甘草加枳实杏仁汤；若阳明湿温热邪内陷，与饮相搏，固结不通，致呕甚而痞者，用半夏泻心汤去人参、干姜、大枣，加枳实、生姜方。其加减进退，切合病情，都不失仲景心法。此外，上焦篇寒湿5个五苓散加味方，分别用以治太阴寒湿腹胀、霍乱湿伤脾胃之阳或转筋、湿温下利脱肛，以及黄疸实证尿少等温病夹湿证。由此可见，学用古方，贵在识证，法古人之所为法，方前人之所为方。《条辨》取法于《伤寒》，并根据温病临证的需要，匠心巧运，独出心裁，使《伤寒》方更加切中病情，达到推陈出新的境界，这是我们学习《伤寒》方的极好参考资料。

三、切合温病　创立新方

《条辨》朱序云："（鞠通临证）以仲景为依归，而变化因心，不拘常格，往往神明于法之外，而究不离乎法之中，非有得于仲景之深者不能。"吴氏深究《伤寒》方的精义，并学习叶天士等的临床经验，酌古准今，不墨守成规，改革《伤寒》方，于继承中寓创新。

《伤寒论》详于寒而略于温，更略于温病夹湿的论述。《条辨》发前人之未发，在湿温和寒湿的治疗方面，制有许多经验时方，补充了《伤寒论》之不足，确实起到了"羽翼伤寒"的作用。例如，在五苓散化气行水和"肺金清肃之气下降，膀胱之气化通调，自无湿火温热暑湿诸症"的法则启示下，立三仁汤治湿温初起或暑温夹湿；茯苓皮汤分消湿浊治湿温；杏仁滑石汤治暑湿伏暑湿热并重；黄芩滑石汤用于湿温脉缓身痛；宣清导浊汤治湿温久羁，邪气弥漫三焦之证；以及五个加减正气散用于湿温或湿热之湿郁三焦之证。屡试屡验，至今为人称颂。

再如邪气深入下焦血分，坚结不散而成癥，吴氏受《伤寒》抵当汤、《金匮》鳖甲煎丸的启发，立化癥回生丹，用于男妇瘀血癥结不散，疼痛属实者，以及跌打瘀滞者，有无微不入、无坚不破之功。由于组方严谨，选药精当，所以迄今仍用于肿瘤癥块等症，确有一定疗效。

阳明病发热，谵语，或循衣摸床，惕而不安，微喘直视，或独语如见鬼状，《伤寒论》主大承气汤孤注一掷。但《条辨》除有承气汤诸加减方外，另用温病学热灼营血、邪入心包辨证，尚制有清宫汤和安宫牛黄丸，以清心涤痰、芳香开窍，又增加了清心开窍的治疗手段，使温热病的治疗效果有了很大的提高。

宋、元以后，历代医家均认为《伤寒论》的解表方剂偏于辛温，不适用于温热病的治疗。吴氏在总结前贤经验的基础上，结合自己的实践体会，而发挥出辛凉平剂银翘散和辛凉轻剂桑菊饮，为温病初起开辟了新的治疗法门。

四、学习《伤寒》方 必须认真读《条辨》

通过上述对《伤寒》方在《温病条辨》中加减运用的比较不难看出，"温病"和"伤寒"的学术思想均源于《内经》，温病寓于《伤寒论》之中，温病学说则是《伤寒论》的发展和补充。《条辨》比较广泛地引用《伤寒》方，或变其制而有所改革，或师承其法而有所变通，或补其未备而有所创新，大大发展了《伤寒》方，丰富了温热病的治疗学内容。因此，我们在研究学习和应用《伤寒》方时，还必须重视参合《条辨》的发展。只有这样，才能更好地学好《伤寒论》，用好《伤寒》方，提高临床疗效。

读《温病条辨》，谈久痢论治

一、久痢之机 内虚为本

吴鞠通认为，导致久痢的病因是脏气本虚。他在《温病条辨》久痢的条文中常提到"老年久痢，脾阳受伤……肾阳亦衰""久痢伤肾""久痢阴阳两虚""久痢伤及厥阴"，凡此等等，都说明久痢之因，内虚为本。或因脏气本不足，或因误治、失治，日久损伤脏腑之气，或因年老、病后元气衰弱所致。

吴氏虽然强调久痢以内虚为本，但并不忽视寒热错杂、虚中有实之变。他认为，疾病之名虽有数十种之多，但究其病因，湿热者最为常见。久痢虽湿热之势稍缓，但常可湿热再起，虚中夹实，寒热错杂。他所创制的椒梅汤（黄连、黄芩、乌梅、白芍、枳实、半夏、干姜、川椒、人参）寒热并用，扶正驱邪，治疗久痢，投之辄效，就是明证。

二、治法随证 勿带成见

对于久痢的治疗，吴氏认为当"视其证之所现"，"可汗则汗，可下则下，可清则清，可补则补"，"不可先有成见"。如果丢掉辨证论治，企图套用一方一药去治久痢，是不可能取得疗效的。

此外，吴氏治久痢很重视胃气。他说："十二经皆禀气

读书明理

于胃，胃复则十二经之诸虚皆可复也。"而久痢的病位在肠在胃，故胃气的盛衰直接影响其转归和预后。所以，脱泄无度、胃纳极差的久痢，必须"以急复胃气为要"。

痢疾日久，津液耗伤，常有小便黄赤短少的见证，不可"利小便实大便"，误利必使阴伤而竭。此外，吴氏还提出了"久利阳伤不可分利"的治疗原则。

三、久痢辨治多虚证　邪正盛衰当权衡

张景岳说："凡治痢疾，最当察虚实，辨寒热，此泻痢中最大关系。"吴氏辨治久痢亦着重辨寒、热、虚、实，虚证又进一步分为属何脏何腑，并根据四者的标本缓急权衡论治。

1. 久痢多虚　培补脾肾

（1）对脾肾两伤，邪少虚多之证，吴氏概以纯补为主。如《温病条辨》云："老年久痢，脾阳受伤，食滑便溏，肾阳亦衰，双补汤主之。"即是用人参、山药、茯苓、莲子、芡实补脾渗湿，以补骨脂、苁蓉、巴戟、菟丝子、覆盆子、山萸肉、五味子既升补肾脏阴中之阳，又能益精气安五脏。此方性温而不燥，暖肾以益气，用于临床多有卓效。

（2）对肾虚滑脱之证，补虚固涩。《温病条辨》云："久痢伤肾，下焦不固，肠腻滑下，纳谷运迟，三神丸主之。"又云："下痢无度，脉细微，肢厥，不进食，桃花汤主之。""久痢，阴伤气陷，肛坠尻酸，地黄余粮汤主之。"此肾阳不足，命门火衰，脾运失司，下焦不固致肠腻滑下，阴液耗损，阴竭则阳无以附，故肢厥气陷而肛坠尻酸。上述三方皆补肾兼固涩，临床疗效甚佳。

（3）凡津伤液涸，当救阴为主。久痢脾肾阳虚者多，

但阴虚者亦不少。推究其因，主要是久痢致津液的耗损，也有误用或过用苦温之品，使阴津被劫。证见舌红，苔少，口干思饮，而下痢更甚者。对此，吴氏制有二方：如见口渴舌干，微热，微咳，当用人参乌梅汤主之（人参、莲子、炙甘草、乌梅、木瓜、山药），此为热病津枯，急当救阴而设。又如见小便不通，厌食欲呕，宜加减理阴煎主之（熟地、白芍、五味子、茯苓、炮姜、附子），此为阳伤及阴而设。如果久痢阳不见伤，未见食少欲呕的症状，则是阴伤更甚，上方可去刚性之附子、干姜，加入柔性的麦冬、山药之属。

（4）见阴阳两伤，则温补奇经。"痢久阴阳两伤，少腹肛坠，腰胯脊髀酸痛，由脏腑伤及奇经，参茸汤主之（人参、鹿茸、附子、当归、茴香、菟丝子、杜仲）。"此方实际偏于补阳，如果患者只见气坠而无腰脊酸痛的，是以阴虚为主，本方当去附子加熟地。吴氏原注加补骨脂，笔者临证每改用熟地，似更切合病机。

2. 寒热错杂　刚柔并用

"久痢伤及厥阴，上犯阳明，气上撞心，饥不欲食，干呕腹痛，乌梅丸主之。"本方治余热未尽，正气已虚，寒热错杂的久痢颇验。应用时，一般去桂枝、黄柏、细辛；肝阴虚者，加白芍、木瓜之类柔药；肝气郁结的，加吴茱萸、香附等刚药。

3. 湿热下注　治宜清化

《温病条辨》云："酒客久痢，饮食不减，茵陈白芷汤主之（绵茵陈、白芷、北秦皮、茯苓皮、黄柏、藿香）。"酒生湿热，长期饮酒，湿热下注，故病久不止。此方能使湿热去，脾阳升，痢自止。方中妙在启用白芷一味辛药，是借其辛，能散能行，胜湿以升脾阳。对于气分湿热，久痢入血分而无积滞者，用断下渗湿汤主之（樗根皮、生茅术、生黄柏、地榆、楂肉、银花、赤苓、猪苓）。此方重用樗根之苦燥湿为君，是吴氏的用药经验。

《温病条辨》中除论久痢之外，对湿热痢、寒湿痢、噤口痢、休息痢等方治各有独到之处，若能互参，可使久痢的辨治更臻完善。

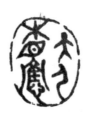

天人相应

闲话《儒门事亲》"药邪"说

在一次学术讨论中论及中医之邪时，我说中医之邪是一个广义的病因概念，除人体正气之外，皆可为邪，立即就有老中医当场驳斥。用药不当称"药邪"，饮食不当称"食邪"，我还当场把《金匮要略》所称的"檠饪之邪"四个字翻出来以示说明。

近些年来，课堂只讲六淫、七情及痰、饮、瘀之邪。其实，早在金元时期，张子和的《儒门事亲》一书就明确提出"药邪"之说："宛丘营军校三人，皆病痿，积年不瘥，腰以下肿痛不举，遍身疮赤，两目昏暗，唇干舌燥，求疗于戴人。戴人欲投泻剂，二人不从，为他医温补之药所惑，皆死。其同病有宋子玉者，俄省曰'彼已热死，我其改之'，敬邀戴人。戴人曰："公之疾，服热药久矣，先去其药邪，然后及病邪，可下三百行。子玉曰：敬从教。先以舟车丸、浚川散，大下一盆许，明日减三分，两足旧不仁，是日觉痛痒，累至三百行始安。"此误用、过用药物而成邪致疾者。

我是一个"禁忌"推销者。学中药，在知其宜的同时，必须掌握其忌，否则在很多时候，你会有意无意地犯错，导致"药邪"之害。中药为啥能治病？唯用其偏性者也。任何药物有药性，是它的"性格"，这种"性"，是顺之者昌，逆之者亡，不顺其性，用反了，这药不仅不能疗病，反而会成为害人之邪，这邪甚至成为毒，故有"是药皆毒"之说。

服药治病是很危险的，前人多主张非不得已时尽量不服药。如早在《礼记·曲礼》中记载："君有疾饮药，臣先尝之。亲有疾饮药，子先尝之。医不三世，不服其药。"当然，"尝之"在短暂时间里还不能鉴别药物的利与害，所以现代有"急性毒性实验"与"慢性毒性实验"，此对避免药邪之害很有好处。

对于"药邪"，作为中医经典的《神农本草经》也有认识不完全正确的地方，如"上药一百二十种，为君，主养命以应天，无毒，多服、久服不伤人"。而上药之中既有人参、地黄、天门冬、甘草等，也有丹砂、细辛、麝香、干漆、远志、朴消、消石等多种容易成为"药邪"者。这是时代的局限，我们不可苛求古人。

不过，我以为《金匮要略》对"邪"的认识较之《本经》要进步得多，如"脏腑经络先后病脉证第一"说："縠饪之邪，从口入者，宿食也。"即使是食物，也可成"邪"，岂止是药呢！故凡药物都有一个宜、忌、慎、禁的大问题，不可忽视！

对于中药的禁、忌与慎的重视，清代凌奂为我们做出了表率，他在《本草害利》一书中，大胆地把"药邪"之害作为中药禁忌提出来，为后人立下了汗马功劳。他说："凡药有利必有害，但知其利，不知其害，如冲锋在前，不顾其后也。"并强调说："欲求时下同道，知药利必有害，断不可粗知大略，辨证不明，信手下笔，枉折人命。"

《内经》说："虚邪贼风，避之有时。"可见，作为临床医生，天天用药治病，这种"药邪""食邪"之害可不避乎？如何避免？看来，注重中药禁忌的研究，以致把中医禁忌学的学科建设提上议事日程，绝非空穴来风！

我们应向张锡纯学点什么

张氏锡纯（1860—1933）一生熟谙经典、勤于临床、发皇古义、创立新说，他的精神、思想、学识、著作和成就经过近百年的历史淘洗，仍浮光耀金，影响之大，至今尚无来者。

今天，探讨中医的继承与创新问题，张氏被近代医界群推为"第一人"，我们应向他学点什么呢？

一、学习他博览善思的治学方法

继承是离不开读书的，然"学而不思则罔"，博览还应善思。张氏出生于世代书香门第，幼学四书五经，其父张丹亭精于医道，于是诵经之暇，还旁及医书。张氏读书治学之道，可以总结为两大特点，即"博"与"通"。所谓"博"，即在博览群书的基础上，从《易》到《老》《庄》及诸子百家，从《内》《难》《伤寒》到金元各家，兼及西洋学说，无书不读，且由博返约，精读深究；所谓"通"，指在读书与联想的过程中"触类旁通"，充分领悟其旨，同时以理贯通。张氏读医书，主张把书与临床结合起来读，反对把书作为教条。在理论上，坚持用中医理论解释西医，"中医之理原多包括西医之理"，注意独立思考，自明其理，即使某个理论很不成熟，也必须有自己的想法。正如著名物理学家杨振宁所说："在具备了一定的条件之后，就要敢于独立思考。"张氏具有勤求古训的文化基础，再加上"善思"，进而有所创见。他的治学之道告诉我们，如果我们不读中国的诸子百家和中医原著，也无暇冷静地思考问题，甚至不识繁体字，不懂句读常识，要想成为中医人才，只能是"水中捞月"的天真意愿。

二、学习他海纳兼容的宽阔胸怀

林则徐曾有言"海纳百川，有容乃大"，这对做事、做人都很重要。用今天的话来说，就是一种善于学习的科学精神。张锡纯所处的时代饱受数千年封建社会影响，鸦片战争以后，西学渐进，对于外来文化的渗透和撞击，张氏以博大而宽阔的胸怀，愉快地接纳，这在当时的社会背景下确属难能可贵，同时也体现了张锡纯并非寻常的素质和学养。

张氏说："夫医学以活人为宗旨，原不宜有中西医界限存于胸中，在中医不妨取西医之所长（如实验器械、化学等），以补中医所短；在西医尤当精研气化（如脏腑各有性情及手足六经分治，分主六气等），视中医神奥之理，原为形上之道，而非空谈无实际也。"有这种高远识见，和兼容互学的胸怀，在学术研究中自觉地去旁采博求，达到不卑不亢、谦虚谨慎的治学境界，这对今日中医界某些故步自封，不愿学习，也不善学习，甚至有意抵制先进的检测方法，对现代科学成果一无所知之人，无疑是一剂醒世良药。

三、学习他法古准今的创新胆识

任何一门学科的兴旺发达，关键取决于它的学术创新能力，但创新不可能是无源之水，必须在继承的基础上才能创新。在当前的中医环境和条件下如何创新，张氏为我们树立了很好的榜样。

在张锡纯所处的时代，没有科研课题、鉴定和评选等，但他善于读经典，师古而不泥古，厚积薄发，并大胆地在前人的基础上创立新学、新方和探索药物新知。他说："吾儒生于古人之后，当竟古人未竟之业，而不能与古为新，俾吾中华医学大放光明于全球之上，是吾儒之罪也。"其高度的责任心和创新意识可见一斑。

在继承中，他主张法古准今、批判性地继承，着眼于今日之创新与推广。他认为："非以古人之规矩准绳限我也，贵在举古人之规矩准绳而扩充之、变化之、引申触类之。"又说"读《内经》之法，在于其可信之处精研有得，即开无限法门，其不可信处或为后世伪托，付之不论可也，此孟子所谓书难尽信之意也"，不可"一一视为神圣语录"。

张氏对仲景经方变通甚广。从《医学衷中参西录》一书中可见到桂枝汤、麻黄汤、小青龙汤、大青龙汤、大陷胸汤、附子泻心汤、白虎加人参汤、大柴胡汤、黄连阿胶汤、白头翁汤等诸方变通法，其斟酌用量、加减药味、煎服法等均在变通中有所创新。

张氏在前人的基础上，有许多理论创新，如大气学说的发挥，创造性地提出大气下陷的病因、病理、鉴别诊断及治疗，其所制升降诸方沿用至今，仍有卓效。再如调治奇经八脉，创制育冲、安冲、固冲、温冲等诸方用治疑难杂症，屡起沉疴。

有的人过多强调目前中医的条件差、设备不足，不愿在创新上下功夫。其实近半个世纪以来，虽然有了现代化的科研形式，以先进的动物实验和西方科研方式进行研究，不少成果还屡获国家各级"大奖"，但却没有为中医的发展带来重大影响，这不能不让我们冷静思考。张锡纯当时的条件，首先是有大量患者，其次是有大量的书可以不断地研读，再加上有一个精明的头脑善于思考。可以这样说，今日的中医也同样拥有张氏的这些条件，尤其是基层、农村有得天独厚的中医环境，应该学习张锡纯那种按传统模式的继承创新方法。这是一条非常有效的发展之路，只要我们从临床入手，一个病症，一个方药，不懈地探求和总结，也应有像张氏一样的创新成果。

四、学习他勤于临床的务实精神

实践是检验真理的标准。中医学的理论方药等疗效如何，安全性如何，都必须付诸临床才能得到证实。张氏一生勤于临床，对于古方新药主张首先"验之于己，而后施之于人"，如甘遂、细辛、巴豆、硫黄、花椒等药皆亲口尝之，以验其毒性。在新版《医学衷中参西录》芦序中云："建立完整医案，及时总结经验，把感性认识逐步提高到理性认识，是张锡纯先生的最大成功之处。遍观先生全部著作，验案介绍，几逾其半。凡举辨证论治，选药立方，莫不证诸实践，言之凿凿，其于随证变化，是见手眼之处，亦皆迂曲详陈，发人慧思。"此外，张氏善用生石膏，独树一帜，临床上有关石膏的生、熟细节体验真切不虚，并向病家详细交代，如"故凡用生石膏者，宜买其整块明亮者，自监视轧细方的。若购自药房中难辨其煅与不煅，迨将药煎成，石膏凝结药壶之底，倾之不出者，必系煅石膏，其药汤不可服"。张氏临床的这种务实精神，难道不值得今日之中医学习吗？

"千方易得，一效难求"。张氏一生创制了不少新方，正是他临床务实精神的体现，这些方疗效确切，安全方便，广为传用。如镇肝息风汤、升陷汤、资生汤、燮理汤、理饮汤、活络效灵丹、寿胎丸、补络补管汤、建瓴汤、薯蓣纳气汤等均能彰显张氏临证的功夫和水平。

五、学习他济世活人的大师风范

张锡纯与众不同的伟大之处，还在于他生活在中国社会文化变革的风浪之中，既能勇敢地面对西方文化的冲击，又能在学术上不为时风所动，忠实传统，提炼传统，海纳百川，为我所用，一心以活人济世为己任。他说："人生有愿力，而后有大建树，一介寒儒，伏处草茅，无所谓建树也，而愿力固不可没也。医虽小道，实济世活人之一端，故学医者为自家温饱计则愿力小，为济世活人计则愿力大。"医生乃社会最低层，难作伟大之业，但张氏心存崇高志趣，不随流俗，潜心学问，宁静致远，自信稳健，诚不失大师风范。

对于做学问，孔子主张"先事后得"，谈的是做人做事，首先不要追求个人利益，以后自然会有好的成果。这四个字要做到很难，尤其在今天的社会风气下则更难。张氏生前身后不少人对他不成熟的"参西"观点不理解、不认同，甚至提出批评，但他自有"毁誉可由人，而操守当自坚"的大气，淡泊功名利禄，不入歧途，坚持"参西"为"衷中"之用，终成大师，值得今日中医人好好学习。

毋庸讳言，今日之中医面对现代技术高利润的诱惑、市场价值观念的影响，以及传统文化意识的淡薄，欲学张锡纯始终坚定地站在历史的高点，脚踏实地，潜心学问，注重"内美"轻于"外扬"，苟非"宁静"者，实为难矣！但历史的经验告诉我们，如果要成为某方面的大家，首先应该做到超越当世的功名利禄，古代的张仲景、李时珍如此，近代的张锡纯也如此。只要我们能在中医继承的道路上"博学之、审问之、慎思之、明辨之、笃行之"，克服浮躁，甘于寂寞，就会学有所得，学有所长，学有所进，学有所成，在中医界多出人才，进而再出现继张锡纯之后的当代大师，则中医幸矣！

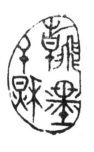

翰墨千秋

浅谈医中之变

笔者出门诊时,给一位肝病患者开了7剂中药,他却不愿走,坚持要开一个月的药(30剂),我说不行,病情是变化的。"我这病跑遍了北京、上海,感觉就没有变化,查血还是老样子,让我每周来一次,会有什么变化?!是为了多赚挂号费吧?"患者反驳说。一时解释不清,我很不乐意地依了他,但心中的话总想说出来。

其实那患者他哪里知道,病情"变"是绝对的,不变是不可能的。这其中的道理,还得从《易经》说起。《易经》是东方文化的代表之作,经典中的经典。"易与天地准,故能弥纶天地之道。"(《易经·系传》)这一部书所说的法则,是宇宙一切事物的标准。《易经》,顾名思义,其首要原则就是"易",易者变也。它告诉人们"天行健",即世界上的人与事,乃至宇宙万物永远强健地运行着,随时随地、每一秒都在变,人的思想、情感、身心没有一样是不变的。那个肝病患者自以为病情是"静止"未变,但他体内的新陈代谢何曾稍息,细胞体液、五脏六腑、病毒细菌等都在不停地演变,体外的时间、环境等也有很大的变化,而且是非变不可。所以学中医,必须首先学《易》,懂得疾病永恒变化的道理,然后运用《易经》的智慧去探索疾病之变,适应其变,控制其变,进而转化其变。

学中医,读医书,就是学习应变之能力。行医过程中,水平的高低、疗效的好坏全在于对病"变"的控制能力。所以，孔子在《易经·系辞》中说"功业见乎变"。上等医可以驾驭其变，中等医能适应其变，下等医发现不了其中之变，或不知其理，埋怨其变，甚至不承认其变，"刻舟求剑"，坐失良机，被动受变，酿成恶果而悔之莫及。

《黄帝内经》受《易经》哲学思想的影响，认为"物极谓之变"（《素问·天元纪大论》）、"动而不已，则变化矣"（《素问·六微旨大论》），形成了中医学从运动变化角度把握生命规律及其动态变化的学术特征和理论表述，反映了生命科学的真谛。具体体现有三：一乃时间之变；二为生老壮已、升降出入之变；三是疾病之演变。《内经》清楚地认识到，作为宇宙生命中的一员——人体，其生理、病理的不断变化而导致生命科学的复杂与高深。中医学以整体观念和辨证论治为核心，重视个体化诊疗，是当今最切合医道权变的思维方式。我们所采用的四诊合参、三因制宜，以及用中医理论的归纳、分析，最终形成的辨证、法则、遣方和用药等一整套诊疗过程，可最大限度地把握住疾病在演变中的规律，体现了现有条件下对生命科学的最高认识水平。虽然有些名词、术语和理念在今天的语境下已经说不清，道不明，难以获得公众的理解，但我们应该承认，那是原汁原味、真实不假的自然之道。

在方药的应用方面，中医临床采取了非常灵活的，或药味之加与减，或剂量之增与损，或汤头之分与合，这些称为某某方的化裁，像裁缝衣服一样，最大限度地以相对固定的方剂去应对万变恒动的疾病。这正是孔子在《易经·系辞传》中总结的一句话："化而裁之谓之变。"

中医学认识到，一切成方不一定能与病证十分贴切，即使是张仲景所制的权威经方也必须加减改制。中医开处方与西医不一样，不但需要预见其变化动向，更重要的是要依靠医者的才智去"裁之"，以方药之"变"去应对疾病之"变"。正如清代江涵暾所说："天下之至变者，病也；天下之至精者，医也。难以穷其变而尽其精。"（《笔花医镜》）

基于上述理由，如果要说医中有道的话，大道就是"变"。临床上开中药，最好只开一剂，次日再开。其实传统中医都只开 1～2 剂，至今有些边远的农村仍遵守这一方法。有效之方，只需一剂，有时还不必尽剂。一开就是 7～10 剂，病情变了则不能用，导致药材浪费；勉强用之，非但于病无益，甚至还会出现毒副反应。

近年来，有大量中药成药流行于市，同时也在鼓励老中医把验方秘方研制为成药，使之服用便利，这当然是一件好事。但临床上发现，中药成药的疗效不够理想，特别是难以与经过辨证论治所开具的复方中药相媲美。其原因就是，以不变之方药应对复杂多变的疾病，不可能做到丝丝入扣，天然契合，所以疗效不满意。

总而言之，医道者，唯"变"而已。

从知之者，到乐之者

——一个中医带教者的追求

笔者作为全国第三、四、五批老中医药专家学术经验继承工作的带教老师，过去的实践愧无经验可言，如果要谈谈带教体会的话，就在于追求一个"乐"字！如果我和我的学生都能争取达到快乐学习中医的境界，学习的效果就会好得多。

有人说："兴趣是成功的向导！"孔子早有论断："知之者，不如好之者；好之者，不如乐之者！"（《论语·雍也》）"知"是知道，知识大都通过书本上获得，多是别人的，不一定能变为自己的智慧。如果是为了某种功利和任务去读书学习，一般是浅读，没有用心，这种人只能算"知道分子"，还不能算"知识分子"，因为他仅"知道"而缺"见识"，效果极差。"好"是爱好，有兴趣，"拿到书就睡着"与"睡着都拿到书"，虽然都曾读过书，但两者的读书效果截然不同。前者是本不愿读而佯装，后者是按自己的意愿刻苦学习，虽困仍卷不离手。"乐"是以学为乐，是最高的学习境界。乐此不疲，任何艰苦环境下都不会影响其孜孜以求的学习毅力与决心，古今中外成大家者，多曾有过这种经历。

上述可见，在当今中医传承工作中最重要的，是应努力使青年中医成为学习与实践的"好之者"，甚至达到"乐之者"的理想状态。从"要我学"变成"我要学"，老师的责任是要为他们搭建一座桥，推开一扇窗，让他们找到学中医的快乐与自信，获得患者的认同与鼓励，亲眼看见中医药的疗效与价值，在正确的价值观中品味中医的质感与魅力。

怎样努力去成为中医学的"乐之者"？笔者有如下几点体会：

一、在读书中培养乐趣

中医学是从中华文化这块沃土中成长起来的一朵奇葩！中医之花要开得灿烂夺目，国学经典之书应该首先阅读。《论语》首篇"子曰：学而时习之，不亦说乎？有朋自远方来，不亦乐乎？"以及"智者乐水，仁者乐山……知者乐，仁者寿"（《论语·雍也》）、"饭疏食，饮水，曲肱而枕之，乐亦在其中矣"（《论语·述而》）、"未若贫而乐"（《论语·学而》）。儒学中突出的"悦""乐"二字，体现了华夏传统的精神核心，那就是"乐感文化"，相比西方的"罪感文化"、日本的"耻感文化"具有很大的优越性，通过读书，引导人们去实现终生的成长快乐（李泽厚《论语今读》）。

笔者在带教的实践中，是以南怀瑾《原本大学微言》为引导的，通过这本书，上溯《易》《论语》《老》《庄》，再学《中庸》、诸子百家等，从而初步了解传统文化的概况，建立传统的思维方式。也只有这样，才能读懂《内经》等中医典籍，体悟书中微言大义，把读书作为一种享受，变"苦读"为"乐读"。

同时，通过读书可以培养正确的价值观，练就"知之为知之，不知为不知，是知也"的科学精神，成为品学兼优、人格完善的医者。

二、在临证中获得乐趣

不少年轻中医，他们的志趣被西医学的"便"与"利"所吸引，要想把他们从歧路上拉回来，只有靠中医药独特的"疗效"，从疗效中获得信心，培养志趣。在跟师临证中，对那些疑难久病，特别经西医诊治乏效的患者，带教者应认真对待，精心辨治，往往一个成功的病例可以改变一个人的观念，激励医者终生！

这就要求带教者在临证时，尤其要注重思想的传、帮、带。思想重于具体的方药，因为没有思想的指导，所谓经方、秘方很难用得灵验，更难举一反三。当学生把老师的方法带到他自己的临床上，并出现意外疗效时，必然会获得极大的乐趣与享受。

三、在总结研究中发现乐趣

带教过程中，需要经常写小结，更要在总结中磨炼写作能力。老师应注意从读书笔记、医案按语、临床实录等作业中发现学术亮点，特别是那些不被传统重视的，搞错了的，甚至是前人没有涉及的临床问题，这些点点滴滴都是亮点，亮点虽小，但很可能就是一个有意义的值得探讨的选题和研究方向，通过它或许可以写一篇论文、申报一个科研项目，甚至写一本书。在带领学生分析、诠释、质疑、论证的过程中，逐步提出立新、创新的观点。这种学术方向的形成，往往就是学生的热情和动力的起点，帮助学生在为攻克某一难题而努力中获得无与伦比的快乐。国际著名学术期刊《科学》主编布鲁斯·艾伯茨曾说，他在年轻时喜欢看爱因斯坦的介绍："科学研究是做自己喜欢的事，而且又可以拿到钱，真的很不错，实现了个人的价值和社会价值。"

四、在日常生活中享受乐趣

作为师父，在学习生活中应全方位地关心学生，构建平等、轻松、愉快的师徒关系。笔者认为，名义上是师徒，但生活与学术上应该是弟兄与朋友，"三人行，则必有我师，是故弟子不必不如师，师不必贤于弟子"（《师说》）。老师不能太过严肃，当今的青年中医，生活成本比较高，各方面压力大，我们时刻都要关心他们，帮助他们解除后顾之忧，使之愉快地、全身心地投入学习。

几十年后，当学生们真正感受到学中医所带来的快乐时，也就证明带教老师的任务完成得不错了！当然要实现这个目标很难，但我们可以努力去追求！

学而不思则罔

我的老师——上海著名学者匡调元教授常用孔子"学而不思则罔"(《论语·学政》)教导我,数十年来,将其作为座右铭,时时鞭策我的学习与工作。随着年龄的增长,逐渐有一些认识上的进步!"子曰:学而不思则罔,思而不学则殆。"这里只讲前一句,关键词是"思"字。"思曰容,言心之所虑,无不包也。"(《尚书·洪范》)现作"考虑""思索""想问题"解。"学"古作"教",仿效、学习。"罔"通"惘",迷惑也。这句话说的是,有的人只顾学习,但没有真正通过思考,没有变为自己的智慧,成不了实际的东西,也就"罔"然了。

伏尔泰也说过:"书读得越多而不假思索,你就会觉得你知道得很多;当你读书而思考得越多的时候,你就会越清楚地看到,你知道得还很少。"这就是在学术上的"半罐水响叮当"现象。

据我理解,每一个人的任何经历都是"学"的机会。因此,经历是人生最可贵的财富,"处处留心皆学问",只要认真思考,善于思考,任何经历,不论好坏,即使坐牢、流浪、乞讨,都可以从中获得宝贵的智慧,也不致虚度年华。孔子所说的"思",是把自己的"心"摆进去的"思"。我们以读中医经典《黄帝内经》为例,就有许多读法,粗读、泛读、精读、浏览,经典是需要反复精读的。

所谓精读，即一边阅读，一边思考，把自己的临床与研究摆进去，用"心"去思索、联想，进而从中悟出道理，受到启发，甚至发现问题与不足。当然，如果能从中产生对某一个问题的研究兴趣，那么，这学习也就不"罔"了！

早年我读《素问》运气诸篇时，感觉太深奥了，读不懂。后来我复读了"六元正纪大论"，其中有一个字引起我无限的思考，那就是"郁"字。在"郁极乃发，待时而作也"的论述之后，有"木郁达之，火郁发之，土郁夺之，金郁泄之，水郁折之"的治郁原则，张景岳又有一番发挥："天地有五运之郁，人身有五脏之应，郁则结聚不行，乃致当升不升，当降不降，当化不化，而郁病作矣。故或郁于气，或郁于血，或郁于表，或郁于里，或因郁而病，或因病而生郁。郁而太过者，宜裁之抑之；郁而不及者，宜培之助之。大抵诸病多有兼郁，此所以治有不同也。"（《类经》）对"郁"已解读得很清楚了，对照我的临床所见是惊人相似。"郁"之发病、表现、治法，数千年前就有记载了。但《内经》之后，对郁病的重视不够，气血痰湿、五脏六腑、春夏秋冬皆可生郁，不可囿于七情之伤，可以说是"久病皆郁"，而不仅是前人所说的"久病多瘀"。推而广之，《伤寒杂病论》与后世的扶阳诸法，用姜、桂、附温而通之，用"郁"之理亦可解。总之，"通天下一气耳"（《庄子·知北游》），万物皆源于气，气通则郁解。《素问》把郁病放在运气篇中来讲是有道理的，难怪现代医学有"抑郁症如精神感冒"之说。通过读《内经》引发的思索，激起了我对许多求新选题的兴趣，诚有取之不竭的感受。

古希腊哲学家柏拉图说过："人类的一切新发现、新发明，都是原有智慧的复苏。""原有智慧"是包括经典在内的一切前人所积累的智慧；"复苏"则是后人通过长时间多种知识的学习与探索，厚积而薄发，达到产生直觉领悟的一种思想升华！有了思想与观念，才能正确指导其探索与实践。

上世纪，我国出了一个针刀医学创始人——朱汉章。他在学习中西医理论的基础上，加上自己的智慧，创建了一种新兴的医学理论体系。他自己总结说："针刀医学的产生是有其哲学基础的，具有深刻的历史背景和思想文化根源，它的产生是历史的必然。当然，偶然是必然的表现形式和补充……针刀作为灵感突现在我的从医过程中（这就是学！——笔者），可以说是东西方的医学理论和实践长期碰撞交融，修成一粒金丹、一颗舍利子，突然进入我的意识中，我坚决地抓住了它，小心谨慎地养护它，为它筑起一个祭坛，修建一个庙宇来供奉它（这就是思的积累！——笔者），让它的光芒普照大地。"（《协和博士论坛·医家谈医道》）

这是一个典型的学与思的成功例证，没有他长期的理论学习和临床实践的积累，同时没有他执著的思考与追求，都不可能出现灵感。即使有某种灵感，也可能抓不住、养不活，这就是成功的道理——观念先行，学作基础，其中尤其强调"思"的决定性作用。

可以想见，在小针刀起步之日，朱汉章在临床上发现中西医都不能解决的一些疑难问题时，激起了探索新路的理念，发明了小针刀，虽然方法不够完善，效果也并不理想，适宜病种有限，但就是这种理念支撑他不断学习与积累，并在这个长期过程中思考问题、解决问题。尽管直到今天，针刀医学还是一门年轻的医学新学科，还需要不断地探索和研究、完善与提高，但有关针刀医学的观念与思想，永远都是其前进的方向与动力！

梁漱溟先生曾说："在学问上，结论并不很重要，犹数学上算式列对，得数并不很重要一样。"其重要的是那个道理。一个医生一辈子要看数以万计的患者，整天忙着看病、开处方，有的治好了，有的没治好，甚至有的因失误被治死了，晚上还回家读书、看杂志、上网查文献，这些都是学习的经历、过程与成效，是做学问必不可少的。但学问最重要的还是从这些实践中去思考，用你的智慧去发现道理与规律，尤其是前人未发现的问题，并把这些思想用到实践中去反复检验，不断地修正、淘汰，直至被确认或否认。有些医者平素学习勤奋，读了不少书，经治的患者也不少，但疗效平平，学术上很少有独特见解，一辈子找不到一个合适的课题来研究，这就是探索思考的精神不够所致。

在学与思的全部过程中，思想是重要的，至于这思想所能产生的效益与结果及其正确与错误并不十分重要。如果没有这后面之思，学习等于白学，最多挣了些养家糊口的钱财！没有为后世留下可以供探索的学问，也就没有前面所讲的朱汉章的"针刀医学"了。

以这种方法去学习中医学，那该是一种什么效果呢？

医家当以"诚"为本

《千金要方》中有一篇著名的"大医精诚",对后世医药界产生了巨大影响,至今仍值得推荐。"精"与"诚"是学医与行医者必须练就的功夫与品格,高尚的道德和精湛的医术缺一不可。据笔者多年来的体会,"精诚"之事,尤其是以诚为"最",因为没有"诚"何来"精"呢?

孙思邈在写"大医精诚"时,自己是身体力行的,在行医活动中处处体现出以"诚"为本的精神。他在"狂犬病"一节中,真诚坦白自己在行医过程中的失误与内疚的心情,说"吾初学医,未以为业,有人遭此,将已见问,吾了不知报答,以是经吾手而死者不一"。在治"麻风"中也有"予尝手疗六百余人,差者十分有一"的记述。疾病是复杂的,医疗失误是难免的事,但古往今来,有多少医者愿意承认而露丑呢?孙氏这种诚恳的态度值得学习。

每一个学医者,首先应有一颗虚心好学的诚心,对前人留下的经典医籍,必须诚心诚意地研读、领悟,到了学成行医的时候,更应该以热诚之心对待患者,摒弃一切邪念,不遗余力地为患者解难。对于医疗中的得失当实事求是,正确评价,勇于承担责任,并具改过之诚。如果没有这种诚心的职业态度,不可能达到技术"精湛"的水平,当然也成不了大医。

我国儒学就十分注重"诚"的人格塑造,诚就是真,真实无妄。孟子说："天道思诚。"大自然只有真实无妄，才能化生万物；人道也应思诚，人只有真诚才能够团结刻苦，成就事业。人品之诚，中国古代非常重视。荀子说："君子养心，莫善乎诚。"养心，即修养自己的身心。在《大学》中有个著名的人学公式，是说一个人一生要想成就事业，须经过"格物、致知、诚意、正心、修身、齐家、治国、平天下"，其中"诚意"是一个最重要的环节。"诚"，大及社稷，小到人事，每一个角落都是应该坚守的道德底线。而医者操关天之人命，更应努力去遵守。《中庸》说："诚者，天之道也；诚之者，人之道也。诚者，不勉而中，不思而得，从容中道，圣人也。诚之者，择善而固执之者也。"又说："诚者自成也，而道自道也，诚者物之始终，不诚无物。是故君子诚之为贵，诚者非自成己而已也，所成物也。成己，仁也；成物，知也。性之德也，合外内之道也，故时措之宜也。"（《四书章句集注》）我们老祖宗说的"诚"是天下自然之事，不必刻意去追求，不是高深莫测的事，是人们树德修业的必由之路。到了宋代，对"诚"的解释，更能切合学问之道，说"进学不诚则学杂，处事不诚则事败，自谋不诚则欺心而弃己，与人不诚则丧德而增怨。"学中医，如果心不诚，三心二意，不虔诚，不相信，或者"这山望着那山高"，必然"进学不诚则学杂"，达不到精而又专的效果。

及至悬壶行医，这"诚"字更为重要。患者求医，乃委付性命，其心最切，倘医者不诚，很难得到病家的信任，有些隐曲的病情则不愿或不便倾诉。医者得不到真实可靠的病史资料，或匆匆应付，患者也不愿再次复诊，甚至有些医者德行败坏，有意在行医过程中花言巧语骗诈钱财等诸事不一而足，对于这些"医者"，连做起码的医生都不够资格，又怎么企望其技术精湛呢？故，学医者当首先在诚字上狠下功夫。

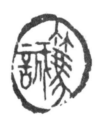

笃　诚

学学庄子"鞭其后"

《庄子·达生第十九》云："善养生者，若牧羊然，视其后者而鞭之。"说的是，人们追求养生防病，正像放羊一样，一个劲地往前赶，这是牧羊人的目的所在，但要达到赶羊前进的目的，是鞭打走在前面的羊好呢，还是鞭打后面的羊呢？生活中的赶羊人只打落后的那几只羊，因为领头羊已经朝着目的地奔去，不必打，只要后面的羊跟上就能实现牧羊人的计划。庄子通过这个譬喻所要阐明的道理，现代已演绎为"木桶原理"。木桶由若干木块镶围而成，其中有一块木板不够长，较其他木板短了一截，如果想让木桶装更多的水，我们该怎么办呢？很明显，只需将那一块最短的木板加长即可，这种"视其短而加之"的方法，用在生活与医疗上都是很有道理的。

首先，养生者不能过于偏激。举饮食养生为例，人们都知道红薯对人体的健康有益，既能养阴、美容、防癌，又能降血脂，预防血管硬化，但过度追求这种有益的一方面，天天吃，顿顿吃，忽视了红薯的不利之处，可能会导致滞气腹胀的危害，等于只见到头羊在前进，而忽视了落后的那几只羊，反而再次鞭打头羊，造成整体羊群离散亡失之祸。有的养生者，每天从早到晚不离"养生"二字，吃饭都要追求不多不少，这是一种精神强迫症的病态表现，违背了养生的真谛。

其次，养生必须重视精神与形体相结合。应该根据个人的具体情况，针对自己养生方面比较薄弱的环节，采取补救的方法。例如，一位白领，人际关系很好，成绩不菲，有吃有穿，家庭和睦，但就是整天坐在办公室，全封闭空调房，出门就坐车……很显然，此人在养生方面落后不足之处在于缺乏运动，此时的养生，不应该是再补充更多营养，而应"鞭"其"不动"的懒毛病，坚持参加游泳、走路、爬山、打球等，就能使其健康长寿。

第三，也是最重要的一点，对于养生、防病与治病，必须特别重视禁忌与不宜，不能单方面追求"宜"。在我们的日常生活中，人们习惯性地追求"宜"，商家宣传"固元膏""蛋白粉"吃了如何好，"六味地黄丸"补肾好得很，从来就不说有啥不宜的地方。因为有关禁忌、慎用这些注意事项，是不被人关注的"落后"部分，在社会上"急功近利"的思想影响下，对禁忌、不宜，药厂更不愿花钱去研究，也不乐意告知其禁忌，以致许多医疗事故与药物安全问题成了影响健康的重要因素，如果我们能学学庄子"视其后而鞭之"，着眼点放在"不能那样做"的禁忌问题上，排除禁忌的种种因素，剩下的都是宜，人们则可以放心去做、去吃，人类的健康因此得到安全的保障，何乐而不为呢？

再读《庄子·养生主》

因为中医与道家的渊源甚深，笔者常读《老》《庄》之书。近年有关《老》《庄》的注解、发挥之书出版不少，读后对道家思想的理解也有所进步！

今再读《庄子·养生主》，别有一番领悟。

"养生主"是啥意思？过去许多注家解释为"养生的主旨"或"养生的要领"，其实，远没有懂得庄子原意。近读流沙河先生《庄子闲吹》一书，颇受启发。

流沙河先生说这"养生主"三字，不是"养生"，而是要保养"生主"。这里关键是这个"主"字，这是古代的象形文字，为一具清油灯盏（如右图），主字上面一点是灯火，上一横笔是盛油之盘碗，下一横笔是灯之座盘，中间那横笔是一只手握住灯之柄。庄子原意应为养好生命之火种，保养你的精神。

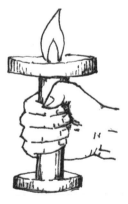

庄子认为，人生苦短，终有亡灭之日，但人的学问与精神是可传承下去的，你应该用你的生命之火去点燃后来者之火。这种火，可以是德行，可以是思想，也可以是知识、经验与教训……哪怕你早已不在世了，但你的事业之火种永远燃烧在其他后人的生命体里。

如此解读"养生主",境界与意蕴大不一样。

首先,是传承的意义。庄子说:"以有涯随无涯,殆已。"我们以有限的生命去追求无限的知识,实际上是办不到的,也是累死不讨好的危险之举。以学中医为例,我们经过十多年寒窗,真正的工作时间只有 40～50 年,等到对中医有所了解时,已到了退休年龄,中医学那汗牛充栋的典籍,我们未读完,也少有记诵,临床大有"书到用时方恨少"之感,满脑子的经验、教训、质疑与顿悟,短时间很难得到解答与印证。该如何办呢?传承就是一个最好的解决办法。

说实在的,行医、学医过程中的那些零散想法是很宝贵的,这是中医事业的生命之火,也是我们肉体之外的精神之火,应该自觉地传承下去。早有门徒做这一工作最好,这也是延续生命的一种方式。有的人思想保守,秘而不传,最终把那一点点经验带进棺材,除了愚昧可笑之外,也是对事业的不负责任!

其次,鞭策我们的价值取向。人有形体,也必须有精神,二者缺一不可。一个健康人,除躯体无恙之外,还要心理正常,才能成为真正的健康人。人生一世,吃饭穿衣、买车、住房、挣钱都是不可少的,这是看得见摸得着的有形之物,称"形而下者,谓之器"。除此之外,一个人的精神境界、理想抱负、人格修养、价值取向等是看不见的,无形的,称"形而上者,谓之道"。如果只图吃喝玩乐,除了"钱"什么都没有,没有亲友关爱,没有家庭温暖,没有人际关系,没有文化享受,更没有学业与事业的追求,这种人于社会无益,自己也不会有幸福感!庄子所说的值得养护的"生主",就是形而上的精神文化层面上的灵魂之

老医真言

火，不应该仅仅为那些"生不带来，死不带去"的物质而瞎忙！

当下，在社会高度发达的物质生活与相对沉闷的精神世界的影响下，一些年轻中医被西医学的"利"与"便"所惑，其正确的价值观受到很大冲击，早把人生的精神追求抛到了九霄云外，如不早有警惕，必将沦为穷得只有钱的"精神乞丐"。

第三，提高"自知者明"的水平。"知人易，自知难"。不少人常把"指责""抱怨"之语挂在嘴边，似乎他自己完美无缺，这种认识水平对社会和事业的危害很大。庄子说的"养生主"是告诫人们时时刻刻注意给生命之火添加油与芯，通过自己的德行功绩或事业成果的传承，为人类进步添加动力。要达到这种效果，不靠天，不靠地，全靠自己的努力。每一个人到地球上存活几十年，干了多少坏事，做了多少好事，只有历史才能做出公正的评判，不少人"其自视也，亦若此矣"（《庄子·逍遥游》）。自己封名，八方标榜，各种评选处处有他，一时间大家、名医、大师、院士据为己有，但很少坐下来干点实事。这种人早忘了给自己生命之火加油添芯了，到头来，那些虚名与头衔都如一阵烟云散去，对人生火种的延续起不到一丁点作用。

第四，那就是"养生"的意义，与目前大行其道的所谓"养生"，就是如何保养身体不是一回事。近年来，全国各地有一种"养生"热，到了疯狂的地步！一些商家也趁火打劫，养生保健品铺天盖地，全国都在传，也都在吃。其实一本《庄子》中没有一个字、一句话是要教我们吃保健品，也没有刻意地鼓吹"练瑜伽""打乒乓""爬山"等锻炼身体的。庄子很穷，根本没条件去买"蛋白粉""固元

读书明理

膏"吃。因此，他不主张有意的"养身体"，而是"养生主"。养好你的生命之灯靠什么呢？靠"道法自然"，自然而然，不过度讲究"保健"就是保健，天天念念不忘"养生""保健"的人，实际上已生病了。如有的人太注意保健了，吃饭必须称过几斤几两；每天吃一个蛋，还不敢吃蛋黄；听说"阿胶"补血，天天吃，弄得腹胀腹泻……这就生了"保健病"，反而导致不健康了。

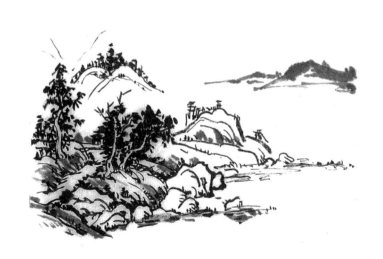

老师不可成"老板"

——再读《师说》

"古之学者必有师。师者，所以传道、授业、解惑也。"韩愈当年把老师的作用写得清楚而深刻。不仅古之学者必有师，是社会最尊重的"先生""圣人"，如孔子被尊为"至圣先师"。今天的学者更应有师，如学校的老师、研究生的导师、评选之大师，以及在中医学术传承中师带徒的师傅（师父），他们都有"师"之名分，应该是一个传道、授业与解惑者。授业与解惑是知识教育与技能帮授，而传道之道是人文精神之道，有更高层次的要求，"传道才更是师之真职分。韩愈所争的是道在孔子，不在释迦、老子。释迦、老子道其所道，非吾所谓道。道不在，因此亦不得为人师"（引自钱穆《中国历史精神》）。师在社会上是一个至高无上的职业，各种师概可称之曰"老师"。师加一个"老"，其年龄比学生长，其阅历比学生多，多有"老练""人书俱老"之说法。导师，则是师加一个"导"，有指导、领导之意。师傅（师父）这是对师的崇敬，"一日为师，终身为父"，师道尊严到了如此地步。

韩愈这篇著名的《师说》，虽然也正面论及老师的作用，以及从师的道理和重要性，但重点是批判当时流行于士大夫阶层中的耻于从师的不良风气。近年来，"耻于从师"之风不烈，绝大多数求学者唯恐老师不悦，对老师是恭敬的。因此，本文重点谈及的是一些不够称职的老师。

不知从何时开始，不少硕士研究生、博士研究生把他们的带教老师称为"老板"，并常挂在嘴边。据笔者所知，这种调侃讽刺式称呼，切准当今学界之弊，应该引起当今为师者的警惕与深思。

看看，北大研究生杨恒明的一封"退学声明"，抵制"苦力科技"引起轩然大波。这当中的责任人是老师，而不是学生，当然与体制有关。

大学整体趋利化，科研项目的经济收益，导师的吸金能力，甚至如何更多更快地赚钱，越来越成为大学科研机构甚至研究生导师们追逐的目标。对于"苦力科研"这一大学科研趋利化所结出的这枚"苦果"，显然不能全让学生以退学的方式来"吞食"。（据2013年2月《广州日报》吴江）

老师改称"老板"，虽只改了一个字，但说明其已经不成其为传道授业解惑之师了。何谓"老板"呢？据《辞海》之释，是指商店工厂的所有者，或佃农称地主、雇工称雇主为"老板"。老师与学生之间的关系成了"老板"与"帮工"的关系。首先"老板"没有责任传道，也没那本事解惑。此外，老板绝对财大气粗，对于授是忌讳的，生意不能交给帮工，一旦"授业"，他的"工厂"就变成别人的了。其次，老师成了老板、厂长、董事长、总经理，就完全没有那种"教学相长，共同提高"的师生关系，"三人行，则必有我师。是故弟子不必不如师，师不必贤于弟子"。帮工掌握了工厂的大权，比老板、厂长挣钱多，这就翻天了，是绝对不行的。

再看当今有一些老师、导师或师傅，那种师道尊严，道貌岸然，老子天下第一的作派，其行政上可能是校长、院长、所长、局长，职称可能是教授、研究员或主任医师，头衔更是一大把，如院士、名医、博导、会长、委员、评审专家、带头人、高端人才……不一而足，科研项目在他名下成堆，什么基金、课题、重点学科，科研经费每年成倍增长……真可谓有权、有钱、有势、有地位，乃成功人士，但因为工作忙，应酬多，他哪有时间坐下来读书学习、思考问题呢？他那些项目靠谁做呢？还好，招收研究生，硕士、博士、徒弟们正是他们雇佣有知识、有体力的廉价帮工的借口，学生们成天忙着查资料、做课题、写标书、做实验、著文章，几年下来，导师的题做完了，学生们也顺利过关毕业了！难怪学生们称这种老师为"老板"，真的是恰如其分，名至实归。这样的学生毕业后，学位得了一个，但自己没有研究方向，也没有项目课题，不会看病，也不会手术，更无创新研究的思想，求生就业的本钱都比其他同学少了一大截，可谓"一穷二白"的苦力研究者。

据说，旧时拜师学中医（学其他手艺者也类此）的头三年是帮老师家里劈柴、煮饭、担水、带小孩，继而才是指定书名、读书、背书，然后是抄方、抓药、切药、炮制药。这固然是考察德行，磨炼品性的必行之路，但有的老师保守，怕学生把手艺学到了，自己会饿饭，"教会学生，饿死师傅"，遇有关键性的学习机会时，还会有意拒绝学生观看，要想学点真本领还得偷着学，这种恶习也把老师当作"老板"了。

按韩愈《师说》的原意，今天的师带徒老师，关键要在带临床、读经典、做科研、写文章的活动中"传道"，传授思想重于传授技术与方药，"授人以鱼，不如授之以渔"；

其次是"授业"，即指导学生尽早选准一个切合实际的学术切入点，也就是选题。众所周知，在创新科研工作中，选题是最有价值也是最难的一件事。孔子云："三十而立"，"立"什么？立人生之选题，选题比学术更具体一点。按一般规律，大学毕业后，读硕士阶段，导师的重点应该是根据学生的各方面特点，帮助选准方向，并反复论证，确定今后长期的选题。如果所选之题有价值有前途，需要经过徒子徒孙传承研究下去，那是导师带徒的最大成就，在几代人的努力下也必然会有大成果，尽管那时第一任老师或已不在人世了。这就是《师说》传道授业的本意。

师生之间，学生相对弱势，老师的经历，懂得哪一个选题有临床意义，有研究价值，且尚没有人研究，或较少有人关注，抑或有人研究但尚不深入。在这个过程中，最好是老师已选定的课题，需要学生在老师的基础上深入，如果刚好学生也具备这方面的兴趣和才能，那当是如鱼得水的最佳"授业"。

倘若学生们通过硕士、博士，甚至博士后，都仍然没有一个固定的选题，年龄已近"不惑之年"，那则是人生之一大悲哀，这其中导师要负主要责任！因为学生跟师，学习的效果如何，关键要看学生的进步，以及学生的学术发展与成就。

作为一个科技工作者，选定了一个题，就有了奋斗的目标，也有了梦想、希望与干劲，读书学习才能克服泛滥之弊。当然这个题当是正确的才行，选错了也怕一事无成，累死不讨好。人生苦短，三十岁定题，四十岁开始出成果。五十岁以后则是另一代人带徒、传道的时候。当然，中医这行业，成才相对较晚，推迟五年、十年可也。不能再翻

"越老越吃香"的黄历。

因此，笔者以为，如果你已是或将成为一个老师，"传道""授业""解惑"很重要，切不可成为"老板"，或以"老板"自居。因为，那样误人子弟，害了学生一辈子，也误了中医事业！我这是老实话，我们共勉吧！

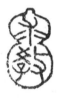

求　教

一味继承则涉嫌抄袭

随着文化回归热潮，中医界也广泛开展大规模的读经典等一系列继承活动，这是一种被历史的经验证明了的有效途径。因为古今著名医家无不是在博览古籍，继承前人经验的基础上成为一代宗师的。中医与其他学科一样，虽已步入新世纪，但中医的发展与生存仍然离不开继承，而继承的第一步，必须是熟读经典，打好基础。

最近，笔者有幸参加了一个"学经典读书报告会"，发言者都是一些高级中医人才培养对象，两天的会议着实让我再次进入经典殿堂，享受到了读经典的愉快。在对今天的青年中医十分羡慕的同时，对会上所见到和听到的读经方法与效果又有几分担忧。如今政府投入不少，民众关切备至，中医中药事业如日中天，若干年后，如果仍见不到突破性的进展，那将愧对社会。作为一个中医人，我想把心中的忧虑说出来，供同道讨论，但愿这些只是"杞人忧天"吧。

当今的所谓继承，依愚所见，有两种情况值得注意：一是继承不力，在继承口号下开小差；二是求新不够，读书继承中少有自己的见解。因为继承的目的是求新，并在求新中立新、出新、创新，如此才能获得学科的发展。换句话说，继承中没有自己的新认识，实际上这不是有效的继承。

著名画家吴冠中曾说："如何看待传统？一味摹古是不是好？古代的东西留传至今当然好，但是都过去了。早期临摹是有助于学习，但是一直拘泥于临摹就不对了，创造性在哪里？学得不好反而害人。现在有种风气就是回到传统，而反复强调古代传统。爷爷的东西是好，不能老靠着爷爷的东西过日子，儿子不必像老子。"（引自 2010 年 7 月 16 日《艺术生活快报》）当然，这些话是对书法与美术说的，对照一下，中医学有没有这些问题，笔者以为有较大借鉴意义。

学中医之读经典古籍，如同画家摹古画、书家临碑帖一样，是一条成才的必由之路，毋庸置疑。但应注意师古而不泥，只谈继承，一味过度地继承，在读书中做看客，不动脑筋，"学而不思则罔"（《论语》），"有心之人，看无字之书也练达；无心之人，读有字之书亦茫然"（唐由之格言）。古人的经验有些是正确的，对我们有正面的启发意义，但其中也有不足甚至是错误的地方，这就需要读书者大胆地去完善，勇敢地去纠正，这才是继承中的最大收获。

中医古籍浩如烟海，令很多人陶醉与骄傲，对于古人的遗产可以随意引用，没人干涉，也不会发生知识产权的纠纷。但是，你必须清楚，文献毕竟是别人的，如果没有你自己的看法，原封不动地搬到你的文章里来，虽然没有人告你的状，但实际上也是抄袭。"不能自出心裁，每多抄袭"（《红楼梦·第八十四回》）值得我们警惕。一定不能躺在继承的温床上悠然自得，因为任何学科都必须发展才能生存。须知"凡治学，毋走常蹊，必须觅前人穷绝之境而攀登之。"（沈曾植）"治学必须另辟蹊径，一探古人未至之境，或少至之境。倘亦步亦趋，循旧轨辙，功效实稀。"

（沈寐叟）如果在继承工作中，我们把经典与传统敬重到极致，前人说的成了至高无上的标准，不敢越雷池一步，更不敢提"创新"二字，这个学科也就完了。

有的人片面强调在基层临床，无条件谈创新。其实，临床研究并不见得一定要多高深，也不一定非得有实验室。在中医学发展的历史上，张仲景、李东垣、张景岳、吴鞠通和近代的张锡纯，他们没有动物实验，仅有读书继承与临证实践的条件，与现代基层的条件也差不多，他们的成功，你能说不是创新吗？关键在于要发现经典与临床上亟待解决的问题，以正确的方法去大胆求证，反复验证，并上升为理论，再回馈临床，以实现中医学的发展。

有道是：出新意于继承当中，读经典求字句之外！如此，也许效果好得多。

再说"业精于勤，荒于嬉"

三十多年前，湖南中医李聪甫曾以"业精于勤，荒于嬉"为题，介绍他的中医历程，发表于《名老中医之路》第一辑，我读后受益匪浅。而今再以此为题，尚能有新意否？

韩愈在《进学解》中说："业精于勤，荒于嬉；行成于思，毁于随。""业"指学业，"勤"即勤奋，"嬉"乃嬉戏。《史记·卷二十五·律书第三》有"游敖嬉戏如小儿状"之语，小儿为不懂事、不干事，只知玩耍之天性，如是成年人还以"玩耍"为主，就成问题了。韩愈也不是要人们拼命去工作与学习，而是主张把事业放在重要的位置，休息、娱乐是为了更好地工作。

比尔·盖茨曾寄语青年一代说："电视中的许多场景绝不是真实的生活。在现实生活中，人们必须埋头做自己的工作，而非像电视里演的那样天天泡在咖啡馆里。"（引自墨西哥《成绩》周刊，2004年6月6日）

近些年，生活中的嬉戏更多了，如玩麻将、玩猫、玩狗、玩手机，这是物质生活丰裕的表现。其中电脑游戏是常见的"嬉"，那种诱惑使人潜在成"瘾"而不能自拔。我们周围有许多人沉迷于此而荒废学业，有些人儿时因为玩日本人做的游戏，不愿上学，而今年近四十，仍闲玩在家，成为"啃老"者。这种现象不是个别，余以为这是文化侵略的恶果。

古人有言，"敏于事而慎于言"（《论语·学而》）是要我们多干实事，少说废话。事业是"干"出来的，不是玩出来的，民族的振兴，国力的强盛，也不是一味"嬉戏"能成的。

这几天，正是日本在"钓鱼岛"胡闹的日子，国人，尤其是青年同胞，一片"打"声，我也憋着一腔怒火。但冷静下来，"打"要拿我们的优势去打，不能只靠"人多力量大"！有本事把国防力量搞上去，钓鱼岛问题还会有吗？

建议大家与日本人比"敬业"，与德国人比"严谨"，与美国人比"爱才"……再加上我们每个人的"精"与"勤"，不相信国力不会大振！

近日，央视《新闻联播》介绍林俊德（核物理科学家）的事迹，他75岁，患胆管癌晚期，深知时日不多了，为把一生的研究思想传授给学生，他毅然决定不接受化疗，不愿意休息。他说："我没有时间去做那些治疗。"在弥留之际，还坐在电脑前写文章，去世前10小时，虽然插着氧气管，还戴上了面罩，头颈已无力支撑，仍由几个护士架着，移动鼠标，保存资料。当护士劝他躺下休息时，他说："不行，躺下就起不来了，赶快写！"如此争分夺秒地工作，这就是"勤"，不光是"精于勤"，更是"乐于勤"，其精神是在平凡中见伟大。不少整天嬉戏、刻意找快乐的人，不一定有他快乐，因他直至生命终结都有"事业"之寄托。孔子曰"学而时习之，不亦说乎"，此之谓也。

我们的祖先，上到天子百官，下至庶民百姓，都主张辛勤工作，强调勤劳对于培养积极向上之情操，乃至维护国家的长治久安都有着重大意义。如《国语·鲁语下》有一节敬姜夫人教导后人的言论:"昔圣王之处民也,择瘠土而处之,劳其民而用之,故长王天下。夫民劳则思,思则善心生;逸则淫(怠惰、放荡),淫则忘善,忘善则恶心生。沃土之民不材,淫也;瘠土之民莫不向义,劳也。"欧阳修也有"忧劳可以兴国,逸豫可以亡身"的告诫。

可见,太过追求舒适、安逸与嬉戏,于社会、心身健康和事业都不一定是好事!我不敢断定,如今的欧债危机是否与"过逸"相关,但我相信,一切有益于人类的事业,必须建立在精勤的基础上。

上面说了那么多,主要还是想说明中医学如何学,如何行医,又如何发展的问题。余以为,中医问题亦然。当今,全社会都寄希望于中医,临床上我们看见患者排着长长的队去看中医、开中药;国家投入也不少,什么优势病种、重点专科、国家课题……越是在这个被人关注的时刻,越需要我们冷静。民众的信任,当化为我等之责任,不可沾沾自喜,得意忘形,应想想今天看的每一个患者您都认真了吗?对于中医(或你做的那学科)的某些问题弄懂了多少?您所负责的那个课题与问题老老实实地去做了吗?这诸多问题,都需要我们每一个人从不同的点上去认真读书、精勤"攻克"。电脑轻松,但必须加上人脑之思想才行,在这些实干的过程中,来不得半点嬉戏,因为日后是要问"成果"的!

值得警惕的还是文章标题那句话:"业精于勤,荒于嬉"。

谈谈中医人的读书问题

多少年来，人们都崇尚读书，古有："富家不用买良田，书中自有千钟粟；安居不用架高堂，书中自有黄金屋；出门莫恨无人随，书中车马多如簇；娶妻莫恨无良媒，书中自有颜如玉；男儿欲遂平生志，六经勤向窗前读。"其影响深远。书，在人生中不可或缺，这是有所共识的。

在时间就是金钱的现实生活中，我们身不由己地为物欲名利而浮躁。物质是丰富了，但心灵始终是空虚的、干涸的。心灵空虚了，自然难有幸福可言。《史记·太史公自序》指出："神者，生之本也；形者，生之具也。""形神骚动，欲与天地长久，非所闻也。"

对于每一个人，心灵都需要滋养和充实，最好的营养应该是书籍，而不是物欲。法国作家雨果说："人类所需要的，是富有启发性的养料，而阅读则正是这种养料。"

要想走好中医路，必须读书；要想成为好医生或是明（名）医，尤其必须用心读书。从古到今，凡有成就的明医，尽管他们的成长道路不同，或家学，或师承，或自学，但都认真读过医书。徐灵胎在《慎斋刍言》中说："一切道术，必有本源。未有目不睹汉唐以前之书，徒记时尚之药数种而可为医者。"《医宗金鉴·凡例》中也说："医者，书不熟则理不明，理不明则识不精。临证游移，漫无定见，药证不合，难以奏效。"明代刘纯在《杂病治例》中说：

"每日勤读医书，手不释卷，倘有良友，常宜请益。盖学海无尽，此乃务本之计。"清代宁松生《书林选青》也指出："不读书穷理，则所见不广，认证不真；不临证看病，则阅历不到，运用不熟。"

此外，《灵枢经·叙》说："夫为医者，在读医书耳，读而不能为医者有矣，未有不读而能为医者也。"叶天士告诫说："医可为而不可为，必天资敏悟，读万卷书，而后可以济世。不然，鲜有不杀人者，是以药饵为刀刃也。"

因此，不读书是无法传承中医学的，更谈不上创新与发展了。

随着时代的发展，有调查显示，今天读书的人在逐渐减少，临床医生用心读书的人不多，尤其读中医历代典籍的人更少。有的人辩解说："上网多方便，还读书？"这种为不读书找理由者早年就有，如在《医医病书·不读古书论》说："今人不读古书，安于小就，得少便足，囿于见闻，爱简便，畏繁重，喜浅近，惧深奥，大病也。"在学校为了应付考试，被迫读书；为了装饰门面，假装读书；实用主义，像蜻蜓点水样的读书者，触目皆是。至于为了事业、为做学问之需读书者不多，把读书当作自己生活之需，作为一种乐趣者则少之又少！孔子曰："学而时习之，不亦说乎！"真正能够达到享受读书者，是最高境界，效果肯定最好！也是本文要说的，用心去读书！

针对目前中医界的有些年轻人，只知银翘散，而未通读《温病条辨》，临床上用过镇肝息风汤，但从来就没有读过《医学衷中参西录》，很难让人相信他们能学好中医。经验证明，我们在学习中医的道路上，第一步就是要求读书，而且必须通读原著。

读什么书？如何读书？这是很重要的问题。

一、读哪些书？

"凡读书须识货，方不用错功夫，如《四书》《五经》《性理》《纲目》，此所当终身诵读者也，水利农政天文兵法诸书，亦要一一寻究，得其要领。其于子史百家，不过观其大意而已，如欲一一记诵，便是玩物丧志。"（明·陆桴亭《思辨录》）书是读不完的。当今书刊、网络资源太多，不可让书控制你，而要争取你控制书，否则，可能被书压扁，而不能学到知识与智慧，所以读书必须有所选择。

不要被无味之书占了你的时间，耗了你宝贵的生命。因为这本书如果占用了你三天时间，这三天永远不能回来了。

读最需要读的书，最好从师长、同道处去打听。发现有适合于你的书，千方百计去找来读。

读自己能读下去的书，实在读不下去，不要勉强。

中医要按各家师承关系去选书读，更能事半功倍！

"抓住一个问题终生不放"（季羡林语），按自己的方向与选题去选择书。

以中医临床为主应该读如下之书：

五大经典：《内经》《伤寒》《金匮》《本经》《温病条辨》等书应反复精读，重要章节应背诵。

选读：《医学入门》及《医宗金鉴》之"删补名医方论""杂病心法""妇科心法"，以及《医学衷中参西录》《脾胃论》《傅青主女科》《景岳全书》《医门法律》等。

记诵：《长沙方歌括》《金匮方歌括》。陈修园方歌编得好，且有剂量，这是现代方歌不可比拟的。

翻阅：《名医类案》《续名医类案》《临证指南医案》。

温习：《易经》《论语》《大学》《老子》《庄子》，以及部分佛学经典。

读"无用"之书，包括小说、野史。台湾作家张大春说："不要抱着即学即用的心态，比如怎样挣钱、赢得地位、掌握权力，等等。"

二、如何读书？

朱熹认为读书应该"循序而渐进，熟读而精思"（《读书三要》）。又说"读书有三到，谓心到、眼到、口到"（《训学斋规》）。我看还应加"手到"才全面。

这里有一个重要方法是"用心"，如何才能"用心"？王夫之指出："才以用而日生，思以引而不竭。"（《周易外传·卷四》）所以首先是"实用"，读书的目的是为了临床"实用"、科研选题"实用"、人格修炼"实用"及生活保健"实用"。其次，边读边想，把自己的职业摆进去，并记下你随时的思想火花，即将自己的按语写在书中空隙处。第三，先读序、叙、前言、后记，以及有关导读。对于一些全书，或医学以外的参考书，不需要像经典一样去常读，这种书多是翻阅、查阅之用。我的经验是把厚书变薄书，方法是在书之封二、封三空白处，记录要点与页码，可以供日后再读或需要时查找，当然也可以在书眉处记录自己的思维与启发点。第四，抓住书中某一观点，按图索骥，穷追到底。

三、读书的博与约

我认为，大家读的书还是颇多的，因此这里不重点谈

"博"，只谈"约"。一个人一生的学问，"约"是一件不容易的事。《黄帝内经》是一部百科全书，大而博，我们如何去"约"呢？约就是"专精"。"台湾"中央研究院院士余英时学贯中西，他说："专精是指对古代经典之作必须下基础功夫。古代经典很多，今天已不能人人尽读。因为我们的知识范围扩大了无数倍，无法集中在几部经、史上面。但我们若有志于中国学问，还是要选几部经典，反复阅读。不但中国传统如此，西方现代的人文研究还是如此。"

精读的书给我们建立了做学问的基地，有了基地，我们才能扩展，这就是博览了。博览必须要有重点，不是漫无目的地乱翻，我们必须配合自己的专业去逐步扩大知识范围。这里需要训练自己的判断能力，哪些学科和自己的专业相关？在相关各科之中，又怎样建立一个循序发展的计划？各相关学科之中又有哪些是属于"必读"的？因为即便是博览之书，也还是要择其精者，并有系统地览读，至少要一字不漏地细读一遍。稍稍熟悉之后，才能"快读""跳读"。

我希望有志于读古书的青年朋友，尽量先从中国的传统中求了解，不要急于用西方的观念作新解。中西汇通是成学之后，有了把握才能尝试之事。

我可以负责任地说一句：20世纪以来，中国学人有关中国学术的著作，其最有价值的都是最少以西方观念作比附的。因为，文化没有先进与落后，中华文明历经五千年，中医学至少也有两千多年，存在就是道理。

"好学深思，心知其意"，是每一个真正读书人所必须力求达到的最高境界。读书的第一要义是尽量求得客观的认识，不是为了炫耀自己的"创造力"，能"发前人之未发"。

我绝不是要提倡任何狭隘的"中国本土"观点，盲目排外和崇外都是不正常的心态。只有"温故"才能"知新"，只有"推陈"才能"出新"；"旧书不厌百回读，熟读深思子自知"，这是颠扑不破的关于读书的道理。

四、常读案头书

案头书是指放在床头、案边、诊室内或者随身携带，可以随时翻读的书。

建议把《中医临床必读名著30种》中列出的，与你的专业有关的书放于案头，然后再按书中的介绍去读。在这本书里还有概述、作者简介、内容概要、背景回顾、传承导读、必读理由、前贤点评、延伸阅读等，可在短时间内了解此书的相关特点。

平时在包中放上一本书，睡前、诊余、等车有空时翻一翻、记一记，日积月累，必有好处。

五、在讨论中读书

邀约 5~7 个同好者一起漫谈、讨论或闲吹，无所顾忌地谈读书体会，老、中、青，师、徒、兄弟等都可以，无年龄与地位的差异，只要是读书之同好即可！其好处在于：

1. 相互通报近时读书收获、体会！互通有无！互相启发！

2. 提出自己的"假说""胡说""瞎说"与选题，以征求他人的意见与看法，论证其科学性、实用性与可行性。

3. 相互提出质疑，进而批驳、争论，在学术上争得面红耳赤，甚至拍桌子、摔茶杯都没关系，在争鸣中求得提高，达成共识！

4. "听君一席话，胜读十年书"，假如你心灰意冷，不愿上进，假如你对某书有疑问，假如你患有"学术抑郁症"等，都可以通过这种读书小组讨论获得"治疗"。

注意：小组人员不宜过多，一般七人以下，人多了可能会使得有些人没有发言的机会！

这种读书的方法是受诸葛孔明的启发，诸葛亮当年躬耕于南阳，"苟全性命于乱世，不求闻达于诸侯"，怎能提出三分天下之谋略？其实主要得益于那读书小组的功劳。

"读书使人充实，讨论使人机敏，写作则能使人精确。"（培根）

六、"尽信书不如无书"

"尽信书不如无书。"（《孟子》）

"道昭而不道""言辩而不及"（《庄子·齐物论》）。任何行业的深奥道理是写不清楚的，有时虽然勉强写出来，也印成了书，但其中关键的地方还是不十分明确的。我们临床看病，用中医的方法去治病，具体应如何操作是很难用文字和语言表达清楚的，很多可贵之处要通过长期实践去"体会"，这就称为"悟道"。

一般情况下，书上能够写出来的，常常不是最关键的，还有更重要的东西，需要通过读书去领会，才能变成我们自己的智慧！切不可死读书，读书读迂腐了则毫无用处！《三国演义》中"诸葛亮舌战群儒"所称："小人之儒：为务雕虫，专攻翰墨，青春作赋，皓首穷经，笔下虽有千言，胸中实无一策。"对于读书人来说，虔信书本与反思书本不是对立的，因为反思可能引发对真正道理的认识。

要想学好中医，我们一起读书吧！

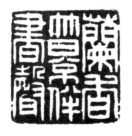

兰香竹影伴书声

读经、诵经与用经

经，"织也"（《说文》），织布之纵线，"经正而后纬成"（《文心雕龙》），故将作为典范的书引申为"经"。古有《诗经》，道家有《道德经》《阴符经》，佛家有《心经》《金刚经》，杂家有《茶经》《五木经》，西方有《圣经》《古兰经》等，国学则把"论语"等"四书"称经。这里只谈中医，把《内经》《伤寒论》《金匮要略》《神农本草经》《温病条辨》称经，亦曰经典，被业内人士推崇备至。但在过去的几十年间，对中医经典的学习逐渐淡化，甚至否定经典。在此背景下，今天又特别强调经典，一时间各种培训项目、学习班在全国掀起了读经、诵经与用经之热潮，这不能不说是中医药界古往今来的壮举。

经验告诉我们，经典是中医之根，继承中医学术、中医人才的成长都离不开读经、诵经与用经。但是，怎么读经？何时是背诵经典的最佳时间？尤其是在读与诵的过程中，如何让经典落到临床与研究的实践中去，确实大有学问。

在当前全国性中医读经典热潮中，有些现象应该引起重视，如鼓吹经典无所不包，盲目崇拜，竟至成为迷信；有的人从经典中抄来一些众所周知的条文，大做与临床脱节的文章；还有的人只说大话，喊口号，搞形式，实际未认真读书，更没有深刻理解，目的在于通过读经获得名与利。这些不良现象如不认真反思，会直接影响读经的效果。

首先，读经必须认真、用心。

文字的表意功能有一定局限性，这就是庄子说的"言辩而不及"。对经典诵读，要想对其中奥理完全读懂、充分欣赏是很困难的，有些经典的暗示之处，必须通过反复实践印证与思考，才能得其真谛。例如对《内经》，古今中外，很多人诵读、注释、翻译，但不论注释得多好，也只能表达一个自己领会的意思，原文还可能会有许多别的意思，还必须把大多数注释本结合起来，加上您自己的理解，这样才能把《内经》中某一句话的丰富内涵显示出来。这就是"经典"的魅力所在。浅尝即止，人云亦云，是不可能有多大收获的。

其次，学经典，应重视经典，但切忌"迷信"经典。

中医经典的伟大无可否认，其中有许多原创性思维与概念是独具特色的，值得我们努力去诠释、求证与创新，但在复杂的生命科学难题下，如果把中医经典当做唯一正确的医学而盲目尊崇是不可取的。老实说，经典所载，乃过去知识，其价值也是有限的，不可能包罗万象、十分正确、用之特效。强调读经典，若搞得如举行仪式一样，就没有多大的实际意义。把经典背诵得滚瓜烂熟，钻研极深极透，却只停留在文献与文字上，不放到临床中，或者只可偶然应用，没法推广，这种钻研精神虽可嘉，但只宜少数文献家去做。对于经典的价值，只能相信，不可迷信，以免产生狂热与偏执，导致判断力降低而是非难明。

第三，不必要求人人背诵经典。

过去，老一代中医人的确对经典很熟，他们的成长都是从读经中走过来的，但常常是在孩提时期就不求甚解地把经典背诵过了，到了临床就能得心应手、左右逢源。而今天，大多数中医人是通过学校教育的，再经过十几年临床，其年龄已届"而立"甚至超过"不惑"之年，再要求他们长时间离开临床去脱产读经、诵经，我以为不切实际，劳民伤财，其效果也不好。如果条件允许，可以从初中开始诵经，这也许是个好办法。

第四，要把经典真正读好，是"用经"，这不是实用主义。

经典最重要的是思想，是原则，不单是文字，如果只是抄几条文字来装饰门面，也就失去了"经典"的意义。所以读经典是一件十分严肃的事情，必须静下心来，认真思考，把临床实践摆进去，才能悟出其中之秘奥。读经或听经典讲座，心中必须悬着若干问题，有临床的问题，有研究的问题，当然还有文字上的问题，只有提出问题才是学问生长之萌芽，有了问题就有了兴趣，读经做临床就有了目标，不至泛滥无题，"老虎吃天，无处下口"。

有人说："大匠能诲人以规矩，不能使人巧。"经典只能给你一些思想，具体如何用，是你自己的事，这就叫悟。我们的中医经典《内经》，其中少有方与药，但对临床也很有用，就是这个道理。

对于每一个学中医的人来说，都要求读经典，从《论语》到《内经》，我们如何读？我的经验是，不一定去死记硬背（少儿学习除外），不妨就当做闲书来读。换句话说，阅读的心态和方式应该是轻松的，切忌正襟危坐、装模作样，以一个做学问的架子刻意去读。

先读那些读得懂的、与自己的专业有关的、能够引起自己兴趣的著作与章节。

当然，在这个过程中，需要有一定文化修养的浸染与熏陶。虽然有些东西暂时还不适用，但也需要你对它有兴趣，应在消遣中去领会，将来必有大用，这就是经典的魅力。

过去，张景岳、傅青主、陈修园他们的兴趣不完全在医学上，而是把读经当做最好的消遣。从某种程度上说，能否从经典中感受到精神的极大愉悦，这是对你心智品质的检验。

有学者认为："经典虽然属于每一个人，但永远不属于大众。"意思是说，读经典的轻松绝对不同于读大众时尚读物的那种轻松。每一个人只能作为有灵魂的个人，而不是作为无个性的大众，这样才能走到经典中去，也才能真正读懂经典。

如果有一天，你也陶醉于阅读经典这种美妙的消遣之中，你就会发现，你已经远离了一切大众娱乐性质的消遣。有成就的科学家，他可能没有一般人的假日休闲，但会有不同的精神享受！

博学而笃志 切问而近思

——三读《永炎医说》

《永炎医说》（以下简称"该书"）是一本系统整理、总结王永炎院士医论、医话、医说的著作，是作者在王永炎教授传承博士后工作站的出站报告，立论公允而平实，文辞严整，简练从容。

笔者初读该书的部分文论，是在《中国中医药报》连载的"熟读经典勤临证，发皇古义创新说"专稿；再读，则是在该书由人民卫生出版社正式出版之后；近月，在被选定为全国中医药传承博士后流动站导师后，为了更好地开展工作，笔者又认真通读。三次读来，获益良多。其中最重要的，是该书通过探寻王永炎院士崇尚国故，追思前贤，读经典、做临床、参名师的成长历程，为读者提供了"举重若轻"的中医学习、提高与成才的途径。

多年来，人们都在为中医走什么路、怎么走的问题而困扰。笔者认为，《永炎医说》比较好地回答了这个问题，用孔子门人子夏的话来说，那就是"博学而笃志，切问而近思，仁在其中矣"（《论语·子张》）。"仁"这个太难说清了，是儒家学问的中心。中医学强调"仁心仁术"，因为它不仅仅是技术与科学，而且还是一门学问，这是有共识的。因此，按博学、笃志、切问与近思这个路子，老老实实地走下去，足以使你少走弯路，中医的学问也就做得差不多了。

博学：该书告诉我们，要学好中医，首先要博学。

永炎院士与该书作者于智敏博士、王燕平主任，都是博学之士，乃勤于读书，又善于读书者。该书篇幅不算大，其中征引各种典籍名句就有 563 条（次）之多。在读书的方法上，主张在广泛涉猎、精读心悟的基础上，还必须览观杂学，开阔视野，医学之外的书籍，如文、史、哲、美学、儒学、道学、佛学等，都应泛读浏览。

该书系统总结并提炼出中医学的治学方法是"读经典、做临床、参名师"，治学理念是"崇尚国故，追思前贤"。认为中医经典仍然是我们时代的经典，它是不可超越的。中医的大家和名师应该既是博览群书、勤求古训而融会新知的榜样，亦是能发皇古意、创立新说的楷模。

此外，该书还重视在学习上的与时俱进，关注前沿与进展，对现代最推崇的循证医学，以及个体化医学、预防医学、转化医学、网络医学、预测医学等都有论说，并强调要充分而客观地看待循证医学，主张一要学，二要懂，三要用，四要知道其局限性，五要为我所用。其放眼之博，可见一斑。

笃志：即在博学的基础上，由博返约，要坚定志向，要有毅力、目标、中心和切入点。

学习中医，不论理论与临床，也不论从事何种专科，要想成才，就必须坚定地热爱中医，只有这样才会有对事业的执着精神，才可能有长期钻研的毅力。永炎院士认为：信、愿、行三者是成就任何事业必不可少的基本要素，只有相信中医学理论体系是科学的，相信临床高效是真实客观、可溯源的，才能发自内心，我主人随，为学悟道，也才能感受到"读经典，味若甘饴；做临床，源头活水"的愉悦。

经过"十年寒窗苦"的历程，选准切入点、突破口，这是由博返约的关键。选题难，但对成才特别重要，这是各学科的共同问题。有人认为选题正确，就获得了70%的成功。王院士认为："有的专家临床见长，就应该从临床切入，通过对合作导师临床诊疗经验的总结，把点滴散见于个案中的零金碎玉连接成串，形成临床诊疗思路与规范，进而上升为理论。"中医之本是什么？就是临床疗效，必须善于从疗效中发现切入点和选题。

切问：指博学之外的"问"，有知识不一定有"学问"，应加上实践与理论的验证，必须多听、多看、多问、多动手，才能把知识变成你自己的智慧与学问。

王院士认为，当今世界医学的社会性增加了，被强化了，医学成为与自然科学、社会科学高度融合的学科，此时更应提倡"科学为人文奠基，人文为科技导航"。文化能给予我们超学科、超学术、超时代的人格精神，树立中医学的核心价值观，它不仅对研究学术、做临床有意义，更能使学人不依附权威，有批判一切的勇气，对做人、做事都有帮助。拥有这种"独立之精神，自由之思想"，干科研、做临床都会脱颖而出，成为某方面的栋梁之才。

作为新时代的医生，仅仅具备医学、心理学知识是远远不够的，还应通晓事理。只有掌握事理学原则，才更会做人、做事、做学问，才能"苦干、实干加巧干"，也才能事半功倍，这是成就一切事业的基本准则。

近思：该书强调中医思维方法的培养与学习，正所谓"学而不思则罔"。

王院士认为，思想、想象力比知识更重要，创新需要突发奇想，奇思妙想，甚至胡思乱想。中医的学术思想，是学者高层次的学术成就，是长期锲而不舍地坚持读经典、做临床，在取得若干鲜活的诊疗经验的基础上凝聚的学术闪光点与提炼的思想精华，其中蕴含着创新思维和创新成果。在我们的传承工作中，也应重视思想的传承，研究"有学术的思想，有思想的学术"。

　　该书还列有"象思维路径"专章，认为象思维是人类思维之本源。无论哪个民族的文化，都是从象思维产生出来的。象思维是中医学的主要思维方法，学习中医必须重视思维方法的训练与培养。

　　除此之外，该书还介绍了不少生动的临床实例与经验，阐述了中风病防治的思路与方法，探讨了中药的二次开发，并对"痰""毒""上下""正邪"等中医原创概念进行了诠释，读后均很受启发，限于篇幅，恕不赘述。

　　总之，《永炎医说》是王院士与他的学术团队的思想总结，其智慧的闪光点与结晶，为我们勾画出了一条属于中医自己的传承与发展的可行之路。愚认为，该书是近年来中医界少有的上乘之作，置于案头，常读有益！

珍餚雜談

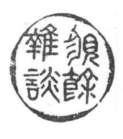

何谓医生？笔者曾有一通俗的定义：『修理人的人。』其实，早在明代《景岳全书·中兴论》中就有类似的说法。古云：『天生物，人最灵。』修理人的难度比修理汽车、火箭要大得多！医生临床，如临深渊，如履薄冰，诊断桌前上演的是人间千姿百态、喜怒哀乐，感受到的是酸甜苦麻辣这五味俱全。因此，医生下班，思想不可能全解脱。这里将成功的经验、失误的教训、难病的追踪、思想的火花……这些杂陈旧事记录下来，供您验证、批判、撷取，期许互有裨益。

发热辨治时习之

发热一症，俗曰发烧，最早见于《内经》，如《素问·至真要大论》有"发热耳聋目瞑"和"发热恶寒而疟"的记载。此外，"身热"以及与"发热"相关的描述亦有多处。

时下，中医临床能见到的发热不多。接诊的发热者多是久病、坏病、逆病，常经多处医者（病家自购药、西医、个体医、地摊医）治得没有办法后才转到我们手上，这是老实话。即使是多年的熟人，也常是经过小区里的个体诊所输过液，未见好转或加重，无计可施时才上门求诊。特别是一些住院多日的发热者，大都成为药毒坏症之体，病情复杂，加上有些患者家属将信将疑，有一种试试看、不在乎、"死马当作活马医"、满足患者心理需求等心态，有那么一点"西医都退不了烧，中医能行吗"的意味，常令笔者感觉不是滋味。遇到这种患者，我们自己要有一定的心理承受能力，不要着急，认真负责，自尊自信，不卑不亢。切忌愤然不平，草率应对。

其实，中医治疗发热是有很多办法的，远比西医丰富且个性化。对于热与火，《内经》论述颇多，如病机十九条中属火之病机五条，属热之病机四条，所占比例如此之大，可见一斑。"火"与"热"在概念上异名同类，属大同小异，其区别在于："火既可指病理的火邪，也可指生理的

'少火'；而热既可指热邪，又可指发热的症状。传统认为，火为五行之一而有形，热为六气之一而无形；程度上，热为火之渐，火为热之极；病因上，内生者火邪、热邪皆可称，外感者多称热（或暑、暍、温）而少称火；病变范围上，火邪多局限而深入，热邪多弥散而表浅。"（引自《黄帝内经研究大成·病因病机》）此乃对火、热认识的概略。

对发热的理解，中医与西医也有些不同。西医主要以退其热为目的，而中医则注重正气与邪气的调整，在一定程度上富有珍惜"发热"的理念。

《素问·热论》说："人之伤于寒也，则为病热，热虽甚不死。"这是虽伤于寒，而正气尚足，能与邪气抗争则发热，即使高热也不要害怕。如果不分青红皂白，立即用药退热，表面上热已退，实际上可能是正气受伤、无力抗争之象，不一定是好事。因此，中医认为，适度发热对于汗出邪去，培护正气的抗病之力是有利的，医者只能因势利导，切不可采取灭火之法，一见发热就退热、消炎、冰敷之法齐上，那就是误治，常致坏病。

发热一症，中医临床多见有如下类型：

首先，我治疗最多而有验的发热是湿热型，其中尤以湿温为多。

这类患者，症见身热少汗，或曰"身热不扬"，低热或高热反复不愈，常有暮热早凉现象，容易误诊为阴虚证。有一汗而解者，但多数因过用退热之药而大汗淋漓，致热去湿存，发热再起；同时多伴有胸腹胃脘胀闷，胃纳减少，食之不香，或有恶心呕吐，或大便不爽、溏而不泻，小便黄赤而量少，全身无力，酸楚，舌苔白腻而厚，脉滑数或濡细无力。

这类发热患者常找中医看，是因为"湿"邪这一病因是中医独有的原创概念，现代医学没有，更无法治疗。也正是因为这个原因，患者在辗转的求医过程中，误用发汗、攻下、滋阴、辛温之法，多成坏病，旧病未愈，新病复起。这一情况在《温病条辨》中早有"午后身热，状若阴虚，病难速已"的记载，启用三仁汤为不二法门。在用药方面，如汗少，可加香薷15g，青蒿30g（不宜久煎，宜另煎5分钟，取汁兑服）；高烧仍无汗者，青蒿的剂量可以再大些，至微微汗出热退，中病即止；如小便很少，加茵陈20g，猪苓20g，方中滑石可加大剂量至60g；舌苔特别腻厚者，加用草果仁10g，苍术10g，苔渐退即减，不可过用，以免过燥伤阴；热重而明显者，加黄柏、黄芩，合用王氏连朴饮亦可；湿重纳差，加藿香、砂仁，为化湿开胃之好药也。

其次是下焦湿热类型之发热者。

这类发热多隐匿，初起可有恶寒发热、项背强、身痛等症，很似太阳膀胱经证。但继之，发热7天以上仍不愈，邪热入里，与湿相合，下注膀胱，熏灼水道，影响膀胱与肾；并出现寒战高热，起伏不定，午后热甚，伴有尿频、尿急、小便灼热、尿黄赤，或腰、小腹、少腹疼痛，舌质红，苔黄，脉滑数，当然此时查小便多有异常。常用八正散、五淋散加减。高热可加北柴胡30g；内热重加白花蛇舌草30g，蒲公英30~60g；小腹坠胀加乌药12g，枳壳12g。

第三，当然也有因外感而发热者。

其病机多为风热、风寒、寒湿侵犯肺卫，卫气与邪抗争而致发热。最多莫过于风热外感之发热者，症见发热恶寒、鼻塞清涕，头痛身痛，或伴咳嗽；或初起恶寒而少汗，继而口干咽痛，脉多浮数。此时方选银翘散加减是最稳当的方法。用银翘散治感冒，应当特别记住吴鞠通在《温病条辨》原书中的煎服方法、加减法，否则可能无效，如"香气大出，即取服，勿过煎"。掌握用药之量很重要，不能太轻了，"盖病大药轻之故"。关于出汗，"按温病忌汗，汗之不惟不解，反生他患"是指不能令大汗如水淋漓，令其小汗出即可。一般热退即身凉，大汗伤阴津是导致变生他患的原因之一。鉴于临床上有不少病家滥用感冒药发汗，我们再用银翘散时应了解这种情况，并指导药后发汗的程度。

此外，尚有湿寒为主阻碍表阳之发热者。常见头重头痛，发热恶寒，腰背重痛，或一身尽疼不能转侧，典型者苔多白腻，此多是现代医学无计可施者。东垣谓："气郁不行，以风药散之。"（《脾胃论》）遣用羌活胜湿汤可退其热，加减可按李东垣之原法，苏叶、麻黄、桂枝、香薷、青蒿等可据证候之辨选用。

至于温疫之发热，近些年也时有发生，当首推清·杨栗山《伤寒温疫条辨》中所创温病十五方。杨氏认为，其发热者乃"温病杂气，热郁三焦表里，阻碍阴阳不通"，治当"清热解郁，以疏利之"及"火郁发之"，用宣郁清热之升降散。药用广姜黄三分，酒炒僵蚕二钱，蝉蜕一钱，生川大黄四钱。方中白僵蚕清热解郁，散风除湿，化痰散结，解毒定惊，能宣郁又能透风湿于火热之外；蝉蜕宣肺开窍，以清郁热；姜黄行气散结，破瘀逐血，消肿止痛；大黄攻下热结，泻火解毒，推陈致新，安和五脏。四药相伍，升清降浊，寒温并用，一升一降，内外通达，气血调畅，共奏行气解郁、宣泄三焦火热之邪，以达"杂气之流毒顿消"之功。

老医真言

治疗温病之发热，最怕是"热郁"与"热闭"，主张透解，能透则热解。升降散中蝉蜕、僵蚕除祛风之外，主要还着眼于透解热郁。蒲辅周、赵绍琴等多位名老中医都认为温病之发热最怕表气郁闭，热不得越，一般都常配伍蝉蜕；成都名医王静安，人称"王小儿"，他在方中用蝉蜕，虽小儿也每剂用30g之重，其量可谓大矣！

最后，说说内伤之热。

其中多见的是阴虚发热。其发热多夜间加重，或以午后为主，盗汗颧红，手足心热，或为骨蒸潮热，心烦少寐，口干咽燥，多梦，大便干结，小便色黄而量少，舌质干红少津，有裂纹，舌苔少或无苔，脉象多细而数。此当养阴清火、除蒸退热，选用清骨散加味（《证治准绳·类方》）。注意此方只能暂用，不可久服，以免伤损脾胃。

如发热仍不退者，如何办？"善补阴者，必于阳中求阴，则阴得阳升，而泉源不竭。"（张景岳语）方中酌加温而不燥的助阳引火之品，如肉桂3g，仙灵脾10g，炒菟丝子10g，可有助于退热。如偏心阴虚者，当用天王补心丹；肝阴虚者，当用一贯煎；脾胃阴虚者，当用养胃汤；肺阴虚者，当用百合固金汤加味。这些均是常法。

还有一种发热就是气虚发热，此类发热也必须用"甘温除热"的特殊疗法。症见发热时高时低，每遇劳累、运动后加剧；并伴有气短懒言，头晕乏力，自汗，易于感冒，食少便溏，舌质淡，苔薄白，脉细弱。其病机乃因忧愁思虑，饮食失调，劳倦过度，耗损脾胃中气，致阴火上乘，或气虚虚阳外越而发热久久不愈。方用著名的补中益气汤。东垣原书列有数条加减法，应当重视。对于发热日久，原书有"大忌苦寒之药损其脾胃"之告诫，应该切记！

此外,《脾胃论》中的升阳散火汤治疗发热颇具特点。该方防风只用二钱五分,但重用柴胡八钱之多,实有深意。东垣向以用药轻灵为特点,重用柴胡的着眼点在于升阳散火,笔者临床上常用 30～40g 的竹叶柴胡,退热确有实效。

秦伯未在《谦斋医学讲稿》中列有 16 种退热之法,可谓全面,展示中医退热方法之一斑,可作参考。

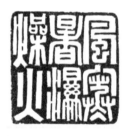

风寒暑湿燥火

关于痤疮的思考

痤疮不会危及生命，一小病也！然因其关乎容貌，进而影响婚姻择偶、面试就业等，也就成了一桩公认的大事了。况且爱美之心人皆有之，故痤疮虽小，但求诊者众，加上痤疮病情反复，各种方法治疗难愈，这的确是值得医生们深思的问题。

痤疮又名粉刺。《外科正宗》卷四有云："肺风，粉刺，酒齄鼻，三名同种，粉刺属肺。"《素问·生气通天论》云："汗出见湿，乃生痤痱。"王冰说："热怫内余，郁于皮里，甚为痤疖。"所述皆与现代的痤疮相似。中医认为多由肺胃蕴热，上熏颜面，血热郁滞所致。现代医学认为是皮脂腺分泌过度旺盛所致的慢性炎症。问题在于，痤疮为啥多发于青年男女？又为啥会皮脂过多而好发于面部呢？从中医去分析，一定会想到是相火过亢的问题。

相火，与君火相对而言。《素问·天元纪大论》云："君火以明，相火以位。"张景岳说："君火居上，为日之明，以昭天道，故于人也属心，而神明出焉。相火居下，为源泉之温，以生养万物，故于人也属肾，而元阳蓄焉。"相火是藏在肾中的命门之火，肾中真阳是全身之动力，为生命之本，必须有但不可亢。如果我们大胆地联想，这相火应该与性激素有关。相火妄动当相似于性激素水平偏高，于是笔者就想到相火之亢应该是痤疮的病根，热邪为犯是病之标。降相火，黄柏与知母，相须为用当为首选，但男女性别不同，又该分别对待。

在上述想法的基础上，对于临床上大量顽固性痤疮患者，笔者采用了既治本，又治标的办法。治本之法针对相火偏亢，因其导致皮脂腺分泌过于旺盛，皮肤脂肪排泄不畅，使机体皮脂腺最发达的面部毛窍阻塞，油脂集聚，细菌借机繁殖，于是蕴而生热，红肿化脓，挤出白色粉状物后，即形成局部色素沉着与斑疖，久久不能清退，令人苦不堪言。

要想治愈痤疮，控制其中两个环节是关键。首先设法减少皮下油脂的分泌，这是治本之策。对于女性来说，"女子以肝为先天"，补益肝血的调经名方"四物汤"应是调节女性激素首选方，四物汤加知母与黄柏应是治疗女性痤疮的基本方；对于男性，六味地黄汤乃补益肾阴的主方，调节男性激素也许有作用，知柏地黄汤可以作为治疗男性痤疮的基本方。在此基础上，再与五味消毒饮（《医宗金鉴》方）、黄芩清肺饮（《外科正宗》方）合用。如月经量少而不畅者，加香附、益母草；皮肤油脂特别多者，加生山楂、荷叶、泽泻；大便干燥者，加熟大黄；斑痕硬痛者，加红花、桃仁、虎杖，可以达到治病求本之效。对于局部感染，红赤肿痛初起，可用硫黄香皂清洗后，外擦少许百多邦，连续三天即可将初起之势消灭于萌发之中，如此标本同治，可望根治。

笔者用上述方法治疗痤疮，经过30年的临床实践，的确效果很好！值得注意的是，必须坚持1~2个月才行，因为调节激素水平是一个比较漫长的过程。当然，患者尽量减少油腻与动物性食物的摄入也很重要。

说 "痞"

痞，一个中医专用的病证名。痞虽是临床症状，但患者主诉时很少用"痞"来描述，常与"满""胀""痛"等症状混淆不清。临床上应该如何去辨识"痞"、治疗"痞"呢？一直令人困惑。

何谓"痞"？"但满而不痛，此为痞"，仲景在《伤寒论》中说得很肯定。但查《说文》："痞者，痛也。"仲景与许慎为同时代人，仲景较许慎略晚，他们之间唱对台戏，何因？《说文》之"痛"，从造字意义言，痛的声符是"甬"，甬是道路的意思，这里的"痛"并非现代意义上的"疼痛"，而是"道路生了病"，是不通畅的意思，所谓"痛则不通"是也。古代"痞"与"否"相通，"否极泰来"，"否"是不通，"泰"是通。刘河间曰："痞与否同，不通泰也。"因此，仲景与许慎都把痞作"不通"解。"但满而不通，此为痞"，这在临床上就好操作了。

《伤寒论》中提到"痞"的条文有 20 条，其中属热邪致痞的共 4 条，分别见于：第 154 条（宋本条文号，下同）的"心下痞"为无形热聚于心下；第 155 条的"心下痞"为热痞兼表阳虚；第 157 条的"心下痞硬"为邪热自外内陷，寒热互阻，结于心下；第 164 条之痞，是热邪乘虚内陷所致。因虚致痞的共 11 条，分别见于：第 131 条的"因作痞也"为误下伤胃气，客气结于心下；第 149 条的"此为痞"为脾胃不和，寒热错杂；第151条的"则作痞……但气痞耳"为误下里虚，无形之邪气陷于里；第153条的"心下痞"为误下表邪乘虚内陷所致；第158条的"心下痞硬而满……医见心下痞……其痞益甚"为胃虚所致；第159条的"心下痞硬"为误下中虚，浊阴不降所致；第160条的"心下痞硬"为中焦阳虚，饮动上干阳位所致；第161条的"心下痞硬"为胃气受伤，痰饮停聚所致；第163条的"心下痞硬"为脾阳损伤，浊阴不降所致；第167条的"病胁下素有痞"为脏气虚衰，阴邪凝结，气血不和所致；第244条的"但心下痞者"为表邪乘虚，聚于心下所致。属实邪致痞者共5条，分别见于：第152条的"心下痞"为悬饮在内所致；第156条的"故心下痞"为水饮内停，津液不行所致；第156条的"痞不解"为水邪停聚所致；第165条的"心下痞硬"为胸胁不利，气机被阻所致；第166条的"胸中痞硬"为痰涎壅滞膈上所致。

后世医家对"痞"作了许多发挥。其中明代刘纯说："痞之为病，由阴伏阳蓄，气上不运而成。处心下，位中央，膜满痞塞，皆土之病也。"（《赤水玄珠·痞气门》）此言全面而有见地，把病机定为"气上不运"，把病位定在"心下""中央"，都与脾胃相关。我认为，如将刘纯对痞的解说弄懂了，对痞证的认识就好把握了。现在有许多经临床证实的各种胃炎用过西药后，其炎症、糜烂、出血、溃疡都好了，但患者总是觉得上腹不舒服，或称气往上走、嗳气频频而很少放屁，期待气往下行，中上腹有滞塞不通之感。或许有些患者还有其他的描述方法，有的甚至干脆用一句话"我这里不舒服"来说明，难以用语言表达。其实我理解，这就是"痞"的临床表现。

前人根据痞证之病因、症状和部位差异，有气痞、痰痞、虚痞、实痞、上痞、中痞、下痞等之分；又有"有形"之痞、"无形"之痞、"有块"之痞之分。众说纷纭，让人难以捉摸。笔者发现，在临床上最应分辨清楚的，是痞、满、胀三者，平时我们经常把胀、满与痞混淆不清。我认为，痞不该有成形之物，尽管前人有"痞者，闭也。痞必有块，块则成形。"（《杂病源流犀烛·肿胀源流》）"痞结成形之痞，是病胸膈痞满。是症瘕结之痞，即积聚之类，另立一门亦可。"（《临证指南医案·痞·徐灵胎评》）如果有物有块也称痞，与"癥"又该如何区别呢？

满与痞的不同之处，在于"满"有充填感，痰湿血瘀充填都可致满，有物，但不到成形结块的程度；胀与痞之不同处，在于"胀"应该有体积扩大的表现、支撑的感觉，有形的变化才能称胀。当然，在中医古籍中有痞满与痞胀同称的，但从概念上我们还是应该尽量明确些较好！如《寿世保元·痞满》说："痞满与胀满不同，胀满是内胀而外亦形；痞则内觉痞闷，而外无胀急之形也。"这个说法我是赞成的。

至于治痞之法，当首推仲景的治痞诸法。虚寒痞证，治宜辛甘温益气温阳；实热痞证，治宜苦寒泄热。代表方剂即理中汤与大黄黄连泻心汤。中虚热结的痞证可两方合用，化裁加减：因有气逆的干噫、干呕，可去白术；因有气陷的肠鸣下利，则去大黄；因中虚加大枣；因痰滞加半夏，即半夏泻心汤；兼水食不化，加生姜，即生姜泻心汤；如中虚较甚，则加重甘草之量，即甘草泻心汤。后世大消痞丸治一切心下痞闷及积年不愈者，枳实消痞丸（《兰室秘藏》）治心下虚痞、恶食懒倦者，可开胃进食，都是半夏泻心汤与《金匮》枳术汤加减而成。清代温病大家叶天士也好用泻心汤治痞，《临证指南医案》以泻心汤为主的医案就有60余条之多。凡属湿热阻滞的病证，都用泻心汤化裁，深得《伤寒》精髓。

《内外伤辨惑论》中的补中益气汤加减法有："心下痞，夯闷者，加芍药、黄连各一钱；如痞腹胀，加枳实、木香、缩砂各三分……心下痞，觉中寒，加附子、黄连各一钱；不能食而心下痞，加生姜、陈皮各一钱；能食而心下痞，加黄连、枳实三分；脉缓有痰而痞，加半夏、黄连各一钱；脉弦、四肢满、便难而心下痞，加黄连五分，柴胡七分，甘草三分。"东垣不厌其烦地在一首方中反复提到"痞"，说明在补中益气汤证中容易见到"痞"之一症。这让我们联想到临床上"胃下垂"的临床表现，其"痞"确是主症之一，患者进食至半饱时，常因心下痞而难受，此时选用补中益气汤加减，再辅以"胃托"等措施，治虚痞之证的确有效。此外，因为肝主疏泄，故痞与胀不能忘记肝木克土，肝胃不和之因，但当我们用遍了行气、疏肝、和胃之法而仍胀时，该如何办呢？这就不得不想到王旭高《西溪书屋夜话录》有云："疏肝不应，必是血络中瘀滞。"叶氏医案也有"胀之不愈，当从肝经络脉治法"，加上丝瓜络、蒲公英、紫草、红花可有增效之功。

总之，痞证主要是胃气壅滞所致，其因寒、热、虚、实都有，辨治应从整体出发，具体问题具体分析，《伤寒论》泻心诸法可用，但后世的发展也应重视。

如何对付难治性耳鸣

耳鸣一症，让人们十分关注，因为一般人认为耳鸣就是肾虚的表现。患者就诊时第一句话就说："我肾虚！"一再追问其所苦，他才说出是"耳鸣"，可见"肾虚耳鸣"的中医说法多么深入人心。

不可理解的是，在我们中医界，一些医生治疗该病也把补肾作为首选。一时间，"六味地黄丸"卖得很火，听说大多被耳鸣患者买了，而服用后乏效者，反说六味地黄丸是假药。

耳鸣一症多见，也难以根治，因而耳鸣一症成了游医、虚假广告和骗子们的主攻目标。现代医学有各种检查方法，但至今没有特效疗法。对于耳鸣，中医有许多解释，除肾虚之外，还有很多引起耳鸣的原因。

根据耳鸣音调不同可辨虚实。如《类证治裁》说："由痰火者其鸣甚，由肾虚者其鸣微。"《景岳全书》说："凡暴鸣而声大者多实，渐鸣而声细者多虚。"也有因为肝胆火热所致者，如近代医家唐宗海就说过："耳虽肾窍辨声音，绕耳游行是胆经，时辈不知清木火，漫将滋肾诩高明。"耳鸣之因非独肾也。

《素问·脉解》载："阳气万物盛上而跃，故耳鸣也。"阳气上乘，下元虚衰可致，而肝胆实火也可盛上，因此，明代医家孙一奎在《赤水玄珠》中肯定地说"耳鸣必用当归龙荟丸"。这句话给难治性耳鸣提供了"一根稻草"，笔者在临床上用过多次，确有良效。

考当归龙荟丸，原名龙脑丸，出自《黄帝素问宣明论方·卷四》，药用当归、龙胆草、大栀子、黄连、黄柏、黄芩各一两，芦荟、青黛、大黄各半两，木香一分，麝香半钱。上为末，炼蜜为丸如小豆大，小儿如麻子大。生姜汤下，每服20丸。治肝胆实火证，耳鸣初起，头晕目眩，大便秘结，小便赤涩，脉象弦滑有力，舌质红赤，舌苔黄者。遣用本方时，先用水煎服3剂，麝香市场上难寻真者，可用石菖蒲10g代之。3剂之后，马上服蜜丸，疗程在3个月以上，服至脉平苔薄时方停。此外，《外科正宗》的聪耳芦荟丸与当归龙荟丸组成稍有出入，也可以治疗"肝胆实火，耳内蝉鸣"。

东垣曰："头痛耳鸣，九窍不利，肠胃之所生也。"《灵枢·口问》说："人之耳中鸣者，何气使然？岐伯曰：耳者宗脉之所聚也。故胃中空，则宗脉虚，虚则下溜，脉有所竭者，故耳鸣。""肠胃不足，故气弱不充。伤寒及大病之后多有此症，以补中益气汤治之。"（《赤水玄珠·耳门》）笔者受东垣甘温益气则通气的影响，临证若遇气虚清阳不升之证，不用补中益气汤，而用益气聪明汤。此方《脾胃论》未载，而源自《东垣试效方》，由黄芪、甘草各半两，芍药一钱，黄柏一钱（酒制，锉，炒黄），人参半两，升麻、葛根各三钱，蔓荆子一钱半，每服三钱，水二盏（400mL）煎至一盏（200mL），去渣温服，临卧、近五更再煎服之。功能益气升阳，聪耳明目。主治脾胃失养，饮食不节，清阳不升，头目昏蒙，耳鸣、听力下降，确有升阳开窍之效，对于久治不愈的耳鸣可以试用。

值得注意的是，近年的社会环境安定而富足，不似东垣时代的动乱而饥寒交迫。即使有中气不足者，也多为疾病所致，少有食不饱肚者。实际上，有大量的饱食终日，缺乏运动的痰湿阻滞致清阳不升者，这类人胃中不是空虚，而是胃中阻塞，气机不通，也可见气短乏力、耳鸣不聪，并见舌淡而腻，脉濡而模糊者，遣用益气聪明汤加荷梗、石菖蒲、白豆蔻等芳香化湿开窍药后有明显疗效。

明代医家刘纯在小结耳鸣一症之治疗时说："凡耳鸣症，或如蝉噪之声，或是钟鼓之响，或如闭塞。此是痰火上升，郁于耳中而为鸣，郁甚则壅闭矣，治宜清痰降火。又有因大怒而得，宜顺气聪耳汤（出自《观聚方要补》卷七，由枳壳、柴胡各二钱，乌药、木通、青皮、川芎、石菖蒲各一钱，甘草五分组成。功效为聪耳，主治因恼怒而耳鸣）。有因于风而得，其鸣如轮车轰然，或气掉眩，宜祛风芎芷散，热则加酒芩、连翘。有肾虚耳鸣者，其鸣不甚，宜滋肾丸、虎潜丸、大补阴丸、八物汤加黄柏、知母……饮酒人耳鸣宜木香槟榔丸。"其所出方药可作参考。

对于肾虚证之耳鸣，临床确也不少，多为年老体弱，精气衰退者。正如《灵枢·海论》说："髓海不足则脑转耳鸣，胫酸眩冒。"精脱者耳聋……液脱者，筋骨屈伸不利，色夭，脑髓消，胫酸，耳数鸣。此种耳鸣多伴有耳聋，其听力是逐渐下降的，可视阴阳虚的具体情况，遣用左、右归饮加磁石、五味子、龟板。

耳科中医干祖望老先生认为：对耳鸣的问诊，必须分清音调与音量，但患者不知音调、音量之别，可问他如蝉鸣、火车声、沸水声、风吹声等后，再予以分析。如蝉鸣调高而量小，一只蝉鸣固如此，如一群蝉噪，自然调高量大了。飞机声，近者调高量大，远者调低而量小了。

此中的大、小、微、弱体验，完全是患者的感觉，耳鸣好否？好了多少？也是一种感受。因此，在耳鸣治疗中，若病情明显好转时则应鼓励其去适应耳鸣，并逐步忘记。当然，现代医学有一些检测方法，可以为诊断提供依据，但对于中医临床多无实际意义。

此外，耳鸣虽属小病，一般不会危及生命，但影响生活质量，长年鸣响，常有"郁病"相伴。因此，不论血瘀、肝火、痰火、肾虚、气虚所致者，如若配伍理气解郁之品，如香附、郁金、合欢花、合欢皮等，可使气通则鸣声减。

说说瘙痒的辨与治

我在这几十年的临床中，虽以内科为主，但仍看了不少以皮肤瘙痒为主要症状的病。究其原因，主要是临床上对瘙痒的认识与治疗都是一大难题，也是西医皮肤科疗效不够理想的一大原因，因而患者只得求助中医。医者也只好挖空心思，绞尽脑汁去应对了。

瘙痒是一种最常见的自觉症状，可见于多种疾病，但也可以是一种独立的病，专指那种无原发病之痒。

瘙痒的多发性、普遍性和危害性，完全可以与疼痛症状相提并论。人活一世，谁都痒过，婴儿在还不会说话时，就对瘙痒有体验与反应。然而迄今为止，人们对瘙痒的了解和研究远比疼痛要少得多。

因而笔者认为，瘙痒是一种熟悉而陌生的病症。专题文论研究不多，亟待我们去诠释、辨识、求证与治疗，进而研究之，战胜之。

有关瘙痒的文献多载于外科与杂病之中，临床分类亦在中医外科。因其治疗的难度，俗语有谓"内科怕治齁（哮喘），外科怕治抠（川鄂方言音 kōu，意为抓搔）"。中医书有瘙痒之名，如《外科证治全书·卷四》记有："遍身瘙痒，并无疥疮，搔之不止。"清代大医家叶天士对痛症的治疗经验丰富，而对瘙痒的治疗记录甚少，一部《临证指南医案》中只有一处记有"风块瘙痒"。推测可能或是所遇瘙痒症少，或是疗效不好，弟子、病家未曾搜辑。

何谓瘙痒？先以《说文解字》的方法去认识一下：

"瘙"，象形字，虫行之状；"蚤"通早，跳蚤；"叉"表示伸出手指头；用指甲搔抓皮肤与物体，称为"搔"。"又"字中的那一点，指在搔抓过程中，指甲中留下的皮屑。从造字意义上说，非常准确而形象。

"痒"（癢）《说文》："蛘，瘙痒也，从虫羊声。"

"癢，扬也。其气在皮中，欲得发扬，使人搔发之而扬出也。"（《释名·释疾病》）此条文字的描述，诚有深刻体验者。对于瘙痒，最简单的办法就是"挠挠"，搔抓得皮肤发热，发红，抓破出黄水，流血，这是一种能量释放的过程。有的皮炎、荨麻疹患者，用冷水或温热水洗，可以暂时止痒，此乃风邪出肌肤之故。

"蛘从虫者，往往有虫潜于膜也。"古人没有显微镜，没有见到疥螨之虫，但他的感觉就是虫在皮肤下爬。

"痒者阳也，浅刺之。"（《灵枢·终始第九》）阳指表皮，故将瘙痒分在外科、皮肤科是对的。

"夏时有痒疥疾"（《周礼·天官·疾医》）即夏天受热时的瘙痒最为多见。

"疾痛疴痒，而敬抑搔之。"（《礼记·内则》）

"内虚外实者，多痒而不痛；外虚内实者，多痛而少痒。"（《中藏经·论痈疽》）从病机而言，痒是内虚外实，验之临床，的确如是。

以上古代典籍中的一些记述原汁原味，很可贵，可留作日后研究。

鉴于瘙痒的原因复杂，限于当今的科技水平，说实话很难找得准确，查过敏原根本不可行，因为我们身边有一万种因素，你只筛查几十种，能说明问题吗？所以中医治瘙痒，不囿于有无原发病，凡属于有瘙痒感觉者，我们老老实实按中医传统的方法去诊治，常能收到意外之效。

先说瘙痒的病因。中医认为，痒与"风"有关，不是外风就是内风。《诸病源候论·风瘙痒候》就说过："此由游风在皮肤，逢寒则身体疼痛，遇热则瘙痒。"热则痒，寒则痛，这在临床上亦有所见证。对其病机，书中进一步解释说："邪气客于肌，则令肌肉虚，真气散去，又被寒搏皮肤，外发腠理，闭毫毛，淫邪与卫气相搏，阳胜则热，阴胜则寒，寒则表虚，虚则邪气往来，故肉痒也。"可见邪气出入肌肤则痒，风与寒或热相结，肌肤腠理不畅，如用手搔之，或以热水敷之，使邪出而宣，立即止痒。但时隔不久，邪气聚又痒。如此周而复始，此乃风邪作怪。

风热之痒，多突然发生，现针帽大至粟米状红色丘疹，遇热则剧，搔破出少量血液，随破随收，不流黄水，不化脓。

风燥之痒，多在秋季，伴皮肤干燥，脱落白色肤屑，以老年人多见。

风湿之痒，多发生在夏季，特别是长夏秋初，其特征是皮疹瘙痒，一经抓破则黄水流漓，或疹顶现水疱，破后流水。

风寒之痒不多见，但这种痒，中医治疗更有效。一般疹块好发于体肤的暴露部位，冬季重，早晚重，遇风冷即发。皮肤常见白色之抓痕，或淡红色丘疹或风团等。

除风之外，当考虑"热"，因"逢热则痒"是常态。其中血热以红赤为主，湿热可生虫疥，火热常可成毒化脓，波及全身。《伤寒论》23条说："以其不得小汗出，身必痒。"这是邪热久郁肌肤之痒，表现为痒无定处，时而头面，时而肢体。皮疹以红色丘疹、红斑为主，多数成播散性分布，部分融合成片。自觉灼热刺痛，或有针刺感，搔破后，渗鲜血，结血痂，偶有化脓，或成疖肿之表现。

瘙痒因虚者不多，但只有中医才能治，在这里应专门谈一谈。《伤寒论》196条说"其身如虫行皮中状者"，这是久虚汗欲出而不得所造成的痒。此外，《诸病源候论·风行身体如虫行候》说："夫人虚，风邪中于荣卫，溢于皮肤之间，与虚热并，故游弈遍体，状若虫行也。"临床有血虚之痒，常皮肤干燥，苍白无血色，多夜间加重；阴虚则多见口、鼻、咽、眼干燥，皮肤干枯不润，失去光泽，且有细小鳞屑脱落；气虚则不耐六淫之邪，易于感冒，因气候的寒温变化而常可诱发或加重；阳虚之痒，秋末冬日加重，多见于中老年人，除皮肤症状之外，脉象多沉而无力，尺脉尤不足，舌象以舌质淡嫩、肿胀为主，色泽淡而不红，舌苔白腻或厚而多津。

当然，还有因虫而痒者，所谓"湿热生虫"而痒。现代医学对疥虫、螨虫、滴虫，以及真菌、霉菌之虫研究特多，用之有效。但其缺点是单体、单味之药常常易产生耐药，多用几次就完全失效，故患者不得不求助于中医治疗。

中医治瘙痒，笔者体会是在治疗的思路与方法上较之现代医学丰富，亟待认真继承与研究。究其思路，约而言之：

1. 对于瘙痒之辨识，首先认准阴阳虚实

这是首要之原则，可为治疗找准方向。辨阴阳即分清寒热，辨虚实确定补虚或泻实。一般来说，瘙痒所见肌肤红、赤、灼、烧、肿、胀属热；白、紫、硬、木、萎缩、

凹陷属寒；久病反复者多虚，新病突发者多实。

2. 瘙痒虽各异，治风是核心

始终抓住一个"风"字。《说文》："风动虫生，故虫八日而化。"历代有"风为百病之长""风为百病之始""风善行而数变"之说，故痒的部位游移不定如虫行状，故无风不痒，"祛风"则可止痒，遣药如荆芥、防风、羌活、独活、蝉蜕等。

"治风先治血，血行风自灭"。临床配伍行血、活血、化瘀、通络的药物，都可为祛风之药增效，是治疗瘙痒不可缺少的思路与方法，尤其对于久治乏效的瘙痒不可忽视。

前人有虚人慎用祛风止痒之禁忌，临床应活看。血虚之痒，必须在大队养血之品中加祛风之药才能止痒，虫药中性不温燥者尤宜，如乌梢蛇、蝉蜕等可以重用。

3. 治痒当须重视治心

"诸痛痒疮，皆属于心。"（《素问·至真要大论》）人体对于任何感受，"心"最先发觉，机体能自动调整或清除，因此，很多痛痒能自愈，那是在"心"的统一指挥下"自治"的。"心者，君主之官，神明出焉"，机体一切康复能力、排异反应，都是在"心"神而明之的号令下，分工合作，各司其职，才转危为安的。当遇到某种病因，如热邪把"君主"烧昏了，成为"昏君"，病邪侵袭，手指插进竹钉都没感觉，更不知痛痒，谈不上调整与躲避，那就危险了。瘙痒不论轻重，肯定是"心"先知，并指示手去"搔"。俗话说"痒得钻心"，有时比疼痛还难受。

有一种痒与情感密切相关，当人们相互嬉戏时，触摸腋窝或胁肋下时，通常能致痒而笑声不停，并急忙躲闪，这是众人都有过的体验。然而，这种痒在配偶情人的手下，竟可感觉舒适，自抓自挠则全然不知其瘙痒难忍，这就是心神支配所致。

现代研究认为，皮肤是表达怒、怕、怨、羞等情感的器官，通过痒的感觉，使之紧张起来，驱使搔抓、摩擦，使之发热、充血、红赤，甚至渗液出血，以达到止痒快愉的目的。这种精神性的瘙痒，如阴囊、外阴瘙痒常查不到真菌，用抗组胺药多无效。

因此，瘙痒久不愈者，应不忘调心神，中医治心可以止痒，这是理所当然的事。如用清心、养心、宁心之法，选用天王补心丹、黄连阿胶汤清热养心，清营汤、犀角地黄汤凉血清心，合欢皮除烦解郁宁心等都可以治疗瘙痒。

关于中医对瘙痒的分型论治，内容丰富，皆为常法，新知不多，不必赘述。

汗与汗症的辨治

出汗是生理现象，无汗和异常的多汗皆为病态，世人都有亲身体验，故《说文》有"汗，人液也"的解释。其实，不独人有汗，一些动物与植物都出汗。

临床中见到的汗症特别多，因为西医对于汗症的办法很少，患者因汗出难耐，只得求助于中医了。

出汗是一个症状，中医称汗症，是人体阴阳失调，营卫不和，腠理开合失调而致汗液异常外泄的病证。最常见的是自汗、盗汗、黄汗和手足多汗等，还有多见于危重患者的绝汗、战汗。此外，临床上头汗、阴汗等特殊部位的出汗也常见。现代医学所称的各种心脏疾病、甲状腺机能亢进、更年期综合征、结核病等都常有多汗的症状。

《黄帝内经》对"汗"早有认识与论述。在《素问》和《灵枢》上约有59处论及汗的问题，如《素问·宣明五气论》说："五脏化液，心为汗。"受此影响，后世有"汗为心液"之说，验之临床，确为至理。中医辨证为"心病"者多汗症，这是肯定的。就连西医所谓之"心病"也多汗，有很多冠心病、风心病的患者，经西医治疗后各种指征都明显好转，但常自汗、盗汗不愈，患者也常因汗多而心悸气短。此外，《素问·风论》还专门论述汗症，此类惟有中医辨治有效。

张仲景非常重视汗的有与无，对汗症的辨治尤为细致与丰富。据统计，在《伤寒论》中有127条（次）论及汗症，其中"汗出"88条（次），自汗13条（次），盗汗3条（次），无汗、不得汗、不汗出23条（次），仅头汗出也有10条（次）论及，《金匮要略》中头汗出有9条。病机涉及表证、里证、寒证、热证、虚证、实证、正气来复向愈之证、药后表现等。

纵观历代对汗症的论述，汗以阳气为运用，以津液、精、血为原料，由于皮肤腠理疏松，不能卫外固摄，或由内热蒸迫而外出为汗！汗出异常必然危及正气，如伤阴、耗津液、损精血、泄阳气。对自汗与盗汗的诊断，一般认为气虚自汗，而阴虚盗汗，但到了临床，有汗出时辰分明者，也有说不清楚的，若问诊时抓住不放，是越问越糊涂。故对阳虚、阴虚应四诊合参，更不可专据自汗与盗汗来确定汗症之病机所在。

临床上以病机为核心，有是证候，对证遣方，加减施药，因人施量，这是我对汗症的诊疗方法。

如肺气不固型的多汗症，常见动则自汗，汗出畏风，并容易感冒，多见于老年、产后、体质虚弱者。有一些慢性的基础疾病，如冠心病到后期体弱日久，或用了大量的活血破瘀通络的中成药后，多有汗出气短、神疲乏力、少气懒言、面色淡白、舌质淡白不红、脉象细而无力。也有的患者是误药所致，如老年人误认为头晕头痛是感冒，经常自购感冒药内服，导致解表发汗过度而出现汗症。这种情况下，必须劝其停用，否则其出汗永久难愈。

肺气不固者，当益气固表，常选玉屏风散。三味药中，黄芪应用生者，其剂量尤为重要，一般成人用40g，特殊情况下要用到90g时才能见到明显疗效。

营卫不和表虚型多汗症，以自汗为主。兼汗出恶风、身痛微热、头痛等，可用桂枝汤加味治疗；兼失眠、心悸或因心情紧张而多汗者，选用桂枝加龙骨牡蛎汤，若加用香附、合欢皮、茯神则可提高疗效。

阴虚内热型多汗症，以阴虚为主，多为心肾阴虚。自汗盗汗都有，以自汗最多，并兼虚烦少眠、潮热心悸，女子有月经不调或停经，男子则阳痿、早泄、小便淋沥不尽，方选百合地黄汤合甘麦大枣汤；内热明显者可选当归六黄汤，加用煅龙牡、茯苓、仙茅、淫羊藿、女贞子、旱莲草，对更年期综合征有效。

完全为实热内蒸之汗症，多见于急性热病，找中医看病者不多。临床所见大都是慢性久病，以虚证为主。如产后气虚血弱之自汗，可用黄芪桂枝五物汤；癌症、结核等重症，术后有化疗反应者，可用百合固金汤、生脉散加减，康复期可用薯蓣丸善后。

手足出汗，门诊求治者很多，常终生不愈，难以根治。中医认为乃脾胃湿热内郁使然，可外用白矾、葛根、土茯苓、五倍子煎水外洗手足，每日 1 次，连用半月，可获缓解。

小儿头颈多汗常在入睡后半小时为最多，此乃稚阳之体所致。可用冬桑叶打细粉，用豆豉、米汤煎水冲服，每日 2 次，剂量以小儿体重决定，坚持 20 天，有较好疗效。

关于治汗症之药，这里要特别推荐张锡纯喜用的山茱萸，临床上处方多写"山萸肉"。山茱萸之核是不能入药的，只用山萸肉的味极酸才有效。临床上对于大汗虚脱，尤其是心脏衰弱，大汗不止，心慌心悸者，用山萸肉 30 ~ 60g，再据病机证候配伍，其效验者多。《医学衷中参西录》

有来复汤可供遣用，方中用山萸肉二两去净核，生龙骨一两捣细，生牡蛎一两捣细，生杭芍六钱，野台参四钱，甘草二钱蜜炙。主治寒温外感诸证，大病瘥后不能自复，寒热往来，虚汗淋漓。

仙鹤草，一般用于止血，但对盗汗、乏力者也有效。方用仙鹤草30～60g，大枣15～30g，水煎服，每日1剂，连服15天，始可见功。

古代医家李东垣对于汗症颇有心得。他认为，治汗与时令有关：春夏用黄芪，秋冬用桂枝。夏月多汗、口渴、气喘促者，以及阴虚疰夏、体热自汗或盗汗者，急以生脉散加黄芪治之。六味地黄丸加知母、龙骨、牡蛎，治劳损盗汗殊妙。

朱丹溪制有白术汤，用白术四两，分作四制：一两用黄芪同炒；一两用石斛同炒；一两用牡蛎同炒；一两用麸皮同炒。各味炒至黄色，余药不用，只用白术研末。每服三钱，用粟米煎水送下，药尽为效（《赤水玄珠·汗门》）。因笔者受此方的影响，故在选用玉屏风散治汗症时，重用炒白术40g，可提高疗效。

说说少气与短气

行医多年，常听患者说，"气不够用""接不上气""掉气""气往下落"和"说话费力"等，甚至有的患者说"喘气""出气不赢"等。对于这些主诉，医者如不认真解读、翻译，很难与书面语言对接，影响辨证与论治。

少气见于《内经》，如《素问·玉机真藏论》曰："呼吸少气而咳。"《素问·方盛衰论》也说："三阴绝，三阳微，是为少气。"对于少气，《中医症状鉴别诊断学》的定义："少气，又称'气少'，是指呼吸气短，语言无力的一种虚弱不足的症状。"通过这个定义，我们不难看出，作者是少气、短气不分的。笔者颇有同感，这是临床上的实际情况，因为少气、气短、短气、气促、气喘等都是气不够用的状态，没有必要强行分清其症状之名。如短气也令人有喘的感觉，又称为似喘非喘，如何鉴别呢？成无己说："短气者，气短而不能相续者是也，似喘而非喘，若有喘上冲，而实非上冲也。夫喘者，张口抬肩，摇身滚肚，谓之喘也。气上冲者，腹里时时气上冲也。所谓短气者，呼吸虽数，而不能相续，似喘而不能摇肩，似呻吟而无痛者，此短气也。《经》所言短气者众，实为难辨之证，愚医莫识之，为治有误者多矣。要识其短气之真者，气急而短促，谓之气短者是也。"看来我们的前辈也觉得辨别很难。

但在中医典籍中，"少气"与"短气"不完全相同，如

《医宗金鉴·杂病心法要诀》说："短气者，气短不能续息也；少气者，气少而不能称形也。"《杂病广要》在分析两者病机的异同时说："短气不足以息者体实，实者气盛，盛者气逆不通，故短气；又肺虚则气少不足，亦令短气。"即"短气"有虚实之分，其虚者与"少气"无异。论其治法，明代孙一奎总结说："短气、少气，治法亦有异也。短气仍有虚有实，治法有补有泻；少气则纯不足也，治唯有补而已。"对于少气，《伤寒论》有竹叶石膏汤治虚羸少气；对于短气，《金匮要略》论之甚详，如胸痹短气之用瓜蒌薤白白酒汤、茯苓杏仁甘草汤、橘枳姜汤、苓桂术甘汤等；李东垣有"胸满少气短气者，肺主诸气，五脏之气皆不足，而阳道不行也"的论述，认为"气短、小便利者，四君子汤中去茯苓加黄芪补之；如腹中气不转者，加甘草一半……如衣薄而短气，则添衣，于无风处居止。气仍尚短，则以热汤一碗，熏其口鼻，则不短也。如衣厚，于不通风处居止而气短，则宜减衣，摩揩汗孔令合，于漫风处居止。如久居高屋，天寒阴湿所遏令气短者，亦如前法熏之。如居周密小屋，或大热而处寒凉气短，则就风日。凡气短，皆宜滋味汤饮，令胃气调和。"孙一奎所引东垣这一段话与金元时期当时的社会、自然环境相关，多受寒冷，阳气受困，过热则多汗伤气，居室太密闭，缺通风（如当今之空调房）；还有饮食营养太差，饥饿至气短者属虚，不需药饵，"滋味汤"补胃气即可。除此之外，《金匮要略》有"平人，无寒热，短气不足以息者，实也"，这一段话写在"胸痹心痛短气"篇中，是痰湿阻隔所致，正是现代不少人肥甘厚味进食过多，加上肥胖懒于活动，患者体态颇丰，肥头大肚，主诉多是"我吃得很好，也多，为啥子没有力气呢?"仲景断言此"实也",非东垣所言须服"滋味汤"的气短。

据临床所见,少气、短气辨证属虚证多,实证相对较少。参照现代医学的诊断,中医遣方用药颇有一番讲究,今不揣简陋,小结于后,以就正于贤达。

当今的中医临床,如果要求"纯中医",完全与现代医学的诊断治疗割裂是不可能的。因此,在传统中医方法之后,参考相关研究成果,对于提高疗效也是很有益的。

1. 肺气不足的少气与短气

多因久患肺病,或久咳久喘影响肺气;也有由先天不足,后天失养,体质素虚,而致肺气虚弱不足者。如《诸病源候论·少气候》曰:"肺主气而通呼吸,脏气不足则呼吸微弱而少气。"《杂病源流犀烛》也说:"肺藏气,肺不足则息微少气。"辨识主症:语声低微,少气短气,声短而息微弱。特点是:活动后症状加重。治当补益肺气,方选补肺汤(《永类钤方》)加味。人参、黄芪、熟地、五味子、紫菀、桑白皮、丹参、赤芍。方加丹参、赤芍者,是参考药理研究结果,丹参、赤芍具有耐缺氧作用。凡西医的慢性气管炎合并肺气肿、肺源性心脏病和老年性肺气肿等均可参照辨治。

2. 脾气虚的少气与短气

多因素体中气不足,或久病误药损伤脾胃,运化失司,水谷不能生精微,气血难以续生,故出现少气与短气。正如《素问·脉要精微论》所言:"脾脉搏坚而长,其色黄,当病少气。"治当补益脾气,方用补中益气汤加仙鹤草。仙鹤草又名"脱力草",民间用于精神不振、四肢乏力、重体力活动后出现的困乏少气的治疗。干祖望老先生用仙鹤草配仙茅、仙灵脾，称"三仙汤"，用于治疗无外邪的各种神疲怠懒、少气短气者效果殊佳。特点是：少食无味，面色萎黄或苍白。凡西医的贫血、脏器下垂、胃肠功能紊乱等可参照辨治。

3. 心气虚衰的少气与短气

多因久患心脏疾病，致心气血两伤；或思虑劳心过度，或先天不足，心血失养。主症心悸、心痛、虚汗、少气短气，兼烦躁失眠等。特征：舌质淡，脉细弱。治当补益心气为主，方用全真一气汤（《冯氏锦囊秘录》）：别直参、麦冬、北五味子、大熟地、炒黄白术、淡制附片、酒蒸怀牛膝。加黄芪 40～50g，善能益气升阳。西医的冠心病、心绞痛、心肌梗死的恢复期可参照辨治。

4. 气血两虚的少气与短气

多因外伤、手术失血伤气，或癌瘤术后经放、化疗之药毒损伤所致。主症下肢少气乏力，气短，纳少，无味。特点：具有明显可查的致损因素。方用八珍汤加黄芪、砂仁、鸡血藤、阿胶。西医的再生障碍性贫血、肿瘤化放疗期间副反应、白细胞减少症、贫血等可参照辨治。

5. 痰湿阻滞的少气与短气

多因素体肥胖，或多食肥甘厚味，或养尊处优，机体活动太少，致湿浊痰瘀阻滞气机，阳气不得伸张。主症身重短气，困倦，口腻口苦。特征：食纳尚好，舌苔厚腻。或有胸脘满闷，头晕目眩，多眠鼾。治宜化痰除湿，方用温胆汤加荷叶、泽泻、山楂、白蔻仁。西医的高脂血症、肥胖病等均可参照辨治。

6. 气郁滞塞的少气与短气

多因五志过极，气机郁滞，脏腑经络为之不通，而出现四肢百骸及脏腑失养，脾不运化。主症气短少气，神疲乏力。患者常因气短少气而无法坚持上班，对平时能做的家务事也不能完成。特点：愁思忧虑，或在生活工作中有潜在某种压力；或兼有胸胁胀满，心悸胆怯，烦闷难眠，坐立不安等症。治宜疏肝解郁，健脾宁心。方选合欢解郁汤（自拟，见本书第 375 页）加黄芪、人参。西医诊断的抑郁症、焦虑症可参照辨治。

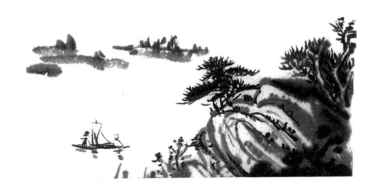

也说饥不欲食

民以食为天，这谁都知道！人为了活命，必须进食，吃，还享受美味，乐在其中。一般来说，饿了就吃，本能使然，知饥不欲食这是何故？

对于这个问题，临床上还十分常见。中医典籍中有"饥不欲食"，也有"饥不能食"。不欲食者，首见于《内经》："太阴司天，湿淫所胜……大便难，阴气不足，饥不欲食……心如悬，病本于肾。"（《素问·至真要大论》）《伤寒论》中有"饥不欲食"者7条、"饥不能食"者有14条，二者只有一字之差，但病机迥异，故要推究"饥不欲食"的原因，关键在一个"欲"字。

"欲者，贪欲也。"（《说文》）其义有二：一是本能之欲望，二是后天的需求，还有生理与心理的需求不同。临床上的"饥不欲食"，约而言之，有如下几种情况：①食不知味。美食应该可口，尝不到味，这是味觉出了毛病，多见于胃阴虚，一般舌苔剥落，或舌苔少，甚至舌面乳突萎缩，舌光无苔，舌如猪肝状。②生理上无所需求。胃中空空，有饥饿感，但机体热量充足，精神很好，不需要。③心理上无所需求。儿童厌食多有此状，因不愿食，家长着急，每餐必恐吓催逼，甚至打骂相加，日久则把进食当作一件痛苦之事，其"欲"荡然无存。因此，为了提高其"欲"，除了治疗脾胃之外，还不能忽视心与肝的调治。

庚寅六月，我去成都开会，住中医学院杏林宾馆。晚间中学同学孙某来访，顺带其小外孙问病。据说，什么都好，就是不吃饭、面和菜；3 岁零 3 个月，体重只有 10.5kg；中药西药用了不少，就是不见效。查其所用中药方，大抵东垣甘温健脾开胃之法；再仔细观察，小孩面黄肌瘦，大眼睛，矮个子，进门就在床上蹦跳，两个多小时，一刻未停，虽至晚上 10 点多，仍无睡意；望其舌红且少苔，切其脉细数，再问其大便干而结。乃疏养胃汤方 6 剂，并嘱断其零食，增加果蔬，切忌进餐时恐吓打骂。3 个月后电话告知，食欲大增，体貌皆有改观。

此系典型胃阴虚所致"饥不欲食"，与《素问》所言相同。东垣甘温之法，何能见效？原来，当今的生活环境与东垣时代不同，彼时兵荒马乱、饥寒交迫，而我那同学的小外孙有吃有穿，热能过盛，虽然都是面黄肌瘦，但此精神亢奋，与那种饥肠辘辘、气短倦怠完全不同。

其实，对于东垣甘温开胃之局限，后世医家早有发现。如吴鞠通《温病条辨·中焦》之益胃汤方（沙参、麦冬、冰糖、细生地、玉竹）用于阳明温病下后汗出，食欲不振；唐容川《血证论》之叶氏养胃汤（麦冬、扁豆、玉竹、甘草、沙参、桑叶）清平甘润，滋养胃阴，并明确提出"知此，庶可补李东垣《脾胃论》之所不足"。此外，清代吴澄在《不居集》中发脾阴之论，倡调理脾阴之治，创制理脾阴五方，补脾阴亦即补胃阴，其理一也。其中，升补和中汤（人参、谷芽、山药、茯神、甘草、陈皮、扁豆、钩藤、荷叶蒂、老米、大枣）药性平和、甘润滋养，也是一首治疗胃阴虚型"饥不欲食"的好方子。张锡纯也非常重视脾阴之治，他说"治阴虚，专责重于脾，人亦多不解，陈修园谓脾为太阴，乃三阴之长。故治阴虚者，当滋脾阴为主，脾阴足，自能灌溉诸脏也"，善用山药是其特长。

就病机而言，"饥不欲食"有胃虚内热者，也有肾阴不足、虚火乘胃者，还有热病后阴津已伤而余热未尽者。虚热也消谷，故知饥。近年因生活环境的改变，医疗保健手段的更新，促使"阳常有余，阴常不足"的体质倾向增多。如当今煎、炸、炙、烤的饮食习惯，加上视欲劳目、淫邪惑心、作息颠倒、放疗化疗、火灸滥用、温燥过补等，皆令阴、津、精大伤，成人、儿童的"饥不欲食"属胃阴虚者最为常见。

有鉴于此，我在学习前人经验之基础上，对大多数属于胃阴虚的"饥不欲食"者，常用养胃悦肝汤（自拟），药用乌梅、北沙参、麦冬、扁豆、生地、川黄连、荷叶、山药、冬桑叶，水煎服。主治脾胃阴虚，心肝失调。用于饥不欲食，口渴喜冷，大便干结，自汗盗汗，心烦易怒，亢奋少眠，脉细数，舌苔少，或剥落，甚或无苔，舌质红者。

遣用本方时，辨识要点有三：虽云不食，但精神很好，好动而兴奋，此其一；口渴喜冷饮，特别好饮冷的白开水或饮料，餐桌上的肉汤、菜汤不爱喝，此其二；爱吃经炸、炒、卤等处理过的小食品，不吃新鲜绿色蔬菜，这是其三。此方综合益胃汤、养胃汤与升补和中汤而成，酸甘化阴是其主旨，应特别重视方中黄连、荷叶和冬桑叶的剂量，黄连宜轻，1~2g 即可。因少量苦味能清心开胃，大量苦燥则伤胃。临证中，小孩对少量黄连之苦可以接受，妙在有一点"可乐"饮料的苦味；冬桑叶、荷叶均可悦肝畅气而不温，且冬桑叶善治自汗盗汗，可用到 20~30g；荷叶还可通便，如大便干结者可以用到 30g。

成人之"饥不欲食"属胃阴虚者，多与心、肝、肾等其他器质性病变有关，一般是久病重症。临证可加西洋参、石斛、百合、鳖甲等以助养阴益气之力；久病兼郁者，加用合欢皮、玫瑰花、佛手，并应注意守方有恒，坚持服用。

有　恒

失眠的方证辨治

睡眠问题是一个既浅显又深邃的问题，它是生命科学中的一大奥秘，曾引起古往今来无数科学家的浓厚兴趣。

失眠症是指在具备充分的睡眠机会和环境时，发生以失眠为主的睡眠质量不满意。

失眠是睡眠医学所关注的重要疾病（或症状）之一。现代医学所称之失眠，又叫入睡和维持睡眠障碍，是以经常不能获得正常睡眠为特征的一种病证，为各种原因引起入睡困难、睡眠深度或频度过短（浅睡性失眠）、早醒及睡眠时间不足或质量差等。临床以不易入睡，睡后易醒，醒后不能再睡，时睡时醒，或彻夜不睡为其证候特点，并常伴有日间精神不振，反应迟钝，体倦乏力，甚则心烦懊恼，严重影响身心健康及工作、学习和生活。

中医学对睡眠的研究源远流长，独具特色，临床上对失眠的辨识与治疗积累了丰富的经验。中医睡眠医学涉及失眠、嗜睡、梦游、梦呓、梦交、梦遗、梦惊、磨牙、打鼾、遗尿、失魂等睡眠障碍问题。这里仅就失眠的方证辨治作简要介绍，祈望海内贤达正之。

一、失眠的中医辨识与治法

1. 失眠的病机辨识

睡眠由神所主，神出则寤，入则寐。心能藏神，血脉

老医真言

通达，阳能入阴，则睡眠正常。但心主睡眠的生理过程是与其他脏腑共同完成的，因为肝藏血，血舍魂；脾主运化，生化气血；心肾同为少阴，心为君火，肾为真水，心火下达，肾水上济，心肾相交，这些都是睡眠正常的基础条件。此外，胃不和也卧不安。

失眠的基本病机是心神出而不入，阳动而不静。火热是中医临床上最多见的病因。

在《素问·至真要大论》被后世称谓的病机十九条中，"皆属于火"者就有5条之多，条条与失眠相关。如"诸热瞀瘛""诸禁鼓慄，如丧神守""诸逆冲上""诸躁狂越""诸病胕肿，疼酸惊骇"。其中瞀瘛、鼓慄、丧神、冲上、躁狂、惊骇等，多伴失眠的临床表现。

总之，"万病困扰皆失眠"。此外，药物、心理、精神疾病（抑郁、焦虑、精神分裂等）均可导致失眠。

对于失眠的诊断，现代医学可以借助仪器，如多导睡眠仪检查是诊断心理、生理性失眠的重要手段。有一种主观性失眠，又称睡眠状态感知不良症（即假失眠），家里的人都说他睡得很好，但他仍说"没睡着"，这时用多导睡眠仪可以准确辨别之。

（1）中医对失眠的四诊方法

其中尤其要重视问诊以抓住主症。对一些"假失眠"者（强调睡眠时间必须不能少于6小时；老年人的正常眠少与早醒；主观失眠等），特别要注意鉴别：

①以不易入睡（30分钟以上还未入睡），睡中易醒，半夜醒后难以再入睡，睡眠时间不足，每天少于6小时，甚至彻夜难眠为主要临床表现。

②病程应在3天以上，并排除偶因某事失眠，而次日

又能安眠者。

③常因失眠而出现疲乏无力、头晕头胀、心悸健忘或食欲不振，工作学习能力下降者。

④排除其他严重性疾病所导致的失眠，特别是器质性疾病，如见喘息咳嗽、鼻阻、多尿、心悸胸闷、心痛、疼痛、瘙痒、腹水、胸水、呕吐等。《伤寒论》用大承气汤治热上扰心之失眠、猪苓汤治水热互结之失眠、五苓散治肾津损伤之失眠、干姜附子汤治昼日烦躁不得眠等皆是他病所致之失眠，应先治本病，病去眠自安。

⑤排除咖啡、茶、酒、药物所致的失眠。

（2）注意鉴别其他严重疾病所致的失眠

①狂躁型精神分裂症有严重的失眠，应注意鉴别并指导患者住院治疗。

②焦虑、抑郁症有不同程度的失眠，应注意鉴别。

③《金匮要略》云："咳逆上气，时时吐浊，但坐不得眠，皂荚丸主之。"此为浊痰壅肺，肺不肃降所致。病势较急，为邪实重证，当不应为失眠本症。

"胸痹不得卧，心痛彻背者，栝楼薤白半夏汤主之。"这是指不能平卧，卧则胸部憋闷更重，也非失眠。

"支饮，亦喘而不能卧。""咳逆倚息不得卧，小青龙汤主之。"

又如《素问·评热病论》曰："诸水病者，故不得卧，卧则惊，惊则咳甚也。"

以上这些都应提高警惕，不可当一般失眠论治。

针对"出而不入、动而不静"的基本病机，治疗失眠的原则应使之阳入阴、动入静。清火热、养阴血能使邪去正安，是治疗失眠的主要方法。传统的安神、宁神、定志、镇心、清心、潜阳等都是围绕这两大治法进行的。有邪者，神为邪扰而不静，不静则不寐，乃实证也，去其病则寐矣。若无邪者，皆由营气之不足，营主血，血虚则无以养心，心虚则神不守舍，故或为惊惕，或为恐畏，或有所系悬，或多所妄思，以致神魂不安，终夜不寐，此虚证也。治之宜以养营气为主。

2. 方证辨治是一种利于临床操作的方法

失眠是一个临床症状，近半个世纪以来，中医内科学按照辨证论治的方法，分作若干证侯型，并以证立法，据法立方遣药，企图通过这种方法去规范指导临床。经过多年的临床实践，笔者认为，辨证论治是中医临床的核心，但并不是全部，辨证论治仅着重于理论与治则，没有经验与操作的成分。因此，方证辨治作为经验传承体系，与辨证论治的理论体系共同构筑了中医的特色和精髓。这种方法对失眠的临床更好操作。

"方证"是仲景及历代医家创立的经验传承体系，多年来被日本汉方家奉为圭臬。"方与证是《伤寒论》的核心"，证，"简而言之，凡人之疾病，反映体之内外上下，以及各种痛痒、各种异常现象，一些蛛丝马迹都可以称之为证。证，就是'证明'，客观存在，而领事物之先。"（《刘渡舟医学全集》）因此，"方证辨治"也具有一些辨证元素，临床上每一病证必有一最优方剂匹配及最佳疗效。

本文所要研究的"失眠"是临床中之主症，其核心是方与证的最佳对接过程。这就是，总结识证、遣方与选药方面的经验，使方与证之间达到最佳组合，从而确保临床最好疗效，这是我们在临床与传承中的想法与实践举要。当否，尚需求证。

（1）黄连阿胶汤方证

源流："少阴病，得之二三日以上，心中烦，不得卧，黄连阿胶汤主之。"（《伤寒论》）

组成与用法：黄连四两，黄芩二两，芍药二两，鸡子黄二枚，阿胶三两。上五味，以水六升，先煮三物，取二升，去滓，内胶烊尽；小冷，内鸡子黄，搅令相得，温服七合，日三服。

适应主症：失眠（入睡困难为主），心中烦热，夜卧不安。

伴随症：精神亢奋，浮想联翩，舌质红，少津液，脉细数。

病机：肾阴不足，心火偏亢，心肾不交。

治法：交通心肾，水升火降。

临证运用：心中烦，不得卧眠是本方证之标的。临床常见于热病、久病后期，以及年老、体衰或青壮年失于调摄，自身阴阳失调而呈阴虚火旺者。加生地黄疗效更好；热重口渴思饮者，可加生石膏、知母；多汗加五味子、浮小麦；更年期综合征加百合、生地；精神特别亢奋、通宵达旦无睡意者，加琥珀末、珍珠母、生铁落（煎汤代水煮余药）。

延伸方证：

①天王补心丹方证（《摄生秘剖》，组成用法略，下仿此）：主症是失眠、心悸、健忘，病机偏于心血不足。此方生地黄长于凉血滋阴，用量是其他药物总量的八倍之多，加上当归、二冬、玄参，其滋阴力量比黄连阿胶汤强，近年常用于失眠。临床上如见大便干燥，口舌生疮，或长时间脑力透支而健忘、心悸者，更为适合。

②朱砂安神丸方证（《兰室秘藏》）：主症是失眠、怔忡、烦乱，偏于入睡特别困难，毫无睡意，且对失眠产生恐惧者。如担心朱砂有毒，可用琥珀末、磁石代之。

③猪苓汤方证（《伤寒论》）：主症是心烦不眠兼有尿淋。与黄连阿胶汤比较，相同的是均为少阴热化，有心烦不眠之症，都用阿胶。不同的是，前者单纯为阴虚火旺，治之只需滋阴降火；后者夹水气不化，可兼咳而呕渴，治必利水。

④交泰丸方证（《韩氏医通》）：主症是失眠且怔忡。与黄连阿胶汤比较，都是以黄连为主，交通心肾，病偏火热，邪扰心神，重在治心。本方黄连与肉桂用量之比为6:1，少量肉桂是为引火归原。

⑤百合地黄汤方证（《金匮要略》）：主症是失眠而兼症特别多者，"意欲食，复不能食，常默然，欲卧不能卧，欲行不能行……如寒无寒，如热无热，口苦，小便赤，诸药不能治……如有神灵者，身形如和。"本方能凉血清热、益气安神，主治更年期郁证、烦热失眠，常与黄连阿胶汤一起用，若加夏枯草则治失眠更好。

⑥栀子豉汤方证（《伤寒论》）：主症是失眠加懊侬。清热除烦，治懊侬无以名状之失眠。本方原是治阳明病误下，邪热乘虚陷入胸膈，出现心中懊侬不适，以致影响睡眠。主治：身热心烦不眠，剧则心中懊侬，反复颠倒，或胸中烦热窒塞，嘈杂似饥，舌苔似黄。懊侬一症久久不愈者，也可单用。

（2）酸枣仁汤方证

源流："虚劳，虚烦不得眠，酸枣仁汤主之。"（《金匮要略》）

诊余杂谈

组成与用法：酸枣仁二升，甘草一两，知母二两，茯苓二两，芎劳二两（原注：深师有生姜二两）。上五味，以水八升，煮酸枣仁，得六升，内诸药，煮取三升，分温三服。

方歌：酸枣二升先煮汤，茯知二两佐之良，芎甘各一相调剂，服后恬然是睡乡。

适应主症：不得眠，心中烦扰，郁而不宁，属虚者。

伴随症：头目昏花，双眼干涩。

病机：肝血不足，魂不守舍。

"人寤则魂寓于目，寐则魂藏于肝。虚劳之人，肝气不荣，则魂不得藏，魂不得藏故不得眠……皆所以求肝之治，而宅其魂也。"（《金匮要略心典》）

治法：养血安神。

临证运用：酸枣仁汤是专治失眠之方，历代有从补阴论者，因为知母能滋阴，但从肝血论者更多。方中药味不多，但每药均有深意：用酸枣仁者，是为阴血不足，不能涵阳而设；用茯苓者，是为湿阻三焦，阳不入阴而设；用川芎者，是为血行不畅，脑失所养而设；用知母者，是为热伏于胸，心神受扰而设。从这四个方面针对失眠病因，可谓周到。如果要想增加其力度，则阴血不足为主，可加制首乌、夜交藤；湿浊为主，可加石菖蒲、半夏；热象明显加栀子；瘀血重者，可加赤芍、桃仁。

本方君药酸枣仁之归经，明以前归心经，李时珍加上了肝经，认为"酸枣实味酸性收，故主肝病……其仁甘而润，故熟用疗胆虚不得眠、烦渴、虚汗之证，生用疗胆热好眠。"自唐代开始，酸枣仁之用有生熟之分，失眠者用炒，嗜睡者用生，一直沿袭至今。历史上曾有争议，近年研究表明，生、炒枣仁水煎液对动物均有镇静、安眠作用，两者并无显著差异。要注意的是，炒制枣仁时应该严格掌握火候，以免久炒油枯而失效。

延伸方证：

①归脾汤（《济生方》）：主症是失眠兼有脾气虚者。本方亦有养血安神之功，但偏于补脾益气，着眼于心血生化之源，以治失眠、心悸、健忘为主症。

②甘麦大枣汤方证（《金匮要略》）：主症是失眠兼烘热出汗者。"妇人脏躁，喜悲伤欲哭，象如神灵所作，数欠伸，甘麦大枣汤主之。"治脏阴不足，心神失养，躁扰不宁。常用于烘热出汗，失眠属心肾不足者。

③仁熟散（《医宗金鉴》）：恐惧不能独自卧，胆虚气怯用仁熟，柏子地枸味萸桂，参神菊壳酒调服。主症是失眠兼恐惧者。本方益气养血，偏重治胆虚气怯，因怔忡而失眠早醒者，较之酸枣仁汤方证的虚损程度更重。

④安神定志丸（《医学心悟》）：人参、茯苓、茯神、龙齿、远志、菖蒲，蜜丸，每服 9g，亦可煎服。主症是失眠而兼梦惊，偏重治疗多梦易惊之失眠。

（3）温胆汤方证

源流：温胆汤之名首载于《外台秘要》，后世多种方书均有温胆汤之名，药味略有加减。何谓"温胆"？诸家讨论颇多。本文所指之温胆汤方证，为宋代陈言《三因极一病证方论》中所载三首温胆汤之一，即卷九之温胆汤。

组成与用法：半夏汤洗七次、竹茹、枳实麸炒去瓤各二两，陈皮三两，甘草炙一两，茯苓一两半。上锉为散，每服四大钱，水一盏半，加生姜五片，大枣一枚，煎七分，去滓，食前服。

适应主症：失眠，惊悸，多梦，呕恶属痰所扰者。

伴随症：眩晕，多涎，苔腻，脉滑。

病机：胆胃不和，痰热内扰。

治法：理气化痰，清热和胃。

临证运用：温胆汤原来用于"治心胆虚怯，触事易惊，或梦寐不祥，异象感惑，遂致心惊胆怯，气郁生涎，涎与气搏，变生诸症，或短气悸乏，或复自汗，四肢浮肿，饮食无味，心虚烦闷，坐卧不安。"主要是因为痰与热导致惊、悸，进而造成失眠。常加酸枣仁、五味子、川芎和菌灵芝，疗效更好。本方临床应用极广，受"怪病多痰"的影响，随证加减用于许多疑难怪病。热重者加黄连，为黄连温胆汤；伴头晕加天麻、珍珠母；耳鸣加石菖蒲、磁石；气血虚者，加人参、熟地。

对于痰所致的失眠，临床上有一些特征，一是久治无效，二是补而无效，三是久病不衰，中年以上甚至日渐体丰而胖，或虽瘦而面色晦暗或淡而白，其形如肿。不一定有脉象滑数，也不必见苔厚腻。为了记忆方便，可以背诵如下歌诀：

心烦失眠头痛眩，胸胁背胀捶打痉，呕逆低热肢麻胀，久病不衰证属痰。

加用海藻、昆布、海蛤粉、制远志、胆南星，可以增强治痰疗效；或配伍降气之降香、香附、旋覆花等，对因气郁滞痰、痰气交阻所致之失眠、心烦有一定作用。

延伸方证：

①半夏秫米汤方证（《灵枢》）：主症是失眠属痰之轻症。主治痰浊阻滞三焦，卫气出入受阻，不能入于营阴而失眠不寐者，是《灵枢·邪客》中现存最早的古方之一。

方中半夏祛三焦痰浊，令阳能入阴；秫米温胃健脾，能呈祛痰涤浊、交通阴阳之功。临床可先将秫米 30～60g（重症可用 250g）煎水，再与温胆汤诸药同煎，有效。

②保和丸方证（《丹溪心法》）：主症是失眠属食积化热所扰者。专治因食积停滞，化热生痰，胸脘痞满，腹胀时痛，坐卧不宁，嗳气吞酸，或呕吐泄泻，脉滑数，舌苔厚腻而黄，典型的"胃不和则卧不安"之失眠者。

③血府逐瘀汤方证（《医林改错》）：主症是失眠属瘀血内扰者。痰与瘀同为机体的病理产物，故有"痰瘀同源""痰瘀互结"之说，也即"水血同源"之说。故王清任在本方的主治中，除了瘀血内阻所致的头痛、胸痛、胁痛和月经不调之外，还专门提到治失眠多梦、心悸、怔忡、急躁易怒。对于失眠，是因血行不畅，营阴不能上荣元神，阴血不能涵阳所致。凡久病之失眠、外伤之失眠、一切瘀血为患之失眠，用本方很好！

（4）白通汤方证

组成与用法：葱白四茎，干姜一两，附子一枚（生，去皮，破八片）。上三味，以水三升，煮取一升，去渣，分温再服。

适应主症：失眠，萎靡不振，气短神衰，舌质淡者。

治法：温肾助阳，交通上下。

"有因肾阳衰而不能启真水上升以交于心，心气即不得下降，故不卧；有因心血衰而不能降君火以下交于肾，肾水即不得上升，亦不得卧……法宜交通上下为主，如白通汤、补坎益离丹之类。"（《医法圆通·卷二·不卧》）唐步祺阐释说："余治心肾阳衰及伤及中宫之阳而失眠者，除用补坎益离丹、理中汤外，常配合桂枝龙牡汤加制附片，轮流服用，取得满意效果。"

延伸方证：

①补坎益离丹方证（《医法圆通》）：药用桂枝、附子、海蛤粉、生姜、炙甘草。主治失眠，无神，舌质淡有津，脉细数。

人们只知口腔溃疡有虚火上炎，而忽视失眠一症也有虚火上炎者。心肾阳虚者，可用白通汤、四逆汤；脾肾阳虚者，可用附子理中汤加肉桂引火归原。

②桂枝加龙骨牡蛎汤方证（《金匮要略》）：主治失眠、遗精、梦交、盗汗者，本方可调和阴阳，引阳入阴。

（5）越鞠丸方证

源流：越鞠丸是《丹溪心法》中治疗六郁之名方。朱丹溪首倡六郁之说，《丹溪心法》卷三有"六郁"之专篇，谓"气血冲和，万病不生，一有怫郁，诸病生焉。故人身诸病，多生于郁"。本方对后世的影响很大，仿此方加减者甚多。值得注意的是，其所指之郁不限于肺、肝之气郁，对于这方面的认识，秦伯未说得明白："本方系一般理气解郁的主方，不是肝气主方……如果误认为解郁便是疏肝气，先失其本意了。"亦即是说，越鞠丸方证所治之郁是广义之郁，它包括了肝气不舒之郁。除此之外，还有更多的郁可以治，但历代少有记载治失眠者。

组成与用法：苍术、香附、抚芎、神曲、栀子各等分。上为末，水泛为丸，如绿豆大；也可水煎分服。

适应主症：失眠反复，胸胁满闷属郁者。

伴随症：脘腹胀痛，嗳腐吞酸，恶心纳差。

病机：气机郁滞。

治法：理气通滞。

临证运用：越鞠丸方的对应主症，是以"郁"字为中心的包括失眠在内的各种病症。传统的七情之"郁"，是五脏六腑气血不畅而使气机失调之"郁"、四肢百骸各种不通之"郁"全在其中。加上传统认识上的"久病多郁"，我们认为是"久病皆郁""郁乃心病"，万病经久不愈均可导致情志上的郁滞。因此，大多数失眠者，常有"郁"的因素在内，"失眠多因气郁起"，而久患失眠者，其困扰与压力更增加了治疗的难度。"郁"成了失眠一症的核心问题。

关于郁病的症状表现，丹溪并未详述。其弟子戴元礼曾补充曰："气郁者，胸胁痛，脉沉涩；湿郁者，周身走痛，或关节痛，遇阴寒则发，脉沉细；痰郁者，动则喘，寸口脉沉滑；热郁者，瞀闷，小便赤，脉沉数；血郁者，四肢无力，能食，便红，脉沉；食郁者，嗳酸，腹饱不能食，人迎脉平和，气口脉紧盛者是也。"（《丹溪心法》卷三）丹溪还为郁之用药提出了建议：气郁用香附、苍术、川芎；湿郁用白芷、苍术、川芎、茯苓；痰郁用海石、香附、南星、瓜蒌；热郁用栀子、青黛、香附、苍术、川芎；血郁用桃仁、红花、青黛、川芎、香附；食郁用苍术、香附、山楂、神曲、砂仁等。提示用上述药物，虽不在安神定志，但可通过解郁，达到治失眠之本的目的。

现代人生活节奏加快，工作压力增大，各种诱惑、竞争增多，因郁而致失眠者太多了，有人喻为"精神感冒"。蒲辅周说："郁之为病，人多忽视。"（《蒲辅周医疗经验集》）在失眠的治疗过程中，我们必须高度注意对郁的辨别与治疗，巧妙地运用越鞠丸，确有提高疗效的作用。

延伸方证：

①丹栀逍遥散方证（《内科摘要》）：主症是失眠，烦

躁，胸闷，头晕，脉弦细。肝郁则气机不畅而内生郁火，火扰心神，由此可以导致失眠。常加珍珠母平肝、酸枣仁补肝、香附子疏肝、合欢花清肝，其安眠疗效更好。

②清肝达郁汤方证（《重订通俗伤寒论》）：焦山栀三钱，生白芍一钱，归须一钱，川柴胡四分，粉丹皮二钱，清炙草六分，广橘白一钱，苏薄荷四分，冲，滁菊花一钱半，鲜青橘叶五片，剪碎。汗多者去薄荷，加人参、鳖甲。主治女子月经失调，失眠烦躁，胸乳胁胀者。

（6）合欢解郁汤方证（经验方）

组成与用法：（见本书第375页）

适应主症：情志压力所致的失眠多梦。

伴随症：肢体疼痛，胸胁胀满，寒热不定，全身无力，咽梗不适，信心下降，久病不愈等。

心悸怔忡者加生龙牡、柏子仁、夜交藤；疼痛明显者加延胡索；怕冷者加肉桂；多汗者加浮小麦、五味子；烘热者加百合、生地黄。

此外，对服药时间的建议：为了使药物适时达到一定浓度，达到安神镇静助眠的目的，一般早晨、上午可不服药，只在午后及晚上睡前1~2小时各服药1次。

常用的中药利眠药有炒酸枣仁、灵芝菌、珍珠母、珍珠粉、琥珀末、茯神、夜交藤、合欢花、合欢皮、石菖蒲、远志、龙骨、牡蛎等，可直接作用于心神，引心神入归其宅，可以在对应方证中选用。

现代药理研究提示有镇静催眠作用的药物：川芎、山楂、天麻、丹参、升麻、牛黄、白芍、白鲜皮、冬虫夏草、艾叶、玉米须、仙茅、刺五加、玄参、华山参、半夏、石菖蒲、地龙、地黄、附子、西洋参、灵芝、赤芍、知母、

徐长卿、桂枝、柴胡、淫羊藿、黄芩、黄连、黄芪、紫苏、熊胆、蔓荆子、僵蚕、藁本、独活、败酱草等。（传统通用安神药从略）

探讨中的利眠中药：延胡索、苦参、银杏叶、落花生叶。

耳穴、耳针、理疗、催眠、静坐、心理咨询等值得推荐。

总之，中医对失眠的辨治，内容丰富，疗效确切，值得花功夫去探讨。

诊余絮谈

在"知止"中安眠

3月23日为"世界睡眠日",笔者有幸应邀作客腾讯大渝网,与广大网友闲聊关于睡眠的问题。因为时间有限,想说的问题很多,至今仍余意未尽。

睡眠作为一个自然的生理现象与生俱来,不须学习。看看婴幼儿,他们啥也不懂,却睡得香甜。拙见以为,而今众多失眠者,大多数是不必用药治疗的,甚至连食疗、理疗都不必要,需要的只是一种自我精神修炼,以达到"知止"的境界,自然会安眠。

修炼,似乎有点古代方家妄想登天的味道。其实,这就是"心理素质训练"。在我国传统文化中,儒、道、释都很重视,是实在的科学,与养生保健、防病治病密切相关,一点也不属迷信。

"知止"是儒家提倡的一种修养。儒家的代表作《大学》的第一段就有:"知止而后有定,定而后能静,静而后能安……"就儒学的这几句话,要求是很高的,我们姑且不管这种境界能否实现,但只要领会它的精神,那对于克服睡眠障碍就有它积极的意义了。

"止"有两个意思:一是内明之"止",这点一时难以说清;一是外用之"止",指不论是各级领导人或是一家之长,或只做了一个普通人,怎样把自己的思想行为做到恰如其分、适可而止的"止"。

"知止"，要先"知"道了才能够自"止"，"知"是"止"的先行条件。有这样一些失眠者，对自己的睡眠状态要求过高，如认为每晚必须睡8小时才算正常，睡7小时就以为是病；还有的老年失眠者常早醒，要求用药达到他孙子的睡眠水平。他们并不知道这是观念上的错误，只有让他先知道，才能停止其非分的奢望。

当然，也有很多时候，患者早已自"知"，但没法自"止"，如最多见的是对睡眠的恐惧。大家知道，一个睡眠正常的人，不知不觉就入睡了，肯定不会刻意要求自己快些入睡；但对常被失眠困扰的人来说，还没上床，脑海里老想"我今晚应该早些入睡，不然，明天工作咋办？"而且，就是这种思想不能自"止"，因而成为导致失眠的元凶。

还有，每一个人都必须挣钱养家，但很多人早已家财万贯，仍然拼命挣钱，以求实现更高的目标。他深知"钱为身外之物"的道理，也仍不能自"止"，如此恶性循环。这种人如不重视精神上的修炼而"知止"，失眠怎么会康复呢？

其他不知止者很多，如官场升迁、职称晋级……知道者与不知道者都止不住，何谈"定""静""安"？这是儒学经典对失眠者的有益指导。

其实，安睡的核心问题只一个"静"字，知止能达到"静"的状态，这睡眠则可实现正常。当然，"静"不仅能安眠，也是养生保健的要求。如道家的养神论者主张"致虚极，守静笃"，做到心神宁谧，静到如山谷之空旷虚无；还认为"归根曰静，静曰复命"，把静而安眠作为恢复生命的重要生理状态。因此，道家打坐修炼是要求入静，太极拳、五禽戏也都要求入静，以这种方法达到最佳的保健效果。道家晚唐时代作品《清静经》原文仅 392 字，融会儒、释、道三教思想，最后两句总结说："得悟道者，常清静矣。"白居易也有诗云："自静其心延寿命，无求于物长精神。"看来，今天欲战胜失眠的人，应努力去修炼"知止能静"的思想境界，可能较药物安眠的效果要好得多！

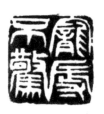

宠辱不惊

便秘并非小毛病

什么是便秘？只要大便不能如愿通泰都称之为"秘"。干结难出算秘，便软不结但仍不解也是秘，甚至对患者来说大便不成形、略稀溏，但不能尽其意者，也是"秘"。

30年前，笔者曾以"便秘"为题开展科研，有人不解说，便秘是一小毛病，值得立题吗？殊不知，在门诊时，常有患者因这一"小毛病"而央求救命者，只有你亲自体会，方知其痛苦与治疗的难度。

据2011年《美国胃肠病学杂志》发表的261040例患者汇总分析显示，便秘的发病率为27%，65岁以上人群发病率为30%～40%。与其他疾病相比，便秘的发病率和患者负担常被低估。对于医生来说，主动了解患者因为便秘所致的心理压力以争取病家的配合治疗，非常重要。

便秘，在中医文献里，有大便难、后不利、脾约、闭、阴结、阳结、大便秘、大便燥结、直肠结、不更衣、实秘、虚秘、气秘、冷秘、热秘等称谓。

便秘临床十分常见，可以单独成病，也可以发生在多种急慢性疾病过程中，严重影响健康，近年发病呈上升趋势，备受社会关注。对于绝大多数的功能性便秘，中医中药有较明显的治疗优势。

临床以便秘为主诉的患者对正常排便习惯的理解差异很大，因此必须首先根据患者平时排便习惯和排便有无困

诊余杂谈

难作出判断，以确定有无便秘存在。

中医的诊断标准：一是排便时间延长，每次排便之间隔在72小时以上；二是便质干结，甚则如羊屎或团块，排便费力，或大便并非干结而排出困难。

临床主要辨析便秘的寒热虚实，其中辨别虚实最为关键，应通过详细的四诊合参，结合患者全身体质状况，进行综合分析，以确定其属虚属实。必须注意的是，前述所谓虚秘与实秘，纯属体虚者少见，而虚实夹杂的情况较多，临床要注意分清主次。

在辨析病性的过程中，可采用腹部切诊。属实证者，左下腹可扪及条索状包块，少数便秘日久患者的腹部多处可扪及大小不等的包块。此时应与积聚鉴别：便秘之包块，通下后即消失或减少；癥积之包块，大便通下后，包块依旧存在。

便秘症状持续的时间，是病史中最重要的问题。近期出现排便习惯的改变，较容易找到病因；而长期的便秘，提示可能为功能性便秘。此外，有关每天排便的时间、每次排便所需的时间、饮食习惯、情绪和药物使用情况等，都应询问。

以下分证述之。

1. 燥热腑实（热秘）

辨识要点：大便质地干硬、结块、燥而少津不润，因此排出十分困难，数日不解，大便在肠中停得越久，其便秘症状越重，热毒所致全身症状也愈重，常因大便不通而痛苦难堪。

方用麻子仁丸加减。

燥热腑实证便秘较少单独出现，一般与急性外感热病或一些内科杂病相兼出现，如常见于西医学的急性感染性疾病（如肺系、胆系、阑尾、胰腺等的急性感染）和急性心脑血管疾病（如脑血管意外、心肌梗死）中。及时正确地治便秘，直接影响原发疾病的预后。通腑泻热法在许多疾病的治疗中占重要地位，但药物大都苦寒泻下峻猛，只有辨证无误时方可大胆应用，并宜中病即止，切忌过量，以免伤及正气。对于慢性便秘的燥热实证，常常实中有虚，更应详加辨识，注意保护正气，不可图一时之快，致大泻不止。大黄是治疗本类型便秘最重要的药物，对大黄的品种、质量、生用、熟用等，医者应到药房与药师共同讨论，以确定其用法用量，只有这样才能保证疗效和安全。

2. 气机郁滞（气秘）

辨识要点：大便虽干结，但不坚硬；或者大便质地柔软而不干燥，但仍努挣不畅，大便后不爽，总有没有解完的感觉；或者每次大便量不多，但必须经过 1~3 次才能排完。

方用六磨汤加减。

气秘临床颇为常见。实证便秘中，绝大多数属于此型。一般病程较长，易于复发，不可操之过急。除药物之外，还应辅以心理治疗、增加体育运动、改变不良生活习惯等。

3. 气虚失运

辨识要点：病程较长，可达数年之久。大便质地不干，也不燥结，有的便质完全正常，但常缺乏便意，即使有意识如厕努挣也无能为力，常常导致患者因未大便而周身不适，忧心忡忡。

方用黄芪汤加味。

药用：黄芪、麻仁、陈皮、白蜜、党参、白术。

加减：水湿不化，痰湿郁阻，症兼胸腹痞闷、咳嗽痰多、苔厚而腻者，加半夏、瓜蒌仁；气逆咳喘者，加苏子、杏仁、紫菀。

脾虚气弱型便秘，白术补气健脾，应为主药，且宜生用（炒白术通便之力很差）。其用量，成人每日量在 40 ~ 60g 时始能见效，亦有用至 90 ~ 120g 者。

4. 血虚肠燥

辨识要点：大便干燥，无津可润，兼有血虚气弱诸症。

方用润肠丸加味。

养血药物多阴柔滋腻，故应在方中加用健脾运导之品，以免造成胃胀纳呆的副反应。方中白芍宜用生品，成人每日剂量在 45 ~ 60g。如同时配伍甘草，既有酸甘化阴的润燥作用，又有缓急止痛的效果，尤其对于痉挛性便秘，用大剂量生白芍配甘草有特效。

5. 肝肾阴虚

辨识要点：大便干燥，状如羊粪，成块结球，且常伴口干少津，舌红少苔或无苔。

方用左归丸加减。

肝肾阴虚便秘多见于老年体弱和久病、重病的恢复期患者，养阴药物多味厚而腻，应注意在方中配伍佛手、陈皮，以免滞气败胃。此外，阴津难以速生，只可缓图，不可操之过急，可用蜜丸并配合饮食治疗以提高疗效。

6. 脾肾阳虚（冷秘）

辨识要点：大便排出困难，全身表现为阳虚有寒，大便不一定干硬，有时并不干，小便清长。

方用济川煎加减。

如因便秘诱发胸痹、心痛，或大便后心悸心慌者，加丹参、瓜蒌、薤白、法半夏。

临床相对少见的一种"寒凝里实"型便秘，症见大便秘结、脘腹胀满、手足不温、腹痛拒按、口淡不渴、舌淡、苔白而滑润、脉弦紧有力，此为实证，应与脾肾阳虚的冷秘鉴别。在一些急腹症中（如急性肠梗阻、急性胆囊炎、胆石症、胆道蛔虫症等），可见到寒凝里实便秘，多发病急骤，变化迅猛，必须提高警惕。凡有梗阻者，攻下、润下、运脾导下等均不宜，应尽早请外科会诊，以免发生意外。

观察便秘的临床表现，可以判定便秘的寒热虚实，善恶顺逆。一般大便质地坚硬者，多为实证；便质不一定坚硬，但排便费力者多为虚证。内科杂病中出现便秘，常伴见腹痛、肠鸣及气滞血瘀证候等临床表现，但无大寒大热之症状，脉多沉弦；其便秘腹痛较轻，无寒热及他症之苦，并易自调者，多属单纯性习惯性便秘，常见于妇女及老年人。老年人便秘常以气阴不足为多见，气虚则见排便难尽，虚坐努挣，便后乏力，甚至心慌气短、大汗淋漓；阴虚则见肠道失于濡养，粪块坚硬，口干舌燥，头晕心烦，食纳无味，苔少质红，治疗当以益气养阴为主。老年人便秘，如同时伴发冠心病、高血压等，尤应引起重视，以免便秘诱发心绞痛、心肌梗死或脑出血等。

总之，便秘非小病，临证当用心。

诊余杂谈

久病恶寒当解郁

恶（读 wù，讨厌、憎恨也）寒是临床很常见的主诉症状，即怕冷。害怕寒冷，与恶风相近。

恶寒有外感、内伤两类。外感者，可见于感冒、伤寒、温病、疟疾等；内伤者，有阳虚、痰饮、郁滞等。

《伤寒论》详于对恶寒的辨治，共 42 条论及恶寒，其中表证 27 条、里证 2 条、热证 2 条、虚证 11 条，有 13 条论及恶风。

"有一分恶寒，便有一分表证"。对于新病来说，这是辨别恶寒的常识。我们见到的外感，不论风寒与风热，体温越高则恶寒的感受越重。本文要谈的是久病恶寒者，当然包括少阴阳虚重症之恶寒。如第 288 条："少阴病……恶寒而蜷卧。"第 289 条："少阴病，恶寒而身蜷。"第 295 条："恶寒身蜷而利。"第 298 条："四逆，恶寒而身蜷。"第 304 条："其背恶寒者。"第 353 条："又下利厥逆而恶寒者。"第 385 条："恶寒脉微而复利。"第 388 条："吐利汗出，发热恶寒……手足厥冷。"少阴阳虚重症，我们采用温阳救逆之法，常离照当空，阴霾自去，病程一般不会很长。倘危急已去，而恶寒之症久久不能治愈者，一味温阳祛寒就常不能奏效了，应考虑到"郁"的问题。

丹溪曰：久病恶寒，当用解郁。湿痰积中，抑遏阳气，不得外泄，身必恶寒。恶寒非寒，明是热证。（《赤水玄珠·第二卷·寒门》）丹溪所言之郁，当是痰、火、湿、气、血、食之六郁。"郁"致恶寒、恶风者十分常见，如有的人常觉恶寒而战栗，有背心畏寒者，有下肢小腿某一局部恶寒者，也有全身恶寒者，患者虽置身盛夏酷暑，但仍覆棉衣，汗时如雨，致恶寒加重，十分痛苦，遍求诸医，投附子、干姜、肉桂者不计其数，而疗效不显，或反复无常。究其原因，乃忽视了其"久病之郁"。如加用"通滞""开郁"之法，疗效会比单用温阳之法好得多！

郁，繁体字为"鬱"。《说文》"木丛生者"，意为草木繁盛貌，引申为闭结、忧郁，草木集结之腐臭。用比较通俗的话说，就是各种原因导致的"不通"。久病不愈，痛苦是必然的，多方求医给生活和经济上造成的负担也是很大的，甚至有的会有危及生命的危险！故情绪肯定是忧虑的。在这种情况下，首先会影响肝之疏泄，肝气不调达，使气滞不通，进而木旺克土，肝郁化火，火邪刑金，火热扰神，可引起五脏六腑之郁、气血痰热之郁。这种郁致气不通畅，阳气得不到通达，不能行使温煦肌肤筋骨的功能，故能造成恶寒之症久久不能治愈。

笔者在长期的临床工作中，发现不少恶寒者缠绵难愈，有的经过多方检查，并没有严重的器质性病变，患者主诉特多，变幻多端，且有虽久病而身体不衰的特点，此时如果在中医辨证论治的前提下加用越鞠丸或逍遥散，以解郁通气，恶寒可能得到缓解或痊愈。这当中的道理，后来我在《郑钦安医书阐释》中看到，郑氏擅用附子、干姜扶阳，又有"万病一气说"："病也者，病此气也。气也者，周身躯壳之大用也。用药治病，实以治气也。"火神派用姜、桂、附温阳是一种通阳气之法，可治恶寒。而我们在临床上遇到扶阳治法疗恶寒乏效时，用解郁之香附、柴胡、合欢皮等，以通气开郁法大显身手，也是合情合理的。

今举一例，李某，女，48 岁，主诉右小腿部恶寒发冷五年，恶寒也怕风，严重时自觉骨中冷痛，如用电吹风吹热气，虽吹得皮肤赤红发烫，骨里仍是冷的。为了缓解这症状，患者自制棉套，长年护盖右腿，热天也不例外。看过西医，查过风湿，摄过片，也用了大量附子为主的中药，有时稍有疗效，但很快又复发。经人介绍，求我诊治。望诊：肥胖体型，面㿠白而浮，脉沉涩、双尺独微，苔白质淡胖大。大便略稀溏，每日 2 次。此脾肾阳虚，水湿充滞之证，拟附子理中汤温暖中宫，用制附片益火之源，使中州气旺，则恶寒自愈。乃书制附片 10g，党参 15g，炒白术 15g，干姜 10g，去油肉豆蔻 10g。5 剂，水煎服，每日 1 剂。20 天后患者复诊说，因为预约挂号已满，只好将原方又进 5 剂。10 剂之后，大便成形，精神大振，但右下肢恶寒如初，切其脉，双尺脉有所好转，唯左关微弦。又据其病程 5 年之久，正所谓"久病恶寒，当用解郁"。于上方去肉豆蔻，加柴胡 15g，香附 15g，合欢皮 15g，再进 10 剂，并嘱其平时多做户外活动，多与亲友交流，不宜独处家中看电视。患者家住丰都县，求医不便，回家后严格遵从医嘱，共服药 35 剂，恶寒之症告愈，次年春节时虽严冬大寒，顽症亦未复发。

湿病活血能增效

活血化瘀法作为湿病的兼治通用法，随着近年的深入研究，已广泛用于临床，并取得了可喜的疗效。如肺心病属痰湿为患，水气凌心，舌质紫暗者；类风湿性关节炎属风寒湿痹久治不愈者；病毒性肝炎属湿热缠绵难愈者；高血压、中风属痰湿上犯者；精神病、癫痫属湿痰蒙蔽清窍者。这些湿病或夹湿的疾病，有的有瘀证可查，有的暂无瘀证可见，配伍化瘀药后，疗效都有一定提高。说明湿病活血确是一种值得研究的增效妙法。现将几则湿病验案介绍如下：

一、湿温（上感）

此证初起头痛恶寒，身重疼痛，午后低热，酷似外感，但难以治愈，并以舌苔白厚腻、口渴不思饮为特征。可以在三仁汤中加泽兰、红花。

例：王某，男，50岁，1983年6月15日初诊。患者一月来，头昏闷痛，午后发热，上腹胀闷，纳呆倦怠，小便黄赤，大便略稀，脉弦，苔白腻微黄。查前医用药，不外三仁汤、藿香正气散之属，历时一个月未见显效，并谓湿热胶结，如油入面，病本缠绵，难求速效，嘱患者不必着急。此湿邪滞血之故，但化气不足以使湿化热孤。于是，乃以三仁汤全方加泽兰10g，红花3g，3剂，诸症悉减，腻苔渐退。唯腹胀，大便溏而不爽，胃纳未复，再进一加减正气散加红花3g，3剂收功。

二、湿痰（肺心病）

此证经年难愈，遇寒即发，痰多心悸，气喘心悸浮肿，脉多弦滑，舌紫黯，苔厚腻多津，治疗颇为棘手。可以在真武汤中加丹参、葶苈子。

例：郭某，男，68岁，1989年9月25日初诊。患者咳嗽、心累、喘气反复5年余。平时咳嗽以早晚为重，痰多泡沫。近因感冒而咳嗽气喘加重，痰稠而黄，夜间不能平卧，经用青、链霉素等西药治疗一周，痰有所减少，但其他症状不减。查脉滑数，苔白厚多津，舌质紫黯；拟温阳除湿，活血化痰法；药用制附片、茯苓、赤芍、丹参、生姜、半夏、泽兰、葶苈子，水煎服。4剂痰减喘平，心悸、浮肿明显好转。

三、湿泻（慢性肠炎）

此证多久病反复，症见腹痛腹泻、大便稀薄而有黏液，便后坠胀不爽，可用乌梅丸（《伤寒论》）、半苓汤（《温病条辨》）加赤芍、红花、泽兰。

例：冯某，男，65岁，1982年4月5日初诊。患慢性腹泻约5年，大便稀，每日5～10次不等，并夹有白色黏液，曾住院数次，药用中西，反复难痊。见面色萎黄，神疲纳少，舌苔黄厚，舌质红，脉弦细。此脾虚生湿，湿郁生热，久滞瘀阻所致。乃以半苓汤加赤芍、泽兰，6剂大便逐渐成形，继以补中益气汤、乌梅丸方加赤芍、泽兰巩固。随访一年未发。

四、湿痹（风湿性关节炎）

此症关节及身体疼痛久治不愈，痛处不移，重着麻木，或有肿痛不红，屈伸不利，脉沉细，苔白腻而滑。可用薏苡仁汤加红花、刘寄奴、赤芍、全蝎等。

例：蒋某，男，60岁，1988年3月14日初诊。症见双下肢重着疼痛，麻木，发冷，痛处不移，关节略有肿大，经治疗3月，疗效不显。患者面色㿠白，精神不振，苔白腻稍厚，脉细濡。此脾虚不运，内湿阻络之故。乃用六君子汤加砂仁、苡仁、淫羊藿、刘寄奴、赤芍、全蝎、神曲。6剂，水煎服，诸症略有松解；再进6剂，则胃纳好转，疼痛消失，随访3个月未发。

中医学的"湿"是独具特色的概念，临床上的"湿病""湿证"大多数是现代医学在诊断和治疗上感到棘手的疾病。中医如何加深对"湿"的了解，提高对湿病的治疗效果，诚为当务之急。大量临床事实证明，"湿病活血能增效"，这是一个带规律性的问题，有必要在更大范围内进行验证和研究，以逐步为湿病增加一个新的、确有效验的治法。

应对疑难杂症之策

医生当了几十年，到头发胡须花白之时，必然有许多疑难病症找上门来，原因不是别的，因为世人都有崇拜偶像之偏好！此人看上去仙风道骨的样子，活到这把年纪，没有经验，教训也许特多，故常有一些迷惑难明之病，或治疗多年不见收效的患者，多方打听，或远道而来，或亲友所托，能求这种老中医看看，庶几能有所起色！

我对疑难病症，与很多医生一样，既爱又怕。爱者，人家多治未验，我如能治，有一种成就感；怕者，前医既感棘手，愚非神仙，取效也甚难。患得患失，投机取巧之心时有流露。曾有一同道医者，向来治常病乏效，而治难病却有殊功，在于他对难病特别卖力，绞尽脑汁，不循常道，多出奇制胜矣！据说良策尚缺，唯临证发挥而已。

首先，既是难病，必然经多医辗转诊治，故必须详审前医诊治思路，分析以前治疗经过，寻找前医的疏漏之处。有的是误治、坏病，我们心中明白，但口中不说，以免引起纠纷，然后在前医的基础上找到突破口，抓住主症，巧妙出击。

其次，不要被现象所惑，尤其是不能见症治症，头痛医头，常法应对。因为常法别人已经用过，实践证明乏效，我们不能再走老路。如何办？这里又必须强调中医的辨证求本了，老老实实按中医的辨证方法去认识疾病之本，可以给我们提供一些意外启发。

第三，疑难重症应多从经典中找答案。岳美中说"经方能起大症"，因为一般医生对时方熟悉，对经方应用不熟，《伤寒》《金匮》之方法可以尽量回忆一下，找到方证对应者，多有奇效。

第四，治疑难重症有无良策，是检验医生读书功夫的试金石。"书到用时方恨少"，医学典籍读得多，背得熟，临证则可信手拈来，如源头活水，取之不竭。除此之外，历代医案的阅读，可以给我们传授许多有益思路，对治疑难症大有裨益。

第五，有些病虽多年未愈，虽疑难但不危重，四诊一过，你可发现症状特别多，没有一个值得特别关注的，如咽中不适，但吞咽无碍；时冷时热，但分秒即过；今日眠差，但明日安睡；食多即胀，但少食安然；身体某局部畏冷怕风，时重时轻；背心冷如掌大，数年不愈……有的患者相告，病患日久，延医无数，多是第一二剂药见效，再服则乏效。再去其他医生处诊疗亦初服颇效，再服也无效。且患者久病不衰，求医无数，检查多无器质性病变。中医认为，此为痰生怪病，气滞郁病者也。常用理气疏肝之剂或祛痰化瘀之剂，通之即愈；又或配合心理疗法，可使疗效更加巩固。

湿邪致病何其多

上门诊时，常听患者自称有"湿热"，或被有些医生诊为"湿热"，但经认真辨证，其结果并不尽然。"湿热"这词达到了滥用的地步！究其原因，主要是"湿热"的概念模糊。什么叫"湿热"？一般人是说不清楚的；其次，是一些医生拿"湿热"二字来糊弄人，搞不清楚诊断时便笼统称为"湿热"，希望沾点边。

湿邪，中医学六淫病因之一，较之其他病邪伤人最多。正如《六因条辨·伤湿辨证》说："夫湿乃重浊之邪，其伤人也最广。"湿证的流行病学研究表明，中国东南沿海地区，中医辨证以湿邪为主的病证占临床各类疾病的50%～70%，一般春夏更高，而秋季略低。朱丹溪当年的统计更高，丹溪揣摩湿之为病，"十居八九"。（《证治百问》）

湿邪致病，特善渗透，外而躯体，内袭脏腑，无处不到，上中下焦，四肢百骸，肌肉筋脉，均可侵犯。这是因为湿邪为土之气。明代王肯堂说："土兼四气，寒热温凉，升降浮沉，备在其中。脾胃者，阴阳异位，更实更虚，更逆更从。是故阳盛则木胜，合为风湿；至阳盛则火胜，合为湿热；阴盛则金胜，合为燥湿；至阴盛则水胜，合为阴湿。为兼四气，故淫泆上下中外，无处不到。"正是这诸多原因，为湿证的辨识造成了困难。

湿邪为病，缠绵难愈，世人皆知。但湿邪还有一不被人重视的特性，即湿邪伤人之隐匿性。临床上见到的湿病，常在不知不觉中生成，问诊时很难找到准确的发病时间。"人只知风寒之威严，不知暑湿之炎暄，感于冥冥之中也。"（《张氏医通》）"湿气熏袭，人多不觉。"（《医学入门》）近几十年来，病毒性乙型肝炎多是内湿蕴积、化热成毒所致，往往经年累月才出现症状，便是湿邪伤人的隐匿特点。

到了今天，科技高度发达，卫生预防手段也与日俱增，但湿病没有减少，反而比过去更多。这与当今人们的生活习惯、环境条件和精神状况密切相关。

现代人居处条件虽日益优越，但空调的大量使用，四季显而不明，当夏无暑，当汗不汗，腠理紧束，汗窍密闭，湿邪不得外泄，容易导致外感风寒湿、内蕴暑热湿之证；而冬日室内过热，室外冰天雪地，更易造成寒湿内蕴。

再者，今人食饮丰盛，瓜果生冷，肥甘厚味，加上养尊处优，运动减少，痰湿壅盛，肥胖者较之过去大大增多，脾虚内湿，再感外湿。温饱无忧的人们，过度用药保健，滋阴补血，地黄阿胶叠进，难怪有不少人抱怨，天天酒肉蛋，外加滋膏补，为何仍周身乏力？殊不知，湿为阴邪，极易伤人阳气，阳气受损，何来气力？有的人整天坐在空调房中也中暑了，这是阴暑，受湿之故。喻嘉言说："体中多湿之人，最易中暑，两气相交，因而中暑。所以肥人湿多，夏月百计避暑，反为暑所中者，不能避身之湿，即不能避天之暑。"（《医门法律·暑湿论》）近年夏日之"空调病"即言此者。

石寿棠云："思虑过度则气结，气结则枢转不灵而成内湿。"（《医原·百病提纲论》）说的是繁重的脑力劳动，以及难以排解的精神压力，都能导致思虑气结，血脉不畅，致湿邪内生。当今生活节奏加快，竞争激烈的现实，较之明清时期有过之而无不及，湿证的多发也就不可避免。

湿证已成，脾运受损，湿邪为阴，必伤阳生寒，湿驻阳盛之体，又多郁而化热，湿、热、寒胶结难解，常常出现错杂、转化和真假复杂难辨的状况。前人对湿之复杂颇多感叹，如清代刘默说"湿之为言甚烦，不及概举"（《证治百问》），何况今日之湿证更多呢！

作为中医的业内人士，你若有心，立题研究一下这多发之"湿"，可谓一桩出新之举！

"湿"为病毒说

多少年来，人们总想给中医之"湿"找一个说法，特别是在西医横行的时日里，"'湿'是啥样子？拿个东西出来给我看看。"有的人煞有介事地质问道。

的确，按西方的思维方式，"湿"是应该有个样子的，但因现代科技水平有限，暂时无法弄清楚"湿"是什么东西。

"湿"，有人说是与雨水、饮、液、痰相类之物，也有人说它是"水蒸气""雾"，日本人把"湿"称水毒等，不一而足。

三十多年前，我就对"湿"感兴趣，几度曾想写一本小册子，并有立题研究的计划，但都因为生性懒惰而未能实现。但经临床观察，也有一些认识，如认为湿邪可能与现代医学所说的"病毒"相类似。"湿"为病毒，有许多临床现象可支持这一假说。

有一种感冒，人称九味羌活汤证，针对外感风寒兼湿，恶寒发热，肌表无汗，头痛项强，肢体酸楚疼痛，口苦微渴者。这首《此事难知》的名方，着眼点在于"湿"，临床碰上此类感冒，非用此方不可。方中羌活擅长祛风除湿，防风、白芷、细辛、苍术、川芎，皆辛苦温燥之品，为湿邪伤阳而设，大队燥湿之药合用，加上黄芩、地黄以防其发散太过，就更为完善了。

据临床数十年的观察，九味羌活汤证多见于病毒性感冒之中，血常规检查可见白细胞总数正常或略低、中性偏低、淋巴细胞偏高。除此之外，羌活胜湿汤、川芎茶调散都属于治疗病毒性感冒的方剂，藿香正气散之治疗外寒内湿，关键在于芳化湿邪，所治疗病毒性感冒之胃肠型也是与病毒有关。

再看病毒性肝炎，不论甲肝、乙肝的各种证型，无不与湿邪为犯关系密切，而且在其发生发展的过程中，各个不同的阶段都与湿邪有关。

甲型病毒性肝炎初起，临床表现酷似外感寒湿，如恶寒发热、恶心呕吐、上腹饱胀、食欲不振、疲乏无力、或腹泻、头痛身痛、苔腻而脉濡，一般在 7~10 天以后，症状未见好转，或出现巩膜黄染等。此湿与热合，湿热蕴而成毒所致，往往到这时作检查才诊为甲肝。

乙型病毒性肝炎在带病毒的潜伏期多无症状主诉，但患者无感觉并不等于无证可辨。按中医的四诊详审，也有一些表现可供辨证之用，如脉象的细软无力，舌苔白腻而舌质淡滞；或患者长时间不耐劳累，容易疲倦，也许还有脾土素虚的征象，因其隐匿而未突发，常在不知不觉的过程中发展，患者及旁人都很难察觉。这种情况十分符合湿为阴邪，为病缓而缠绵之特点。

当乙肝之湿与热相合，如油入面，湿热蕴结日久，机体正气虚弱时，遇劳累，或外感湿热，或内伤酒食蕴结，化热生毒时，即可导致肝胆脾胃证候出现，黄疸指数急剧升高，肝脾肿大等，如重症肝炎、慢性乙肝急性发作、肝硬化腹水等。湿邪为犯，湿热胶结都是其病机过程的中心环节。在不同的阶段，中医采取化湿、燥湿、利湿、分解湿热之法，均有明显疗效。

对于乙肝后期的肝硬化、肝癌腹水，乃湿热蕴结，损伤络脉，湿与瘀血结聚成癥，以致伤阴生热，湿热阻络动血等。或问，到了肝硬化失代偿期，患者腹水增多，小便不利，但口干舌燥，鼻衄、牙龈出血，舌质光红，少苔或无苔，此时的湿邪还有吗？有，此时除腹水之湿之外，还有虚中之湿。因此，见到一派阴津虚，内热动血之时，也不能忘记因久病脾虚不运之湿，此湿不去，有再与热合而致病情反复之虞！此阴虚夹湿者。

记得在 2005 年夏季，同老中医戴裕光、施锡璋在南山开会。施主任当时患肝硬化处于失代偿期，我们一起为施主任切脉看病，由戴教授主诊。见其面色青黄，黧黑，有少量腹水，脉弦数，舌苔薄白腻，质暗红，牙龈及鼻出血不明显。戴教授在处方中用了苍术 20g，我们都恐苍术之苦燥动血，戴教授解释说，苍术虽燥，但燥湿健脾之力最强，其温燥性可通过方中其他清凉药味监制，不会伤阴动血，反有湿去、脾统、血安之效。遂处方 5～10 剂，病情果有好转。后读《戴裕光医案医话集》，书中所举几例鼓胀验案，皆以苍术为主药，剂量也不小，在 15～24g 间，其按语云是为健脾除湿之意。我对这里用苍术的理解，是化湿解毒之功。茅山苍术之根与苗之气味均浓，《名医别录》称"甚香美"，《神农本草经》说"久服轻身，延年不饥"。

受戴裕光经验的影响，我在治疗鼓胀时也用苍术，若遇阴虚苔少质红者，一贯煎中亦可用茅苍术 3～5g，一为阴虚夹湿之用，二为一派滋阴清润之品碍脾生湿，此"善补阴者，阳中求阴"之意，确有一定疗效。

历代本草视苍术为治湿之神药，可统治三焦之湿。"缪仲淳用此味为末，治脾虚蛊胀。"(《药品化义》）看来戴老用治肝硬化是有依据的。此外，古代南方多瘴疠之气，瘟疫流行时多用苍术燃点或浸没于水中，以散湿祛邪。如《本草纲目》记载："今病疫及岁旦，人家往往烧苍术以辟邪气。"《水南翰记》载范文正公所居宅，必先浚井纳青术（即苍术）数斤于其中，以辟瘟气（见《古今图书集成·草木典·卷103》）。2003 年春季，"非典"流行时，不少地方也用苍术作预防用药，其燥湿、化湿、解毒之功是可信的。

就中医湿之原创概念，湿本身也是可以成毒的。"物之能害人者皆曰毒"（《辞源》）。当代名家黄星垣指出："温病（包括湿）邪，无邪不成毒，无毒不发病。"可见，湿邪是毒的依存条件，毒才是发病的罪魁祸首，抓住这"毒"，必然是一有效途径。

此外，藿香正气散证之寒湿、病毒性乙型脑炎之暑湿、病毒性心肌炎之痰湿等，都可作为"湿为病毒说"的佐证，这样的例证在临床中俯拾皆是，不胜枚举。愚斗胆提出这一假说，也许是"胡说"，盼日后贤达小心论证之，是为幸矣！

寒冷招病勿等闲

有这样一位脾胃阳虚的患者，胃痛胃胀，腹痛腹泻，消瘦畏寒，中西药叠进而久治不愈。米、面、肉从不思食到不敢吃，每天竟以水果代食保命，其母说，我们认为患者多吃水果有益。临证时，此种病例并不少见。

自鸦片战争以后，西方文化渐侵中华大地，衣食生冷之风随之而烈，如衣着之露腿、露背、露胸、露脐……饮食之冰糕、冰淇淋、冰饮料，喝酒也要加冰块，男女老少都吃冰水果，妙龄女郎绝食减肥，以水果充饥成为时髦，如此等等，大有学西弃中之势。

其实，在中华五千年文明史中，我们的老祖宗早为我们实践了一套适合于东方人保健防病的生活法宝，传统的衣食习惯强调"热无灼灼，寒无苍苍"，过冷、过热对健康都是无益的。

中医学对于防范生冷早有明文记载，如张仲景在《伤寒论》桂枝汤方后服法中第一告诫"禁生冷"，就是因为生冷会伤人的阳气，而"阳气者，若天与日，失其所则折寿而不彰"（《素问》）。"然六气皆足以伤人，而寒之于人最毒"（《伤寒大白》）。"此伤寒，谓身受肃杀之气，口食冰水瓜果冷物之类"（《金匮钩玄》）。可见传统中医主张生、冷、寒当避之，衣被务御其寒，饮食务远生冷。

临床上，我们见到衣着太少而致肢体关节疼痛者，大风降温而突发卒死与中风者，生冷冰凉食物所致胃炎、肠炎、溃疡者，食寒饮冷致经行腹痛、经量减少，甚至停经者比比皆是，都是违背先人遗训所致。在服药期间，如不注意避寒邪、忌生冷，也必然会影响疗效。

据上海学者匡调元教授介绍，他在国外研究人体体质时，有几位美国女同事患月经不调、白带增多等，经中医辨证后，为其开了一张处方，仅"禁吃冰"三个字，两个月后，果见奇效。可见寒冷之害，东西方皆然。

是不是所有的人都不能吃寒冷食物呢？不是的。匡氏认为，要根据辨证论食而定，如果处于健康阶段要辨体质，只有四种类型的人当忌，即倦㿠质、迟冷质、腻滞质和晦暗质。除此之外，正常质少吃，燥红质可以吃。如果处于疾病期间，或属阳虚、寒盛、湿重、瘀滞者，都应避寒冷，胃肠虚寒者尤其不能吃生冷，也要特别注意衣着保暖防寒，否则，单靠温阳药物是无济于事的。

七情之外另有情

"七情"之名，在中医学中有两种。其一指的是中药配伍中的七种不同情况，其二指的是人类的七种情志活动。本文所要说的是后者。

《黄帝内经》早有七情，即喜、怒、忧、思、悲、恐、惊，是中医学独具特色的概念，既是对人体生理情绪的划分，也是对情绪过激所产生的病理状况的部分概括。据临床所见，《黄帝内经》所归纳之七情还不够全面。

何为"情"？"人之阴气有欲者"（《说文》）。凡有欲望则生感情。人类是有思维的高等动物，其情感领域较之其他生物更广，而且非常丰富。

早在公元两千年前，我们的祖先就对人类自己的感情有所认识，并发现其具有先天与后天的不同，即先天之情感生来就有，不必学习，而后天的感情则受外界刺激后发。如《礼记·礼运》说："欲要者，心之大端也。"

《黄帝内经》在前人的基础上，首先提出感情的表现与产生是五脏精气的生理活动，"人有五脏化五气，以生喜、怒、悲、忧、恐"（《素问·阴阳应象大论》）。这里只提了五情，未提到"思"与"惊"。盖"思"而后发，是一切情感表现的基础。"思者，容也"（《说文》），包括七情在内的情感，也包括七情之外的情感。国外情绪心理学（K·F 斯托曼著，张燕云等译，情绪心理学. 沈阳：辽宁人民出版社，1986）将情绪分成八种，如兴奋与激动、享受与快乐、惊讶与吃惊、愤怒与狂怒、苦恼与痛苦、厌恶与轻蔑、羞愧与羞辱、恐惧与恐怖。

其实，情绪的描述还不止于此，因为人体体质与气质不同，刺激量与质的差异，以及天、地、人文环境的变化，情绪种类应是无穷无尽的。如人们所熟知的"压力"，也是一种紧张情感，传统的七情不能将其包括在内，"忧""思""悲""恐"都不能代替"压力"。有不少人身兼数职，事业有成，收入颇丰，家庭和睦，吃穿不愁，心情舒畅，但也因情志而病。责任重大的压力，让人不得不动用"思"的情志。任何人，不论地位高低，不论男女老幼，不论文化程度，都有一定的"压力"，这种情感，有因外界施压所致，但主要是来自内心的认知。

所以，七情之外还应加上"压"，合为"八情"。至于八情之外，还有没有情呢？我想肯定还有，只是有待继续研究。

"久病皆郁"论

在学医的过程中，给我的印象是"久病多瘀"，后来又听某些学者提出"久病多郁"，有无出处，未曾考证，只是临床一时之感受而已。本文所提出的"久病皆郁"，也是笔者临证多年的感受，多少有点胆大妄言之嫌。愚以为，临床上就是那么一回事，道理是否说得通，又当是另一回事。

"久病皆郁"，"郁"是病态的情绪，我们还得从"郁"字说起！

"郁"，现代人最多说的是"郁闷""抑郁"。"郁"就是繁体字"鬱"吗？不是的。在古代，"鬱"与"郁"是两个字，意义各不相同。简化字，把"鬱"简化为"郁"。严格说来，"久病皆郁"之"郁"，应是这个"鬱"，作忧愁、愁闷讲。但我们要尊重国务院所颁发的简化字，下文就都用"郁"了。

中医学首先说"郁"者，当推《黄帝内经》。《素问·六元正纪大论》中以"五郁"立论，提出了"木郁达之，火郁发之，土郁夺之，金郁泄之，水郁折之"的治则。汉代张仲景未直论"郁"，但四逆散、小柴胡汤、半夏厚朴汤、甘麦大枣汤等方对后世论郁、治郁产生了影响。金元朱丹溪创"六郁"说："郁者，结聚而不得发越也。当升者不得升，当降者不得降，当变化者不得变化也。此为传化失常，六郁之病见矣。"同时又强调说："气血冲和，万病不生，一有怫郁，诸病生焉。故人身诸病，多生于郁。"（《丹溪心法·六郁》）这也许就是我们常说的"多郁"。

王履在《医经溯洄集·五郁》中说："凡病之起多由乎郁，郁者，滞而不通之义。或因所乘而为郁，或不因所乘而本气自郁，皆郁也。"扩大了致郁的范围。明代张介宾在《景岳全书·杂证谟·郁证》中说："郁病大率有六……或七情之邪郁，或寒热之交侵，或九气之怫郁，或两湿之侵凌，或酒浆之积聚，故为留饮湿郁之疾。"清代陆锦燧引沈明生云："夫郁者，闭结、凝滞、瘀蓄、抑遏之总名也。"（《鲟溪医论选》）现代任应秋先生曾总结说："无论外感内伤，均可致郁。"他们都没有提到久病成郁的问题。只有王伦在《明医杂著·医论》中记有"郁久而生病，或病久而生郁，或误药杂乱而成郁。"但没有"皆"字，这个"皆"字，又把郁的发病扩展了许多。

笔者在多年的行医过程中发现了这样的规律，即凡病程很长，数年或数月，病情未见好转，或反复发作，或恶化的患者，或多或少都有不同程度的"郁"。这种情况，乃人之常情，疾病之痛痒诸症令人不适，甚至辗转不安，彻夜不眠，危及生命，导致患者焦虑、悲伤、忧愁、恐惧、惊慌是必然的。一般来说，对于重病痼疾，如中风、癌症等，郁也更重；在诊治过程中造成误诊、误治而成为坏病、逆证者，其郁也重；远道求医，登门而执着者，医者应警惕其郁。此外，体质虚衰，多疑善悲，老年多病，妇女老妪，常是郁病多发者，诊治中应时时想到"郁病"。

总之，郁在内、外、妇、儿各科都十分常见，医者在治病中应处处留心，遣方用药时不要忘记了解郁。在语言沟通中，也不能忽视心理疏导，良言通郁。

医法尚通论

治法是依据证候病机拟定的治疗方案，是中医辨证论治的重要环节，治法是否切中病机，决定治疗的成败。

中医治疗大法，从《内经》提出治则，《伤寒杂病论》以一方体现一法，使治法初具规模；经过唐代王冰提炼"益火之源，以消阴翳"等法，到宋金元时期的成无己对"和"法的阐释，刘河间、张子和对"汗、吐、下、消、清"诸法的发挥，卓有贡献；丹溪在滋阴降火，东垣在补中益气等方面丰富了治法；明清张介宾对补法的深化，以至程国彭《医学心悟》提出"汗、吐、下、和、温、清、消、补"八法，使中医治法逐渐完善而趋成熟。至今我们常说的治法，已约定俗成为"八法"。

前人所总结的八法，到后世又增加了涩法，有的还提出了滋阴法、升降法、理气法、活血法、止血法、祛湿法、化痰法、消癥法、解痉法等。其实，所增加诸法都不出八法之列，理气活血、祛湿、祛痰、消癥可归属消法，而滋阴、升阳即是补法，降法属下法，解痉类为和法。

本文所要提出的问题是，经临床体验，传统的八法追本达源，都可用一"通法"概之。如汗法使表气通，吐法使浊气通，下法使腑气通，和法使肝气通，温法使阳气通，清法使热气通，消法使痰、食、湿、瘀通，补法使精气通（以补为通）。正如清代医家高士宗说："但通之之法，各有不同。调气以和血，调血以和气，通也；下逆者使之上升，中结者使之旁达，亦通也；虚者助之使通，塞者温之使通，无非通之法。若必以下泄为通，则妄矣。"（《素问直解》）涩法之所以未列入八法，这是因为涩法是权宜之法，不能解决疾病之本。

"通"何以疗万病呢？这还要从中医学的生命科学观谈起。

中医学对生命科学的认识，在传统文化哲学自然观的影响下，崇尚"气一元论"，认为天下万物都由"气"构成，人类之生命当然不例外。气聚则生，气散则死。如《庄子·知北游》说："人之生，气之聚也。聚则为生，散则为死……故曰：通天下一气耳。"在此认识的基础上，《内经》有诸多关于气的发挥，如《难经·八难》说："气者，人之根本也。"《素问·保命全形论》说："天地合气，命之曰人。"《素问·六节藏象论》说："气和而生。"

说到这里，作为一个医者，必然会提出一个"气阻则病"的新命题。中国传统文化认为，人来源于混沌之"气"，气聚则生，气阻则病，气通则愈，气散则死，这应该是自然之理。那么，这"通"就成了治病的"王"法了。

通法的重要性，《周易》为我们作了肯定的回答。《易传·系辞下》说："易，穷则变，变则通，通则久。"对于任何一个生命来说，《易经》所有的道理，都是一个"变"字。绝对地变，相对地不变，"变革"的目的在于通，通了才能保证生命活动的相对长治久安。

长春中医药大学任继学教授有论"道"之文，认为"道"之义，不单是指阴阳万事、自然变化规律而言，还指人体生理生化之通道。他引杨雄《法言义疏》的话："夫道者，通也，无不通也。"生命之气，是在"道"中通行无阻的，道是沟通人体内外、脏腑经络之通道，也就是生理呼吸之气道、水谷之食道，以及血道、精道、三焦之道、营卫之道、津液之道、水道、脉道等。不论什么道，都必须通畅，才能确保人的生命活动。总之，通是人体生命活动的基本形式。因此，中医之八法虽没有通法，但八法实皆为通，故不需另列通法。

以通法治病，可以涉及临床各科，适应证之广，已为医界之共识。如：

1. 通则止痛，治疗各种以疼痛为主症的疾病。常用通气、通血、通脉、通络、通阳、通下等法，治疗痹证关节痛、颈项强痛、胁肋痛、胸痛、腹痛、疝气痛、腰痛等。

2. 通则消胀，治疗各种以胀满痞积为主的病症。常用行气、理气、破气、化气、疏肝、利胆、消导、通便、利尿等法，治疗腹胀、胃胀、胁肋胀、小便不利、大便不通、胆肾结石、黄疸、呕吐、梗阻等。

3. 通降肺气，治疗肺气上逆，肺气不宣所致的咳喘、气促、大便不畅、小便不通等。

4. 通痹活血，治疗血脉阻塞所致的胸痹、心悸、半身不遂、语言謇涩、脱疽、屈伸不利等。

5. 通窍豁痰，治疗痰浊阻窍所致的眩晕、神昏、癫狂、失眠等。

6. 通络软坚，治疗气血痰湿阻滞所致的各种肿瘤、乳腺增生、囊肿、癥积、痞块、痈肿疮疖、瘰疬痰核等。

7. 通脉逐瘀，治疗血瘀阻脉的多种外伤、顽痰，如脑外伤头痛头晕、健忘、伤后康复、骨折、软组织损伤、腰肌劳损等。

8. 通腑泻热，治疗热壅脏腑、气机不畅、腑气不通等，如急性胰腺炎之阳明腑实证、酸中毒、肠梗阻、尿毒症、结石、粘连、各种瘢痕挛缩等。

总之，通法可以包治万病。中医疗病之法，一言以蔽之，通也。你信吗？我深信！

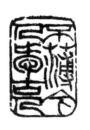

不薄今人爱古人

治病之要顺其势

医生的首要任务是治病。病当如何"治"呢？其中大有学问。

"治"作为一个动词，它所施行的范围可大可小。小者，曰治人、治家；大者，治病、治国平天下。从汉字造字意义上言，"治"从水台声（《说文》），大禹治水，李冰父子治"都江堰"，堪称史上治水之典范，其原则是"因势利导"。水往低处流，这是"水德"（《孟子·宥坐》）之一，也是水之势。治水，必须尊重此势，大禹利用此势，施以引导，结果化险为夷，让水害变为水利。

"因势利导"原本见于《史记·孙子吴起列传》："善战者，因其势而利导之。"即在兵法交战中，掌握顺应事态发展的自然趋势，加以引导推动，同时规避风险，争取主动的战略思想。

中医治病与大禹治水同理，需时刻不忘因势利导。临床上，不论急性病还是慢性病，观察、认识、把握其病势十分重要。余以为，临证应观其势，乘其机，顺其势，巧用药，可事半功倍，逆其势则徒劳生害。何谓"势"？《孙子兵法·势》说："转圆石于千仞之山者，势也。"一块不大的石头，把它放在数千米高的山顶，使之坠落，就形成难以阻挡之势，物理学称为"势能"，小小的石头也可造成巨大的破坏。因此，政治、军事上都非常关注对"势"的分析，决策的依据是对"势"的判断。

《内经》根据病势而立有不少治疗原则，其一是顺病邪性质和部位而治，如"因其轻而扬之，因其重而减之""其高者，因而越之；其下者，引而竭之；中满者，泻之于内"。其二是顺邪正盛衰择时而治，避过邪气猖獗势头。如《素问·疟论》："方其盛时必毁，因其衰也，事必大昌。"《灵枢·逆顺》也有类似论述，云："方其盛也，勿敢毁伤，刺其已衰，事必大昌。"其三是根据正气抗邪的趋势，顺势引导，如"高者抑之""下者举之""散者收之"等皆是。

《伤寒论》阳明腑实证当用下法治之，是针对肠腑有形之燥结而治。由于病情有轻重、证候有缓急之势不同，因而有大下、小下、缓下、润下与外导下等治法。大下用大承气，小下用小承气，缓下用调胃承气，润下用麻子仁丸，外导用蜜煎方及猪胆汁等。这些方法何时用、用多大剂量、用多久，诸多临证细节都要求医者对动态病势做具体分析，得出谨慎的判断。因为对阳明实证来说，下法是祛邪的重要手段之一，运用得当，则顿挫病势，邪去正安，疾病可康复向愈。如果错失病势之机，当用未用，"病势已过，命当难全"（《别录》）。或用之过度，则邪热未去，正气反伤，病情加重，甚至危及生命。因此，要求既谨慎又必须果断，是需要中病即止或者连用攻下，都应由正邪双方的盛衰之势而定。吴鞠通在仲景下法的基础上有许多发展与论述，都是在教我们如何把握病势，灵活运用下法于临床。

除此之外，汗法之退热解表，吐法之因而越之，清法之在气或在血，理气之当升当降，消法之为痰、湿、食邪找出路，都是顺势而治。至于补法之施用，医者应时刻不可忽视患者自身有着不可阻挡的强大修复能力，这是虚证患者最重要的"病势"。因此，我们在阴阳、气血的补法运用中，切忌蛮补壅塞，如果把人参、黄芪、当归、熟地、阿胶等补药作为唯一的康复之策，把药味开得很多，剂量开得很大，而忘记了患者自我修复之势，这是逆势而为，反帮倒忙。

当然，如果能把疾病控制在成势之前更好，可以大大减少其危害，节省医疗资源，这是中医早识病、早治疗的预防保健思想。

总之，中医治病就是顺应时势、拨乱反正的过程。必须时刻关注病势，提倡预防早治，不让邪气成势。倘病已成，也应顺其势态而治之，如此可取得四两拨千斤之效，军事上称"以寡击众""善战者，求之于势"。有时甚至可不用针药，如心理祝由、推拿导引等，患者也能获得康复，这当是医中上策。

记得成都武侯祠里有一名联："能攻心，则反侧自消，自古知兵非好战；不审势，即宽严皆误，后人治蜀要深思。"用于中医治病，可以略改为："能顺天，则病毒自消，自古克疾非蛮战；不审势，即诊治皆误，医家治病要深思。"

中医名方学与用

中医之方，过去称"汤头"，从数量上说，可能有数十万，不少是加减增损的关系，大同小异。一个人的精力有限，不可能都学，更不可能都会用，就连看一遍也不容易。因此，我们只能读少数的"名"方。

所谓"名方"，就是经实践与时间的检验，历史的筛选，留下一定印象与痕迹，并有文字记载者。其中包括经方、时方、秘方、单方、偏方等。有称"验方"者，是指你已会用，而且用之灵验有效，我们所了解之方，大半不一定会用，还不能称"验方"。

上学时，学方剂，有按治法分类的，有以证分类的，也有以脏腑分类的，多按方剂的组成、功效、主治、用法、证候、病机、方义、应用等体例分别介绍，首先要求记住药味之组成，很少要求记诵每味药的剂量。

刚上临床时，对各方剂的适应证，一般只有朦胧的印象。坐了几天冷板凳，好不容易见到一个典型的麻黄汤证，当处方写麻黄时，到底该用 10g 或 5g，拿不定，下决心用 10g 试一试。次日，患者拿着处方上门来说，这药喝了一半就心慌难受，幸亏得同室医生解围。初出茅庐，就遇上这一"下马威"，从此不敢再用《伤寒》方！

我在学用方剂时，走了许多弯路，这方剂应该怎么学与用呢？愿以此为题，向贤达请教！

方剂学是研究据理立法、依法遣方、按方选药、配伍化裁、加减增损（量）、剂型服法的学科，是中医理论到临床，理、法、方、药四个环节中最关键的一环。正是这一原因，过去学中医均须先背汤头歌诀。

中医名方，真正需要我们学好会用的不过数百，这是中医学的宝贵结晶。历代名家多以方鸣世，如仲景即以经方成圣，而孙思邈的千金苇茎汤、李东垣的补中益气汤、吴鞠通的银翘散、张锡纯的镇肝熄风汤、王清任的血府逐瘀汤、胡光慈的天麻钩藤饮等，皆是响当当的名方。故不要小看方，要认真对待。

医家真正能创制一首传世之方不易，后人学会应用也不易，为何呢？第一应能窥见他的学术方向与水平，第二应能体悟其组方思想，第三应能表现其组方原则，第四应能精其剂量变化，在量上有明确的把握。如果不能达到这四个要求，拟定的方又有何意义？别人无法理解，更不会应用，也谈不上有验，休想传世。

我们看看仲景所制的经方，从药味到剂量、服法，以及服药后的护理法，而更多的文字则是示人在何时选用此方，唯恐后人不会用，其良苦用心昭然若揭，但我们仍不会用。可见，历代医者多有自拟验方、秘方者，尤其当谨慎，不知其难度，恐贻笑大方！

总之，中医之方，乃辨证论治的重要环节，学、用都不简单，何况创新自拟呢？

一、古代名方的多与少

历代之方，《内经》有 13 方，《伤寒杂病论》有经方200 余首（除去重复），晋代以后的《肘后备急方》《千金要方》《千金翼方》《外台秘要》等，乃是汇集汉晋以来方剂文献编辑而成。宋代方书更多，《太平圣惠方》收方16830 首，《圣济总录》载方已近 2 万，《和剂局方》精选常用有效方 788 首。金元时期，河间、东垣、丹溪诸名家亦有新方创制，但其著作并非方之专书。明代《普济方》载方 61739 首，数量空前，《景岳全书》古方八阵、吴崑《医方考》选方 700 余首。清代叶、吴、王诸温病家，都有新方问世。方之专著有汪昂《医方集解》、吴仪洛《成方切用》、张秉成《成方便读》，以及《医宗金鉴·删补名医方论》等。方太多了，而能"留名"者却少，200 首已完全够用了。许多临床医师会用的可能不到 50 首，或者更少。究其原因：一则大量方剂互有渊源，不必记得太多；二则基本功不够，只熟悉少量的方，其他方记不全也不会用。

总之，古代名方很多，洋洋大观，俯拾皆是，信手拈来，但我们真正会用的、用之灵验的很少。

二、古代名方学习方法的思考

1. 找准制方的病机是关键（方机）

学习名方，首先要通过对传统典籍的学习，找准创方者制方的基本思想，即到底这个方是治疗哪种病机状况下的证候和疾病。有了方的中心病机，才能扩展"异病同治"的范畴，临证时才能从诸多方中想到它。

何谓"机"？《说文》云："主发之谓机。"宋代《龙龛手鉴》云："机，发动也，会也，弩牙也。"即弓之发射器、开关。可以这样认为，"机"有以小制大、执要驭繁的作用。《孙子兵法·地》中"帅与之深入诸侯之地，而发其机"，即指有利的形势。

总之，举一通俗例子，发射原子弹的按钮，就是"机"。病机有啥关键的地方？一者，深藏于内，见微知著，是本质；二者，发病的最关键处；三者，治疗上的最佳时机。作用于此，能以小制大，纲举目张。对任何一个成功的方，机是制方者的初衷思想，也是医者用方的着眼点。

以经方真武汤为例：

真武汤出自《伤寒论》，为针对肾阳虚损，气化失常，水邪为患而拟定的温阳行水法，有温补命火、复其气化之效，有如日照当空，阴霾自除。

方证（机）：少阴阳虚，水湿内停，痰饮水湿，阻滞三焦。

主治病症：

（1）肾系本脏：小便不利或不通，或阴囊潮湿，或蓄水为疝，或带下清稀，或经色淡而清，或遗精滑泄，或阳痿不举，或体丰肥胖。

（2）水湿滞表：肢体酸软、怯冷、重着、疼痛、浮肿，或自汗，或过汗亡阳，或易于感冒，或风丹瘾疹。

（3）脾肾同病：腹满，腹胀，腹痛，呕吐，泄泻，便秘不畅。

（4）水湿滞肝：胁肋胀痛，头目眩晕，筋惕肉瞤，肢体痿废，呃逆。

（5）水气凌心：胸痹憋闷，或疼痛，心悸，怔忡，精神恍惚。

（6）水饮射肺：喘咳气促，不能平卧。

（7）水泛清阳：头昏、晕、胀、重、痛，脱发，健忘，或鼻塞、痒、流清涕，或多嚏，或视物昏花，或齿摇龈肿。

（8）水滞经络：声音嘶哑，或咽中如有物梗阻而不适。

真武汤证之舌苔白滑而多津，舌质淡，舌体胖，或有齿痕；脉多虚，沉细无力，或见弦滑数。

遣方指征：包括畏寒怯冷，手足不温，舌质淡胖嫩，有明显齿印，脉象沉迟。这四症，但见一症便是，不必悉俱，以此确定肾阳不足之本。

以上数十组症状，有时不很典型，临床不易辨识，必须抓住基本病机，即少阴阳虚、水湿失调。凡符合这八个字者，都可遣用真武汤。

现代如前列腺炎或肥大增生，肾病水肿，肥胖，感冒属阳虚者，过汗，风湿病，高血压病，冠心病，肺心病，慢性咽炎，以及抑郁症（气郁湿阻致阳虚滞塞）等合其机者，都可以用真武汤。

2. 熟悉适应病证是前提（方证）

有人说，用方以方证为主，证是病情，是诊疗的出发点。我认为，当以病机为主，方证也重要。《伤寒论》特别强调方证，小柴胡汤但见一证便是，不必悉俱，这是给临床医生找一个捷径，一见"寒热往来"，首先想到是否可以用小柴胡？是不是可以用呢，其实第二步就应关注病机了。

以桂枝汤为例：

桂枝汤为仲景起手第一方，被誉为"群方之首"，它精于群方，平淡而寓意精深；《伤寒论》中有关条文22条，其中论营卫不和者3条，头痛身疼者5条，随证而用桂枝汤者11条，忌用桂枝汤者3条。

它的组方之理高于群方，药虽五味，但有升有降、有散有收、有动有静、有刚有柔，刚柔相济，组合严谨，滴水不漏。

它的应用广于群方。外证得之，解表以和营卫；内证得之，化气以调阴阳。其适应性广，用途很多。

它能治疗的证候较多，曰桂枝证，随着证候的演变而加减变化、延伸方证，是《伤寒论》中最复杂之方，实非他方所能及。

（1）典型适应证

①太阳表证，营卫不和

证候：发热汗出，头痛，恶风或恶寒，鼻鸣干呕，舌质不红，舌苔薄白而润，脉浮缓（据第2、12、13条，为宋本条文，下同）。

②气虚阳弱，感冒风寒

证候：发热或无热，有汗或无汗，恶风畏寒，头痛，伴面㿠神疲，舌质淡，苔薄白，脉浮弱或浮虚者（据第12、13、42、45条）。此证多见于平素气阳不足，反复感冒者。

③表证迁延，余邪未尽

证候：发热汗出，口不渴，舌质不红，苔不黄燥，脉浮缓或浮弱，多有太阳表证史及解表治疗史（据第95条）。

④内伤杂病，营卫不和

证候：阵阵发热，常自汗出，经久不愈，无头痛恶风等外证；且口不渴，大便不结，舌质偏淡，苔白而润，脉浮弱（据第53、54条）。

⑤妊娠恶阻

证候：育龄妇女，停经二月左右，恶心呕吐，食欲减退，甚则不能进食，无恶寒发热，口不苦、不渴，二便自调，舌苔薄白而润，脉平兼滑（据《金匮要略》"妇人妊娠病篇"第1条）。

（2）不典型适应证及疑似适应证（从略）

总之，是据"机"而发，其机为四字——营卫不和。

其证为表虚，比如汗之有无就是一个着眼点，如果"无汗"，一般不可用。

3. 理解立法思路也很重要（方法）

中医治则是据证立法指导思想的具体体现，包括三因治宜、标本缓急、寓防于治等。法是从机、证到方的过渡，据证立法，依法遣方。多数时候，方是服从于法的，但因医生的经验不同，方也不一定要死守于法。如虚实夹杂者，到底多少扶正补虚，多少祛邪？医生自己掌握。现代人写文章，方与法都一致，这多少有些牵强。

4. 把握方剂的组成思想是基础（方药）

方的组成原则，就是每一个方的君、臣、佐、使。当然这些太简单化了，这里我们不准备展开。

首先要记住全方的药味名称，这是传统学习方剂时已做到的，不赘述。必须强调的是，某些药引也应记住。其实药引也是药，如《局方》逍遥散的煨生姜与薄荷。

通过君臣佐使的分析，领会制方人的思想，这一步很重要，一般人不重视这一步。尤其是确定君药，用好君药，常是使用该方获效的保证。

在我们所学的方剂中，强调组方原则，但大部分未弄清君臣佐使，这是一大遗憾。我认为，学方一定要分君臣佐使，否则不知轻重缓急。古代少有专题论述，我们自己要补上这一课。

以小青龙汤为例：

病机：外感风寒，水饮内停。

功能：解表散寒，温肺化饮。

主症：寒热无汗，喘咳痰稀。

配伍分析：麻黄配桂枝，针对病因、病机之症为君药；

干姜、细辛、半夏治已成之水饮为臣药；五味子敛肺止咳，芍药和营养血，令开中有合，散不伤正，收不留邪，为佐药。

使用要点：一是辛散温化之力较强，应据体质定剂量。二是阴虚、干咳、无痰、痰热证及多汗虚弱者，应慎用。

难点：①外感之证痰难咯者，忌酸收，本方配有五味子、芍药，剂量不可过大。②《金匮》有三条用小青龙者：即痰饮篇"病溢饮者，当发其汗，大青龙汤主之，小青龙汤亦主之""咳逆倚息不得卧，小青龙汤主之"。妇人杂病篇"妇人吐涎沫，医反下之，心下即痞，当先治其吐涎沫，小青龙汤主之"。以上无一条言及表证，仲景认为本方也可治单纯水饮内停。这是什么原因？盖水饮内停不外肺脾肾三脏之功能失调，本方麻黄宣畅肺气，干姜温运脾阳，桂枝温肾化气，麻黄发汗利水并可治标，则标本兼顾，水饮悉除，没有表证也可用。

经验：若虑其发汗太过，去桂而不去麻黄，或改用炙麻黄，或麻桂都用，加重五味子之用量。久咳不愈，寒饮壅肺，麻黄只用3g即可。张锡纯："治劳嗽，恒将五味子捣碎入煎，少佐射干、牛蒡诸药即能奏效，不必定佐干姜也。"

5. 记住原方药物剂量是秘诀

在二版教材中，关于方之剂量，有这样几句话："我们对于古代方书所记分量，只能作为参考，可以根据方中各药用量的比例，了解其配伍意义。临床处方时所用分量，可以按中药学和近代医案中所用剂量，结合地区、年龄、体质及病情等不同情况适当使用。"（方剂学讲义．上海：上海科学技术出版社，1964）

只记药名，不记剂量，这种学习方式至今未改。仲景十分重视剂量，故经方之精在于剂量的经验，不可忽视。小承气汤、厚朴三物汤、厚朴大黄汤均由大黄、厚朴、枳实三味组成，但因剂量不同，其方功用各异。

小承气汤：大黄四两为君，枳实三枚为臣，厚朴二两为佐使。功专攻下。主治阳明腑实，大便秘结，潮热谵语等。

厚朴三物汤：厚朴八两为君，枳实五枚为臣，大黄四两为佐使。功在除满。主治气机阻滞，腹部胀满，大便秘结等。

厚朴大黄汤：厚朴一尺，大黄六两为君，枳实四枚为臣使。功能开胸泄饮。主治支饮胸满。

这说明了君臣佐使与剂量的重要关系。

又以小青龙汤为例：

歌曰：桂麻姜芍草辛三，夏味半升记要谙，表不解兮心下水，咳而发热句中探。这是《长沙方歌括》的方歌，每个临床中医工作者都应记住。

何秀山《重订通俗伤寒论》认为：麻桂辛温泄卫为君；干姜、五味（一温阳而化饮，一收肺气以定喘）为臣；芍草酸甘护营为佐使，令麻桂不过发散；半夏辛滑降痰，细辛之辛润行水，亦为佐，则痰饮悉化为水气，自然津津汗出而解。

本方尤其要重视麻桂之量，二药均用三两，而麻黄汤中麻三桂二。按理麻桂相须发散力强，但经过小青龙汤之配伍，开中有合，升中有降，故不会造成大汗。何秀山专门告诫"麻黄亦不可擅用"，诚为经验之谈。一般来说，麻桂同量，先用5g，继则加至10g，若遇老人、虚人、血压偏

老医真言

高、心功能不好者，麻黄改麻绒，量不宜超过5g，一般3g即可。按现在的习惯，五味子、半夏各半升者，前者通常用6~10g，后者则用15~30g。方中白芍与甘草是缓解药物副反应的，是确保安全有效的关键，如遇多汗而阴血不足者，白芍可用30g，甘草用15g，而一般情况的芍甘均用10g。当然，体实之痰饮水气者，麻桂用到9g，可达到有效剂量。方中细辛，如果确是辽细辛，3~5g即可。

有人说"中医不传之秘在药量"，说明掌握方中药物剂量之重要性，这在一定程度上是影响疗效的最重要因素之一。然而从古至今，中医学用古方剂量的现状，可以用"迷、惑、乱、轻"来归纳。迷：认知不统一；惑：缺乏权威的研究成果指导；乱：随心所欲，瞎子摸象，等到有一些体会时，人都老了；轻：《药典》及教材中均按古方剂量换算，1两=3g，太轻了！

6. 化裁应变运用灵（即加减方法）

经方为啥好？药际关系好！药物配伍，相互也有感情！若加药过多，可影响原方的药际关系。

分析方剂的药际关系，有以下几种情况：①增强疗效，特好。②减弱疗效，坏。③增毒，特坏。④减毒，好。⑤产生新的治疗作用，特好。⑥产生新毒，特坏。⑦无关系。因此，加减要慎重，不可太随意。

加减不能破坏原有方剂的配伍关系。加与减的行为属于主观的良好愿望，但客观能否达到，就应遵照客观存在的"药际关系"。加减得好与不好，当然最终还应由实践检验之。

被称为东方文化经典之经典的《易经》之"易"，学术界倾向于有三种理解，即变易、简易和容易。"变易"是公认的，对天地间的这种绝对的"变"，《易经》也有三种应对方式，即顺变、应变和权变，其中应变和权变是更积极主动的方式。如《系传》中所说的"功业见乎变""化而裁之谓之变"，说的是人类要运用智慧去适应，通过"化而裁之"去权变。古方要用来应对千变万化的人体疾病，不一定切合，怎么办？化裁即可，这就是后世常说的"某某方化裁"的原因。只有通过化裁加减，才能运用灵验。

化裁首先是药味的加与减。在我们辨证立法、确定选用某方时，立即会审视该方所有的单味药，其性味归经、功能主治，以及毒性禁忌等都会纳入，如若不宜使用则裁之。此外，所选用之方还有未能涉及的地方，我们还要加药，加什么药？又有一番审视过程……这就是"用药如用兵"的特色，也只有中医临证才会这样"调兵遣将"。

方剂的加减变化，要求对单味中药很熟悉，也要对每味药的量－效－毒关系胸有成竹，如此才能保证我们所开出的方，有验而安全！

举乌梅丸方验案为例：

梁某，男，56 岁，2001 年 9 月 20 日初诊。

主诉：腹泻腹痛反复 10 年。曾经过一次急性肠炎腹泻以后，遂经常反复发作，后来病情加重，每天 7～8 次大便，经中医治疗时好时作。症状特点是吃动物性食物则先痛后泻，吃生冷食物如水果、冷饭、冷饮则泻水不痛，大便黄白相间，有少量黏液，有时大便不能自控，常自觉腹部受凉或受热时立刻腹痛肠鸣。此外，还有口干、口苦，腹部时有下坠感，胃纳很好，因腹泻而不敢进食。

刻诊见面色青黄，舌苔薄黄，舌边尖红，脉弦数有力。纤维肠镜检查数次，示为慢性结肠炎、过敏性结肠炎。

此患者虚实都有，寒热夹杂证，令人难以下手，理中、痛泻要方、香连、平胃、白头翁汤等都不合拍。于是想到了"又主久利"之《伤寒论》乌梅丸方（338 条），《长沙方歌括》便记上心来。"六两柏参桂附辛，黄连十六厥阴遵，归椒四两梅三百，十两干姜记要真。"分析该方结构：有干姜、肉桂、制附片、细辛大辛大热之品，也有黄连、黄柏大苦大寒之品，既有参、归补虚扶正，又有连、柏祛邪，梅、椒杀虫。寒热虚实同用正合本证。

处方：乌梅 15g，黄连 10g，桂枝 6g，黄柏 6g，红参 6g，制附片（先煎）6g，北细辛 6g（先煎），干姜 12g，当归 5g，川椒 5g，肉豆蔻 6g，木香 6g。6 剂，水煎服，每日 1 剂。嘱忌生冷油腻食物。

10 月 8 日复诊：服上方后，大便次数减少为每天 5～6 次，有明显疗效者，是腹鸣、腹痛好转约 2/3。因为国庆放假，未能及时复诊，断药数日，其腹痛又作，大便次数复增如前，并伴坠胀感，效不更方。原方去木香加粟壳 4g，黄芪 15g，10 剂。

10 月 29 日三诊：腹泻已基本痊愈，每日大便 1～2 次，仍为稀便，无黏液，下腹隐痛及坠胀均已不存在，偶吃肉少许也未有复发。查其舌苔薄黄，舌质正常，脉已不弦数。遂以参苓白术散和乌梅丸合方，减粟壳，嘱制作水丸，每服 9g，每日 2 次，温开水吞服。连服 3 个月，10 年痼疾得愈。再复查肠镜，未见异常。

本案方用全方，加减药不多，都是严格按临证需要进行的，剂量也控制到少而精，既不会加重肠胃负担，又能起到点睛之效。二诊时去木香，是虑其行气反促肠胃蠕动，加粟壳 4g 收敛，黄芪 15g 升阳，以补久病之中气不足，很快使大便次数减少。

　　选用乌梅丸，首先不要囿于"吐蛔"二字，只是胆道蛔虫才用，那就错了。应该跳出《伤寒》条文之框，其着眼点是虚实相兼，寒热错杂。胃肠炎、癣疾、皮炎、湿疹都可用；伤寒多心病，有些精神性疾病也可用，所谓"静而复时烦，须臾复止"者。四川乐山江尔逊老中医为善用乌梅丸者，可参考其经验。

五个"加减正气散"的学与用

《温病条辨》的五个"加减正气散",是笔者临床常用之方。其原因,我是一个湿邪、湿病推崇者。

提起五个"加减正气散",一定会联想到《局方》藿香正气散的主治:"伤寒头痛,憎寒壮热,上喘咳嗽,五劳七伤,八般风痰,五般膈气,心腹冷痛,反胃呕恶,气泄霍乱,脏腑虚鸣,山岚障疟,遍身虚肿,妇人产前产后,血气刺痛,小儿疳伤。"原书推出的适应证的确很广,内妇儿、上中下都可治。是否准确?我们不敢苛求前人,但藿香正气散的生命力之强,适应人群与病症之多,也是其他任何药物不能相比的,如今的藿香正气液、正气水、正气胶囊、正气丸的畅销就是明证。

当然,说藿香正气散好,并不是说能包治百病。吴鞠通针对当时一些看法,提出了异议,说:"按今人以藿香正气散统治四时感冒,试问四时止一气行令乎?抑各司一气,且有兼气乎?"他是从临床上发现其局限性的,故在前人的基础上,参考当时的叶天士、薛生白等留下的医案记录,结合自己的临证经验,创制了五个加减正气散,吴鞠通的这种学习方法和创新精神是值得学习的。他学《伤寒论》之三承气汤创制了五个承气汤,有人说他抄袭古人的经验,笔者认为,非也!学习中医要尊重传统,更应师古而不泥,学术要服务社会,适应现代,发展是必然的。吴鞠通的这种治学方法，我们都该认真学习。

五个正气散的总病机是"湿温之邪，蕴结中焦，脾胃气机升降失常"，并据其湿重程度、在脾、在肠和在经的不同，加减运用而有所区分。

五个加减正气散，都用藿香、厚朴、广陈皮、茯苓皮。一加减正气散加神曲、麦芽、茵陈、大腹皮、杏仁；主治湿邪为主，升降失司所致的胃脘腹胀、大便不爽。对于大便情况，患者主诉为大便稀不成形，解不痛快，解了还想解；有的还说，大便黏滞，粘在便池中，水冲不净，此时遣用一加减正气散特别有效。二加减正气散，加木防己、大豆黄卷、通草、薏苡仁；治疗湿阻经络的身痛，苔白腻，脉濡而模糊不清者。三加减正气散，加杏仁、滑石；治舌苔黄而伏热较重者。其中杏仁利肺气，性辛淡而微温；滑石利水，为邪找出路。四加减正气散加草果、楂肉、神曲，用于舌苔白滑、脉缓、湿伤脾阳者。五加减正气散加大腹皮、苍术、谷芽苦辛温，燥湿健脾；治腹泻脘闷，其大便稀、水样，大便次数更多者，为湿浊较重，脾胃俱伤者而设。病重者，可加车前仁以利小便而实大便；加干姜5g，加强温阳燥湿之力。

五个加减正气散在应用上应抓住一个"湿"字，病位在中焦。以化湿、行气、健脾为总治则，并据临症变化，分别加上辛凉、辛温、甘温、苦燥、淡渗之品，以应对湿性黏滞、阴邪伤阳、易伤脾土、湿邪兼夹而难愈之特点。为了记住本方的临床应用与加减用药，笔者早年还自编歌括，以方便记忆，今录此以供参考。

歌曰：几加减藿朴广（皮）苓，一加曲麦茵腹杏，苡通防豆卷二成，杏仁滑石三加名，四用楂曲与草果，腹皮术谷五加定。

守方易药贵权衡

1998 年，曾诊治一五旬女性患者，主诉发热，已住院20 多天。刻诊：症见低热月余，午后及夜间加重，体温波动在 37.8℃ ~ 38.5℃ 之间；兼头痛，全身酸痛，乏力，口中无味，食欲欠佳，胸部及上腹部轻微胀满，汗出而热不退，时时干哕欲吐，脉细弦，苔白稍厚，舌质不红。此显系气化不宣，湿邪阻滞之证，用三仁汤全方加藿香、佩兰、青蒿、木防己，二诊共服 6 剂。三诊时热退苔减，纳食知味，口渴索饮，乃气化湿去之征。然体倦无力，考虑低热日久，气阴两伤，唯恐过用芳香伤阴，故易三仁汤为竹叶石膏汤。药用 2 剂，发热又起，诸症如初，始知更方过早，湿邪缠绵之故。再用三仁汤加石斛、泡参 5 剂收功。

此案说明，临证对于复诊时的或守方，或转方，或加减，大有学问，尤其当认真权衡。

中医治病强调辨证论治，守方与易药取决于证候与病机，即"证随机转，方随证变"。这话说来简单，运用时却比较难。怎样才能做到正确处理，巧妙权衡呢？首先医者只有对疾病的病因病机及传变趋势做到心中有数，才能在方药上步步为营；其次是在错综复杂的症状变化中识别真伪，对前方无效时，分清到底是药不对证，还是病重药轻或是病情使然？抑或是疾病向愈的演变表现。

对于不需改方者，或只需稍事加减的复诊者，首先需

215

要坚定信心，切忌见异思迁，朝热暮凉，包括症状好转而病机尚无根本变化者。对于无效但不必更方者，特别需要经验与胆识，这种情况一般见于重症、难症、久病虚证和湿证、痰证和瘀血证，短时难以实现整体痊愈。对于需要改方者，也应果断改方，不可固执己见，其中包括有显效但病机有变者，如外感去而内伤见，或湿去而热显，或邪去而正伤等。此外，对不见效或恶化者，应分别原因，有识证不准者，有病重药轻者，有服法不当者，也有护理失宜、饮食起居影响者；甚至治疗方药有误，出现毒副反应，以及酿成事故者，都应认真对待。

诗曰：临证应变几多难，守转加减最为艰，效否真伪权利弊，洞察进退巧周旋。

饥饿的得与失

饥饿，一种人人都体验过的感受。世界上的饥饿五花八门，有表示抗议而绝食之饿，有信仰某教而"辟谷"之饿，有为减肥而自愿之饿，有为获得健康长寿的节食之饿，而比较多见的是那种因条件所迫、欲食而无食物之饿。我国在 20 世纪 60 年代也曾出现过大规模的缺粮之饿，而今世界上还有不少民众因粮食缺乏而挨饿。

进食主要是为了活命！谁愿意挨饿呢？

饥饿令人难受，甚至头晕眼花、四肢无力、大汗淋漓、面色苍白、虚脱而亡。这是我青年时期的亲身经历。那是在 1960～1963 年间，我的家乡四川省资阳县遭受着同全国许多地区一样的饥荒，几乎每个人都受到饥饿的困扰。当时公社的食堂刚刚拆除，农民都已回到早已颗粒无存的家中，只能眼巴巴地望着地里尚未成熟的豌豆、胡豆和小麦。当粮食成熟时，交了公粮也就所剩无几了。当时的粮食，致黄金不贾、珠宝不鬻，可见其奇缺。厨师成了最时尚的职业，一个老年的厨师娶一个妙龄女郎的现象也并不稀奇，原因不是别的，正是因为他可以有饭吃，不挨饿。

那时的农家，猫、狗特别少，人都没吃的，何况动物？极度的营养缺乏导致浮肿流行，妇女绝经不育。人们个个眼眶深深凹陷、颧骨高高耸起，一副极度消瘦的面孔。到了傍晚，见不到炊烟缭绕，也听不到鸡犬之声。人们只能饥肠饿肚地坐着，相视无语，只听见各自腹中咕咕作响……

四月间的稻田，应是水稻苍绿茂盛之时。可在当时，只有稀稀拉拉、几颗发黄的禾苗，肥水全被长满的潭毛叶（一种常见的水田野草）覆盖。虽然只吃了点南瓜汤，企望收成的农民还必须下田去除杂草。劳作的消耗加上营养的缺乏，首先让壮年的男子出现浮肿病。因为他们上有老、下有小，自己没吃饱，还得照顾老人和孩子。我的父亲也得了浮肿病，被送到公社医院，每天吃一个由米糠、少量红糖和黄豆粉做的丸子，就算是治疗。这对于因缺乏糖、蛋白而产生的浮肿病有一定的作用。其实只要用两根黄鳝或者两条泥鳅，甚者一把虾米煮汤内服，次日就可能消肿。那时我也常去堰塘的泥污中寻找吃的，偶尔获得一小节莲藕，拿回家煮汤喝也是充饥疗肿的上品。有时一个红薯、一碗玉米羹都能救人一命。南瓜、萝卜是充饥的上品，大米粥常是人们理想中的美食！

有趣的是，在当时的那种条件下，居然很少有人患胃病，这也许算是饥饿的一得吧。

这些记忆刻骨铭心，不会忘记！记住它，也可从饥饿中得来的又一点启示。

从医学上说，适度饥饿是一种疗病之法，称为"饥饿疗法"。临床上若食积过多而腹胀绞痛或腹泻者，减少食物的摄入，暂时保持饥饿状态，多数人可不药而愈！

饥饿还是一种养生方法。

有一句骂人的话，"吃得好，死得早"。的确，天天酒肉，餐餐饱食，油腻甜食太多，早已证实会引起高脂血症、糖尿病、冠心病、肥胖病、高血压、痛风等疾病，直接影响健康与寿命。广西有一个长寿村，那里的长寿老人习惯每天两餐制，动物性食品不多，以粮蔬为主，常处于半饥饿状态。无独有偶，佛教的清规戒律为终身素食，而且日中一食，至多是早上、中午两餐，过了午时便不再吃了，也与饥饿有关。因为他们把食物看作维持生命和医治饿病的药物。吃饭的地方称斋堂，佛经上又叫做观堂，寓含进食作治病观想、毋贪口腹而恣欲之意。这个规矩大家都遵守，即使住持和尚也不例外（《禅宗与道家》）。据说到了夜间也饿，想吃，但不准，时间一长，这种习惯可促成其健康长寿。

目前，人类获取食物变得容易，体力劳动和脑力劳动明显减少，人类长距离奔跑等自然属性和身体素质出现退化，但人体在进化过程中所形成的代谢类型却未发生显著变化。食物的摄入次数和摄入数量必须根据个人的劳动强度和身体代谢类型来定，也即坚持出（消耗）入（进食）相对平衡的原则。而食物的诱惑、非自然的生活方式、运动量的减少，打破了出入相对平衡，导致肥胖等代谢性疾病高发。减肥最基本的方法是改变多吃少动的生活习惯，吃一些热量低的食物，保持适度饥饿，并增加脑力劳动和体力劳动。

对于一般人来说，处于适度的精神紧张，保持适度的饥饿状态，人的脑垂体会减少死亡激素的分泌，并促进机体分解非重要部位的脂肪组织，转化成糖原、能量，维持大脑等重要器官和生命活动的基本需要，这样能充分开发和使用大脑，也能保持消化系统的运行通畅，对激发生命活动非常有益。

有研究认为，考试或竞赛之前，都不宜吃得太饱，保持半饥饿状态，更有利于体力与脑力的发挥。难怪"棋圣"聂卫平在正式比赛前常不吃饭，更不吃油腻之物，只吃西瓜，看来有一定道理。

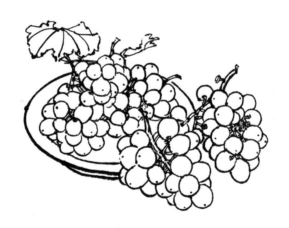

卧床，不仅仅是休息

"卧床休息"，是医生对患者经常说的一句话。

从造字意义上讲，"卧"古文为"臥"，"休也"（《说文解字》）。古人认为，没有卧床，不能称休息。不过现代人有不同的理解，如周末去爬山，假日去钓鱼，甚至不上班，在家做家务也都称为"休息"，这就是为啥医生要在"休息"之前，加上"卧床"二字的道理。

其实，"卧床"除了是休息的最佳方式之外，还有一般人尚不重视的其他功能。

一、卧床，让肝病早日康复

这是一个真实的故事。

趁国庆长假，小张随同事自驾游到了云南的香格里拉，白天赶路，夜里打牌，一路欢声笑语，虽是辛苦，却也快乐。但乐极生悲，回家后自觉上腹不适。经查，是肝炎发作，住进了医院，天天打吊针，这令他叫苦连天。不过，过了仅两周，症状就好多了，一查肝功能正常啦，体重还增加了3kg。同他一起游玩的小周就没有那么幸运了，刚回来时小周的肝功能仅有轻度异常，只是感到周身没劲，他没有住院，只是在家服药、休息。说来真巧，当小张出院时，小周却住院了，转氨酶升到了800多，还出现了黄疸。原来小周趁病假休息，半个月来玩得挺痛快，白天走街串巷，晚上上网看小说，有时还到邻居家打牌；而小张住院，每天输液的几个小时，连小便都是在床上解决的，其"卧床"真正达到了"绝对"的要求，正是因为这个原因，肝功能恢复才有如此之快。

"卧床"真的有如此神奇的功效吗？有！

在中医经典《黄帝内经》中有一句名言，"卧则血归于肝"，说的是人体在躺卧时，血液较多地流向肝脏。科学家经试验也证实，躺下时回流肝脏的血液要比站立时多40%，特别是右侧卧时更明显。血液中有大量酶、抗体和白细胞，可以参与肝脏的各种生化反应，帮助人体清除病毒，消灭病菌，同时也帮助已经受损的肝细胞修复。因此，小张与小周都是"休息"，一是按古代意义的"真"休息，另一个是按照现代意义的"假"休息，其结果迥异，你能说不是"卧床"的特殊功效吗？

此外我们还发现，大多数肝脏病患者早晨的临床症状较之傍晚轻些，这种现象在《素问·脏气法时论》中就有类似描述，即"肝病者，平旦慧"，这也应归功于一夜之"卧床"。

二、卧床让头脑思维敏捷

不少人有这样的体会，当闭上双眼，躺在床上，构思好了一篇文稿，一旦起床，本来条理清晰的"腹稿"，就变得支离破碎了。正是因为这种原因，很多人有把睡卧中所想到的，而且是白天不易捕捉到的灵感赶快记录下来的习惯，即使是鲁迅、巴金那样的大作家，也常常有躺在床上构思写作的经历。

医学研究证实：卧床放低了头部的位置，相对坐位时，大脑的供血充足得多，氧供不缺，脑细胞在处理信息时更为敏锐，加上卧床时全身肌肉比较放松，又不受声、光的干扰，大脑的思维、联想功能，以及清晰度都要好得多。科学家还发现，去甲肾上腺素是在压力下由肾上腺髓质产生的激素。站立时则产生得更多，能干扰脑细胞的活动，降低人们叙述和推理时的注意力；躺着时则能降低这种激素的浓度，有助于更清醒地思考问题。因此，当你思考某个问题时，如果久不开窍，到了"山重水复疑无路"的时候，不妨躺一会儿，也许真的会给你"柳暗花明又一村"的惊喜！

经过一段熟睡的大脑，功能得到恢复，能量也得到补充，其工作效率还会更高，思维还会更加敏捷！

三、卧床让"正气"重振旗鼓

"正气"是指人体的抗病能力，"正气存内，邪不可干"是中医的一句经典名言。认为正气强盛则病邪不会侵害人体，不生病；如果病了，"正气"恢复之期，也是疾病向愈之时。怎样才能保证正气强健有力呢？

一个山区县城有两个幼儿园，相距不远，同时有几十个小孩患了流感，但症状都不重，有的仅是低热。两个幼儿园都服用抗病毒治感冒的中药大锅汤。不同的是：甲幼儿园还采取了推迟早上上学，延长午睡时间的方法，让小孩有更多的时间睡觉；而乙幼儿园按正常作息时间休息。五天后，甲幼儿园的患儿都获痊愈，而乙幼儿园只有三分之一的患儿痊愈，而且还有几个患儿因高热住院了。这说明，多一些卧床，对扶助正气确有好处。

除感冒外，不少疾病，如肝硬化、肾炎、各种出血性疾病、骨质疏松症、先兆流产等，都需要卧床休息。甚至对晕厥、中风、低血压、低血糖及许多急性患者也都需要平卧仰头等救护措施。

四、卧床让爱情永葆青春

近年来的离婚率很高，并有逐年上升的趋势。看来如何保持初恋时的青春火热，确实是一个值得研究的社会问题。"打是心痛骂是爱"道出了夫妻间特有的沟通方式。据有关方面统计，婚后第七年，是第一个感情多变年。是什么原因导致这样的婚变危机呢？其中最重要的是"远香近臭"心理在作怪。夫妻间离得太近了，难免会有纠纷产生，有纠纷不怕，怕的是有解不开的纠纷，那就危险了。

据某市妇联的工作人员介绍，对于化解夫妻间的矛盾，最好的方式就是"站着少说，躺着说"。把最敏感的问题带到床上去讨论，往往能达到"消防灭火"的效果。你想想，"枕头风"能吹成"龙卷风"吗？这就是俗话所说的，两口子吵架"床下争斗床上和"的道理，也是"卧床"实现家庭和睦的一种奇方妙法，不信你试试。

时间是一味良药

时间是一重要的哲学命题，《论语·子罕》说："子在川上曰：'逝者如斯夫！不舍昼夜。'"真正的时间只存在于个体的情感体验中，只有在艺术中的时间才会可逆，因为艺术可以重温历史。笔者不敢深谈，这里只谈时间是一味药。

既是药，就可以治病，那是必然的，时间何以成为药，而且还不是一般的药？

在《内经》的时间观念里，疾病与运气年份、天气月相、日期时辰等密切相关。因此，临床中不得不考虑时间因素。

时间，的确可以治病。首先，时间可以治社会上那诸多的假冒伪劣的毛病！俗话说，"日久见人心"，那种假仁假义，处事不诚者，时间一长，必然会暴露于光天化日之下。巴菲特有句名言："只有退潮了，才知道谁在裸泳。"实践是检验真理的标准还真不一定，实践还要加上一定的时间，才能确定哪里真，哪里假。所以历史是无情的，经过时间的淘洗，任何人与事都会原形毕露，你能说它不是一种治"假"之良药吗？

有的人说，中医治病，开方就是开时间。《伤寒论》青龙汤开的东方，时间就是春三月；白虎汤开的是西方，时间是秋三月；真武汤开的是北方，时间是冬三月。麻黄汤气温热，性开发，服后身暖汗出，仿佛置身于夏日的火热中，太阳病欲解于巳午未时，就是麻黄汤方打造了一个巳午未时相的功能。（《思考中医》）这是从另一角度说明时间是药。

其实，在我们身边天天都可见到时间治病的奇迹。请到外科病房去看看，那里到处躺着刚刚手术后的患者，刚切胃肠或摘胆囊，肚子上有条长短不等的伤口，渗血、红肿、疼痛，随着时间推移在不断减轻、消失。一天、两天、七天，我们看着伤口愈合，康复出院。

在医院，我们常常见到患者向医生赠送锦旗表示谢意，说是某病经治疗后妙手回春，似乎这功劳皆医者所为，其实并非如此。例如，一外感风热的患者，发热咽痛，脉浮数，医生开了银翘散三剂，水煎服。三天后，热退身凉，咽喉清爽，病愈上班。你能说这感冒完全是银翘散治好的吗？不能，还必须加上这三天时间，因为在这三天里，人体正气时刻都在驱邪，康复而愈是机体本能之势，药物只是顺势辅助，有时甚至不用药也可自愈。

因此笔者认为，时间是一味良药，对于慢性病的治疗尤其如此。"王道无近功"，慢慢来不要着急，即使获得病情好转或痊愈，医者也不可沾沾自喜，贪天之功，自以为是，忘记了时间这味良药的功劳。

从"患者教会医生"所想到的

我的老师冉品珍教授说过一句话，"医生是患者教会的"。四十多年了，在学医、行医的历程中，这一句话时刻都在我的脑海中回荡。随着时间的流逝，阅历的增长，这句话的意蕴愈加清晰起来。

一般认为，在医患关系中，医生是主导，患者是从属，故有"求医"的说法。患者生病了，央求医生为其诊治，医生是医药知识的"垄断者"，患者不懂医药，或是一知半解，何来"患者教会医生"呢？

大多数患者是崇拜医生的，特别崇拜那些医技高超的名医，甚至有的人以崇拜明星的方式来崇拜名医，只要请他看上一眼，吹一口气，就已浑身舒适，不药而愈。因此，中老年医生，早已被患者及其亲友吹捧得飘飘然，不知自己姓甚名谁。他们在行医过程中，主要是教训患者，根本不会承认"患者教会医生"，然而这是事实，不得不承认。

首先，医生治病是要用药的，不用药也要进行推拿、针灸或手术，你的诊断是正确还是错误？你所采用的这些医疗手段，是有效还是没效或有无毒副作用？谁能给您提供最权威的评判，让你积累实践过程中的经验与教训，以进一步指导你日后选择药物与方法呢？毫无疑问，这其中真正的老师，不是别人，正是经你诊治过的患者。

一个刚参加临床工作的医学生，当他第一次开具麻黄汤给患者后，他一定会想，这方开对了吗？麻黄该用 5g 还是 10g？几天后，患者复诊了，第一句话说的是："谢谢您！我的病好多了！"患者教会你该如何用麻黄汤，较之在课堂上老师的讲解重要得多。临床上，我们常接触的新药，也都是在患者的教导中真正学会应用的。

此外，对于错综复杂而多变的临床现象的认识与把握，一个典型患者的诊治经过常常会让医生们终生难忘！患者对康复过程的原始描述，帮助我们积累经验和教训，让我们一步步成长起来，你能说患者不是医生的最佳老师吗？

医学是一个实践性非常强的学科，医生们多在一年年的临床中逐渐成为某方面的行家里手，成为患者心中的名医，而在这个过程中多是患者的一次次康复的鼓励，或是患者之间的口耳相传，提高了医生的知名度，造就了群众信赖的良医！

行医多年，我完全信服这一句话，这一句有深刻意义的话。我时常在思考，医患之间的关系问题，绝不是一个上下级，更不是一个央求与施舍的关系，而是一个战壕里的战友关系，互相间可以合作与学习，沟通与互动、互助，共同祛除病魔，关注健康，尊重生命。尤其是医者，只有在行医中记住并实现这一句话，才能真诚地把患者当作自己的老师，才能切实领悟大医精诚的内涵，成为一个对得起苍生的合格医生！

认真对待患者的主诉

患者坐下来，就开始倾诉他（她）的所苦，这是所谓的"主诉"。一般认为，患者或其亲人所介绍的能代表其疾病的主要症状感受称为主诉，即最重要的临床信息；对于痛与苦，医生仅仅是旁观者，而患者才是亲身体验者。其实，"主诉"还有另一层意思，那就是患者所说的任何情况，都应叫做"主诉"，因为对症状感受来说，患者本人是唯一权威的"主体"，他所说的虽然不一定是我们想要的"主症"，但其中必然包含有主症。因此，作为医者，临床上对患者所提出的任何诉说都应该认真对待。

临床多年，笔者有一种感受，那就是要想获得准确无误的主诉，可不是一件容易的事。研究主诉是每一位医者，特别是中医的必修课，这是一项临床基本功。临床上，因为对主诉的错误判断，导致辨证结果有天壤之别的情况经常发生，不得不引起警惕。

"诉者，告也"，是患者原味的切身感受，非常重要。但是，患者有年龄、性别、职业的不同，也有文化程度的差异，还有语言交流的能力等问题，主诉五花八门，主诉的水平与准确性也因人而异。常常出现偏离主题，所诉非所问的情况，如有的主诉全是医学病名，说："我有高血压、冠心病、糖尿病"，或首先呈上报告单，或支吾不清、不知所云，或全身不适、难以用语言描述；甚至有的患者不愿开口，只让切脉等，导致问诊困难，这就要我们认真对待了。因为西医尚可靠检查诊治，中医得不到准确的主诉，就没法辨证论治了，怎么办？

首先，主诉需要引导，要做到不失时机，巧妙应对。有一些久病患者，如果从十年前的病史开始诉说，或过多介绍前医的诊治过程，或者只说检查结果，一句亲身感受都没有，医者又不便强行制止，这就需要引导了。在实施语言引导中，应通过望诊，察言观色，或通过已有的检查结果，判断可能会有的症状体征，予以简明的提示。对于某些不典型的临床表现，切忌反复追问，甚至"寻信"逼供，如小便黄吗？口渴是喜热饮还是喜冷饮？以免患者在模棱两可的情况下，做出错误的回答！

其次，是要耐心地聆听，以诚恳的态度，让患者体会到你对其痛苦的关切，从而增强其信心，乐于配合，尽量回忆，表述其感受。

第三，是确立主诉。当通过全面四诊以后，还需要回头复习主诉，抓住其中属于主症的部分，再搜集资料，充实主症的核心地位，以便对"症"下药。

第四，就是要解读主诉。患者多数不懂医学，所告之言皆俗语，不可能是医学术语，更不可能与经典教材上的语言一样，但只要医生认真听，并努力去解读，这些朴素的家常话中，有的与经典相似，有的经过翻译后，就能与经典暗合，有助于启发思维。如有患者主诉说："我脑袋晕，经常眼花，起床时加重，严重时常有要跌倒的样子，站不稳。"经解读，联想到《伤寒论》"头眩，身𥉂动，振振欲擗地者"，遣用真武汤，疗效显著；还有患者诉"经 B 超发现肾积水，多方治疗不愈，且饮水干哕频发"，此与

"水入则吐，名曰水逆"（《伤寒论》）相似，用五苓散后，症状缓解，而肾积水也得到减少。临床这些实例太多了，诸如《伤寒论》的"寒热往来""翕翕发热""反复颠倒，心中懊侬""心下痞"等，都需要我们去解读与翻译，这样才能使方证相应，发挥经方的作用。

大医精诚

"相对斯须，便处汤药"小议

近日亲友小聚，席间你一言我一语，感叹近几年中医中药之如何火爆。某中医院的老中医名声鼎沸，门庭若市，每天要看一百多号，挂号必须头天下午去排队；那老头精神好得很，模样就是一"活神仙"；他看病与一般医生不一样，不让患者多说；拿脉是双手都用，左右开弓，看得快时，三分钟就看一个，听说治癌症有绝招啊！

听此传说，暂不论其"神效"真实与否。本文想要说的是，这恰与汉代医圣张仲景所描述的那种不负责任的医生差不多。《伤寒论·序》："相对斯须，便处汤药；按寸不及尺，握手不及足；人迎趺阳，三部不参；动数发息，不满五十；短期未知决诊，九候曾无仿佛；明堂阙庭，尽不见察，所谓窥管而已。"有趣的是，从汉代到今天都有这种现象，他们的确太忙了，没时间去倾听患者陈述，更没时间去思考疾病的缘由。

每天看一百多号是怎样的速度？如果一天按工作 8 小时算，计有 480 分钟，就算只看 100 个，每个患者平均不足 5 分钟。在这短暂的时间里，医者除要了解病史、病情、病症，并作出判断，确定治疗方案之外，还要化裁方药，抄写处方，加上患者进、出、坐、起之耗时，时间之紧迫，犹如战场，定是分秒必争。

对于能看百多号的医生，过去也曾听说过。近些年来，由于多方面的原因，民众对中医中药的需求增多，各大中医院求诊者众，每天能看百号者不乏其人。笔者也是中医生，勉强也可算熟练工，深知看病的难度。窃以为，就诊的患者众多是好事，在某种程度上说明医疗效果好，但并不是越多越好，患者看得最多的，不一定是好医生。因为看病不是卖菜，人多就搞快些；也不是卖"打药"，光着身子，拍拍胸口，吆喝着，围观的人越多越好！看病，是种人间最严肃、最复杂的脑力劳动！对于有些医生看病那么多、那么快，我是不敢相信有那样的速度?！也不敢苟同那种做法。不管这当中还有何背后的潜规则或难言之隐，都是不负责任的表现！

首先，这是对患者不负责任。就医生而言，特别是资深的专家医生，患者常多方寻医，或远道而来，把这次求诊作为救命"稻草"，想从医生身上找到希望和安慰。然而，却因为时间短，医生忙，接诊时患者几句话还未说完，处方就开好了，甚至呵斥道："不要说了！喊下一个。"难怪有的患者及家属含着眼泪离开诊室时说："这样的处方药，能有用吗？我敢用吗？"

其次，这是对医者自己的健康不负责任。医生看病是一种高强度的脑力劳动，半天4~5小时，没时间活动，甚至没上一次厕所，已经让身体难以承受了，何况大脑还在紧张地思考呢。"弦绷得太紧是会断的"，长年过度的精神紧张，对健康不利。如果"过劳死"，对家庭和社会都是一个不小的损失。

第三，是对自己医学技能的提高不负责任。医生是一种实践性很强的职业，"熟读王叔和，不如临证多"，做医生必须常临床、多临床，但医学水平的提高，不能只靠书本知识，还要通过临床实践的积累。但看病过多，必然太快，医生没功夫去思考，无法从成功的案例与失误的教训中总结经验，更难从中悟出道理，影响用心读书、交流学习与科研选题。有些医生，行医数十年，看的患者不少，一辈子"瞎忙"，却始终都没有一个学术方向，科研没有选到一个适合于自己的选题，写文章没有自己的观点，更难出新意。

第四，是对中医药事业不负责任。应该说，民众选择中医药，是信任情感的一种表述，也是中医事业生存与发展的基础，是令我们欢欣鼓舞的大好事。但我们却为了某种利益（其中可能有与同事之间竞争的心理需求，也可能是为了获得更多一点的经济利益），拼命地加快速度去看病，影响疗效，败坏声誉，甚至造成事故，极大地伤害了"衣食父母"的信任与感情，将会导致严重的"杀鸡取卵"的后果！应该引起各有关部门的高度重视。

我们一起呼吁："大夫，您看病慢着点！"

"验案"何以难验？

"验者，效也。"验案，即治疗获效的病案。

医病，就是追求疗效，这是患者与医者的共同期待。然而，"千方易得，一效难求"，这又是众人的困惑。

在生活中，人们常听到验案的传颂，一传十，十传百，绘声绘色，灵验神奇。在学医与行医的道路上，听到或读到的"验案"更多，诸如课堂上列举的，杂志上发表的、历代书籍中记载的，对疗效的描述五花八门，或"效如桴鼓""覆杯即愈"，或"一剂而安""诸症悉除"等，或"一剂知，二剂效，三剂更奇妙"，甚至屡试屡验。让人心潮澎湃，热血沸腾。但激动之后，却发现不是那么一回事！

这当中之缘由，也许是阅读理解能力不够，没有弄清其来龙去脉；或者是医道之事深奥难测，正如明代谢毓秀《回生明论医方》说："至重唯人命，最难却是医，病源须洞察，药饵要详施，当奏万全效，莫趁十年时，死生关系大，惟有上天知。"写验案的作者很难把案例的精髓展示出来，甚至有的人有意或无意对验案进行文字上的加工，有的纯是瞎编伪造，根本就不是那么回事，如你深信不疑，按图索骥，怎能灵验呢？

近些年来，可能是出于功利之故，我们所见到的大多数医案，均是有案必验，少有无效者，更少失误者！看了很难令人信服。其实，古代医案，除一些追忆式医案外，大多数实录式医案都较少提及疗效，这种医案的特点是病情记录比较真实，药物、剂量、炮制等项目详细，也有简要理法论述，能忠实地反映医家诊疗原貌。其中《临证指南医案》是其典范，证候、理法方药及治疗过程齐备，唯独未作"疗效"的交代。这与今天的验案形成鲜明的对比！

如何看待医案验与不验的问题？我认为，不应把疗效的期望值提得过高，病家与患者如果把疗效等同痊愈，误认为"病都会治好"，会引发许多医患纠纷。过度地钻疗效的牛角尖，易患抑郁与焦虑。临床疗效有各种程度上的表述，临床症状或体征好转缓解 10%~98% 都是有效，文字上有微效、显效、明显效、显著效的不同。所以你在引用验案之药方时有进步、有缓解、有改善都是成功，不可过度追求疗效的完美。同理，在撰写验案时，也不应该违背事实，一律以"痊愈""康复"结尾。

况且，要想"痊愈"，对任何一个患者来说都是很难实现的，或多或少地都会留下"后遗症"。从个体差异而言，世界上没有一个完全相同的痊愈者，即使临床痊愈，也与"验案"之"验"有这样、那样的区别，很难复制。

此外，我们需要疗效，但疗效并不是终点，更不能以不切实际的伪造疗效去获取功利，不论医者或患者，都应丢掉"必须痊愈"的包袱，轻装上阵，去实现一定水平的健康！

对于医者读医案来说，医案实录的验与不验并不很重要，关键要领会其中识证、变法、用方、剂量之思路，即使误治未验，也要从中汲取有益之教训。

老医真言

说说中医之"悟"

学中医比学西医难，这是众人的感叹！有这样两个同学，高中毕业，一个考上了华西医科大学学西医，一个考上了成都中医药大学学中医。毕业五年后，学西医的上手很快，上门诊时门庭若市；而学中医的还在苦读，仍免不了坐冷板凳！啥原因呢？有人说就是一个"悟"字！

西医的知识形而下，摸得着，依葫芦画瓢，按书上说的办！而中医没那么简单，必须悟出其中之理，你才用得灵！

悟，《辞海》解释为了解、领会与觉悟！《说文解字》："悟，觉也。"《佛光大辞典》："悟，证悟之意；事理融通有所悟。"《医学心悟》："心悟者，上达之机；言传者，下学之要。"这悟是一种高于现象与知识的智慧。学中医，需通过读书，获取古今知识，提升人文精神，培养人格理想，这之中包括经典、各家学说、儒道释、文史哲，以及各科知识。其次，需要实践与临床，这是医家的看家本领，从实践中吸收营养，包括跟师、科研、实验等各方面的能力培养。在这些活动中，可获得大量的感性知识、经验与教训。悟则是消化实践的过程，是整合、提炼、升华和发现的过程，这是学好中医最重要的一步！

古往今来，能悟者众。张仲景勤求古训，博采众方，著成了千古绝唱——《伤寒杂病论》；李东垣在战乱频仍，民不聊生的特殊环境中，悟出了补中益气汤；张景岳总结出了"阳非有余"论；吴鞠通通过叶案的学习写成《温病条辨》，悟出了银翘散；近代张锡纯博学包容，衷中参西，悟出了镇肝熄风汤等传世之方。此外，近年屠呦呦的青蒿研究，陈可冀的活血化瘀法的研究等都是成功之悟。

这充分说明，通过我们读书、临床的积累和生活体验，是完全可能悟出中医独特的有价值的成果，为中医百花园的万紫千红增光添彩。当然这需要才华，需要时间，更需要静下心来思考问题。有的人学了一辈子中医，仍然对中医半信半疑，临床用之乏效，原因在于他始终停留在知识的那个层面上，没有悟的灵感，或者没有那种心境去悟。换句通俗的话说，没有把人家的经验与教训变成自己的智慧。

佛学有一个"顿悟"之说，指对"真理"的顿然觉悟。所谓顿悟，也必须有积累的过程，才能由量变达到质变，必须坚持不懈，学中医也有顿悟之时。笔者以为最重要是悟出自己的个体思想表达，悟出自己的学术研究方向与突破口，或称之为选题目标。对于大多数主要从事临床工作的人来说，悟就是你自己笔下的处方，能真正展现古人和他人都不能替代的特色，且疗效超群。

总之，悟是把自己的读书所想所得、临床所思所疑，提炼成属于自己的智慧结晶，可供后世验证、探索与应用，这也是我们学医、行医、创新的全部目标和最高要求。

当然，悟除了个人读书学习与临床实践之外，还需要到社会和大自然中去观察与感悟，有些东西不一定书本上有。如我们常去乡村观光踏青，传统的农耕文化根深蒂固，有很多农时谚语，"清明前后，种瓜点豆""秋前十天无谷打，秋后十天打不赢”，这是农家参天彻地，不违农时的经验。《齐民要术》所谓："顺天时，量地利，则用力少而呈贡多。"从中我们可以悟出天人相应，顺乎自然的道理。临床治病也必须遵从此理，生命在大自然中，人与虫兽草木同属一种现象与过程，必须遵从大自然的法则与规律，如春生夏长、秋收冬藏的大道。中医治病保健，若能顺势而行，必然事半功倍。

为何中医要谈"悟"，而西医就不那么强调呢？这与东西方思维方式差异有关！西方是逻辑、认知思维，而东方中医学是以象思维为主要思维方法。与中医一样，中国的书法、绘画、篆刻、音乐等都是象思维的产物，所以唐代张怀瓘《六体书论》就有"形见四象；书者，法象也"的说法。象思维是人类思维的本源，无论哪个民族的文化，都是从象思维基础上产生出来的。象思维之象，可以无固定形象，无明确态势，不必定性，也不必定量，以《周易·系辞下》"唯变所适"为原则，切合生命科学的变易无常的特点。虽然比较难以掌握，但我们仍然必须努力去"悟道"。一般来说，学中医首先要改变西方的思维模式，一个普通高中生，刚了学了数学、物理、化学和英语，没有一点东方文化的准备，马上去学《内经》，甚至期望学好中医，达到顿悟，必然是痴人说梦了！

此外，悟道既要尊重传统，还必须关注时代需求，服务现代社会，不要把"悟"说得玄虚无边。中医的"悟"也是具有普适性的，它与时俱进，关注社会，关注生活，关注时代，在物欲横流、心态浮躁、节奏增快、精神紧张的不良环境影响下，人们必然有向往平等和谐、轻松自由、返璞归真的田园生活等趋势，这些都是我们在悟道过程中

珍修杂谈

所要关注的。只有这样，才能找到正确的突破口与选题，最终实现创新与发展。

我们也必须清醒地看到，时代追求日新月异，中医学也同许多门类一样，在人们心目中只是一种被迫追赶的时髦，而真正有效的"悟道"是形而上层面的，是减速的，需要有耐心，需要坐下来发呆，这"悟"就来临了！

心　悟

宁拙勿巧在医中

一本《傅青主女科》让傅山在中医药界享有盛誉，其实傅氏在书法界的影响更大。在书法理论方面，他针对当时书法界流行的靡弱妍媚之风，提出了"四宁四毋"的书法美学思想，成为中国书法史上碑帖转换的先行者。其中"宁拙勿巧"一句，堪作学用中医药的借鉴。

"拙"，非笨拙，乃朴实无华，自然天成之意，古有"百巧不如一拙"之告诫，是对"拙"的最好诠释。中医学从理论到实践，从《内经》到《温病条辨》，阴阳五行，取类比象，文字精美，孕育万千，体现了"拙"的珍贵高雅。余非复古者，当今的现代化、中西医结合均是有益之道，但并非必由之路、唯一之路。有不少人把中医理论与落后画等号，认为"过时了""无用了"，并不遗余力地步他人之后尘，珍西方之施舍，追现代之时髦，投机取巧，装潢修饰，沾沾自矜，而对本民族的文化不屑一顾，恰似仲景所批判的"崇饰其末，忽弃其本，华其外而悴其内"，这种认识的误区是导致中医药出现令人困局而惑的根源，必须引起警觉。炎黄子孙特别是中医药界，应该在"拙"字上很下功夫，只有这样，才能为后人留下一颗供研究和诠释的中医理论种子。

一、读书勿巧滑

读书，特别是读中医的经典著作，应潜心其间，仔细品味，从容含玩，吃透精神。最忌一目十行，顺口读过，甚至怕苦畏难，只断章取义地摘取一些句段，为自己文章讲稿装潢门面。岳美中老中医曾说读书当"宁涩勿滑"，说的是要读熟、嚼透、消化、记住，一字一句都不要放过，真正领会经典的原意，应用时才能触机即发，左右逢源。

二、临证勿巧取

古云："学医三年，便谓天下无病可治；治病三年，方知天下无方可用。"这是行医过程中的真实感受，特别是处于无方可用的阶段，医者容易出现急功近利的心理，往往不愿再去认真辨证，而将自己道听途说得来的所谓经验都拿去试试，或把中药当西药用，巧取应付，侥幸获效。经过这样的教训以后，再去读经学习，老老实实地按中医理论分析、归纳，认准病机，确定辨证，并按中医方剂配伍原则再施药物，看似"愚笨"，实是大智之举，也只有如此才能获得意外之疗效。

三、科研勿巧取

由于诸多历史因素，因"科学一元化"的思想误导，近年来中医药的科研大多是按现代医学的方法去衡量中医中药的。人们轻松地借用西方现成的方法，去"研究中医"，企图得到一个"落地桃子"，而不愿按自己的方法走中医自己的路，去做"中医研究"。半个世纪过去了，教训是深刻的，我辈当认真反思。

正是：不赶时髦莫追风，宁拙勿巧在医中，学经扎根心灵里，朴实无华见真功。

当心学术强迫症

强迫症是以强迫观念和强迫动作为主要表现的神经症，是医学心理学上的病症。传统没有"学术强迫症"之名，这是笔者在临床工作中的杜撰，说出来供读者批判。

笔者临证中常为顽疾难疗而苦恼，面对一个远道而来的久病患者，四诊完毕以后，资料堆积很多，应该从何处入手呢？左思右想，焦头烂额，久久难以下笔！"书到用时方恨少"，这是我最多的感受！这种江郎才尽，技穷无能的时候，也是作为一个医生对阅历和知识最依赖的时候，我认为就是容易发生学术强迫症的时候。

强迫症的特点是，有意识地自我强迫和反强迫并存，二者强烈冲突，使患者感到焦虑和痛苦。强迫症以强迫思想为主，包括强迫观念、回忆，穷思竭虑，害怕丧失自控能力，反复核对、检查或询问，出现不完善恐惧等。

对照典型的强迫症特点，医者随时随地都在思考那些难以治愈的杂病，并不失时机地拼命学习，不断地在书籍中、杂志上，或通过学术交流了解相关的新疗法以触动大脑的记忆。回忆这些内容，竭力把某些可能有益于疾病的方法都记住，害怕忘记，有的把某一特殊的学术观点铭记于心，临床上见到的患者似乎都与某学术有关，而不由自主地强迫遣用某法，导致用药偏激、疗效不好，甚至当出现一些副反应时才为之反悔！或在处方后患得患失，自责某药没有用上等。

有的医者刚学了一种经典疗法，便想方设法到临床上去试用，强迫性按照书本上的描述，到患者主诉中去找适应证，使引导问诊成为误导主诉，导致诊断与辨证的偏差，这也是临床上常见的现象。如某医读了《伤寒论》少阳病提纲证："少阳之为病，口苦，咽干，目眩也。"患者主诉口苦，医者便不停地问"你咽干吗？""你眼花不花？"多问几次，许多患者想了想，点头称是，或勉强应付说："咽喉有点儿干！""眼睛也有点儿花。"似乎一定要凑够少阳证的典型表现才罢休。有的医者在读了郑钦安的医书之后，或刚听了"火神派"的学术报告后，笃信温阳法的神奇疗效，次日临证便觉得每一个患者都该用姜、桂、附，如此多用些时日，直到复诊时，患者反馈说："你开的那药，我不仅怕冷未减，反而口咽干燥，鼻中出血，口渴思冷饮。"医者这才恍然大悟。这些现象，笔者将其称为轻度学术强迫症，我想多数医者都有亲身体验吧。

医生们为何容易出现学术强迫症呢？笔者认为，首先是生命科学的高深莫测，至今奥秘太多，导致医疗活动的难度较其他行业高，尤其是许多疑难杂症，以及复杂的人际社会关系给医生增加更多的压力；其次是医学科学进展很快，相关学术知识很多，需要学习更新，再加上日常工作劳累，医生们超负荷工作，休闲很少，产生焦虑情绪，导致医务群体易发生强迫症。

也有少数完美倾向性格的医者，素来重视细节而忽视全局，组织纪律性强，做事很有计划性，过分谨慎，过度关注学习、工作，爱好不多，少有娱乐，他们的强迫现象更为突出，尤其应该注意防范。

老医真言

中医学属于科学与人文艺术相结合的学科，较之现代医学更难学。在临床上可供辨证论治的材料不规范、不具体，不容易掌握，加上中医重视个体化诊疗、因人因时因地、具体问题具体分析、复杂多变等因素导致中医在诊疗活动中尤应警惕学术强迫症，以免影响工作。

举例说，在临床问诊中，对小便黄与不黄、小便清长与否、口渴与口干、思热饮和思冷饮、畏寒与畏风、有汗与多汗、大便结燥与大便不干而不畅、气短与乏力等方面，医者稍有学术强迫意识，就会成为误导问诊，得出错误的辨证结果。

当然，上述说的不是严格意义上的强迫症，因为典型病例应该符合症状标准三个月以上才能确诊。行医中如果有，也属于一定程度上的强迫倾向而已！但愿你我都能克服这种倾向！

名医不易　明医更难

　　近些年来，全国各地都在评选"名医"，中医有，西医也有。因为评选"名医"有一系列的程序和极其苛刻的条件，并有一定的名额限制，评上"名医"确实不易！"名医"自授牌之日起，便是对其身份、德行、水平的承认与褒奖，在患者心中似乎更会看病，在百姓面前相当于商店中的"信得过产品"。

　　多少年来，不少医者十分看重此"名"，为了出"名"而丑态百出，有恶意攻击同行者，有雇佣媒子捧场吹嘘者，有弄虚作假者，还有行贿公关者，千方百计、不择手段地想挤进"名医"行列。有些人虽早年学医，但从政多年，或长期经商卖药，或其父行医而偶有涉猎，也通过各种手段，谋得此名，使"名医"队伍良莠不齐，鱼目混珠。时至今日，大小"名医"随处可见，大有"名医"满天下之势。

　　"名"者，"人之名姓"也（《说文》）。这只是一个符号而已，乃长辈随意授之，没有多少实际意义。但随着年龄的增长、阅历的丰富、成就的不同，"名"被赋予了不同的、具体的涵义。特别是随着地位的升高，"名"就有了价值，如今天的明星、名家、名医等。当今所提倡的名院、名科、名医之"名"，应该是品牌的意思，"名"的背后必定有非常丰富的内涵，不只是确定一个"名"字，也绝不是把你那"名"字拿去凑热闹就行的。

号称"四书"之首的《大学》，第一章开宗明义，就说"大学之道，在明明德……"指的是自明、内明学问的准则；老子也说"知人者智，自知者明"，这个"明"是明白通晓的意思。汉·司马相如《谏猎书》对"明"的释意是"明者，远见于未萌"，亦即"上工治未病"的高水平医生。由此看来，真正的"名医"应该是明白人生真谛，通晓中医理论，并在实践中熟练运用，以及临床经验丰富、医术高超的"明医"，正如吉林省提出的"明志、明德、明理、明术、明法、明业"的"明医"要求（《中国中医药报》2010年4月8日）。可以这样说，每一个"明医"应具有仁心，具有过硬的治病本领，并能施仁术，必然会有很好的疗效，必定是治病救人的高手，必然会得到百姓的衷心拥护而知其名。而只有窃取之名、地摊之名、自封之名，不踏实学习、缺乏医德、无通达医理之"明"的那些所谓"名医"，纯粹是图名谋利，常常不能治病救人，反而害人！也肯定成不了"明医"。

笔者认为，而今所谓的"名医"，严格说来是不够准确的。一般说来，"名"的知晓状况，不能成为"名医"之标准，因为臭名昭著而家喻户晓的也不少。评审时考察其医德医风、医理医技、临床疗效，这属于"明"而不是"名"。没有"名"而"明"者，或受委屈，或地处乡野山村，乏人知晓，名不见经传，但这种人百姓喜欢，能治病救人，方属货真价实的"名医"。

综上所述，为了中医事业的兴旺发达，重建社会正确的价值导向，鼓励青年成才，特别要造就一批临床大家，迫切需要的是"明医"而不是"名医"，并应大张旗鼓地号召青年医师认真学习，不断临床实践，争当"明医"。让中医界这支队伍，个个崇尚学习，坚持临床实践，努力把自己锻炼成为明医理、明药理、明社会人事、明天文地理的有自知之明的合格医生。已经评上"名医"者，更应该努力学习，提高为医的综合素质，让自己有"名医"的声望，达到"明医"的水准！

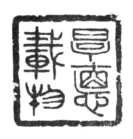

厚德载物

敢说中医无远忧

笔者作为在西医院校综合性医院长期从事临床的中医师，亲历中医与西医的合作交流，目睹中医与西医的优与劣，故深深体会到中医具有不可替代的优势，人类的健康离不开中医。因此，我们敢说"中医无远忧"。

一、中医确有效，不怕谗言伤

医学是研究人类生理过程以及同疾病作斗争的一门学科，疗效就是硬道理。长期的实践证明，中医治病确实有效，至少今天在临床上，中医还能解决许多西医没法解决的问题，可谓"货真价实"。

多少年来，人们习惯引用一句话，那就是"实践是检验真理的唯一标准"。实践确实很重要，但不是唯一的，还应加上"时间"，短暂的实践有时还看不出真伪来，因为"时间"最终会揭示真相，真相披露之日，正是真理的曙光闪耀之时。近百年来，少数人出于对中华文化和历史的无知或误解，打着文化"救世主"的幌子，曾几度恶意中伤中医，企图置中医于死地，但中医还是生机勃勃，凭什么？凭的就是"疗效"！

据多年的临床所见，中医所接诊的患者，大约90%以上都是经西医诊断与治疗以后无效、乏效或被认为"不治"者，甚至是经治疗出现严重毒副反应的患者。遇上这样的患者，经验告诉我们，再按现代医学的思维方式诊治是徒劳的，只能有意识地不去看那些化验检查单，不重蹈覆辙，老老实实进行中医的四诊，用中医理论去辨证施治，常常能收到较好疗效。

比如，胃炎患者经过胃镜检查，或者发现幽门螺旋杆菌阳性，采用西药质子泵抑制剂、抗生素、黏膜保护剂等治疗6~8周或更长时间后，患者疼痛、泛酸症状暂有缓解，但胃脘胀满、食欲不振、大便不畅等反而加重。患者常常因全身症状加重，不愿再用西药而求治于中医。很显然，此时西医的那些检查化验单对指导中医遣方用药，可以说毫无用处，按中医理论，采用辛开苦降、调和肝脾、化湿健脾，以及温胃补脾等法则，患者临床症状可以得到迅速缓解，而且疗效巩固，不易复发。

这些看得见的疗效和优势，相信不少患者和医者都有亲身体验，绝不会因为几句谗言而动摇。

二、中医有特色，西医难取代

西医近些年来发展很快，特别是抗生素的发明，以及某些手术方法的进步，的确救治了不少难疗之病。但西医的进步，不等于西医把生命科学的所有问题都解决了。人类对自身的认识还非常肤浅，对于许多疾病还处于"先有蛋还是先有鸡"的探索阶段，例如病毒性疾病、过敏性疾病……这些病西医办法不多，中医却可以通过另一途径找到解决办法，你能说这不是特色吗？

例如，我们在临床上见到的大量因"湿"致病的患者，"医生，我这口里很难受，口苦、口臭、舌头发黏，吃饭没味道……是不是湿热重？"患者诉说着。"湿热？啥湿热？我不懂！舌苔厚？我们不管那些。"西医大夫不耐烦地解释说。的确，这位大夫说了真话。西医确实没有"湿"的概念，但临床上因湿致病、因病夹湿者很常见，特别是南方各省更多。对这些病，西医没法解释，在我们医院，西医大夫多会很客气地请中医诊治，常常可以取得较快的疗效。

对于一些西医未曾研究或者目前还没有一个说法的问题，中医治疗却能得心应手，确有实效，这就是中医的特色和优势，也是中医学的原创思想与概念，这是西医无法取代的。

三、正视今日忧，齐心练内功

俗话说："人无近虑，必有远忧。"多一点忧患意识是好事而不是坏事。质疑中医的言论可作为反面教材，给处于麻痹状态的人们打上一次"预防针"，让我们警醒，正确认识中医事业目前的困难，正确地认识今日之忧虑，用我们的实际行动，克服这些困难，把中医自己的"内功"练好。有道是："重视今日的近虑，避免来日之远忧。"

中医的近虑为何？一虑文化环境的贫瘠；二虑后继人才匮乏，认真学中医的人不多；三虑政策落实不够；四虑中药质量低劣。这四虑，归根结底是一个文化及社会环境的问题。因为中医问题不仅是中医界的问题，它是一个文化大背景问题，这是中医近虑的核心和关键。用南怀瑾先生的话来说，是近一个世纪一系列运动导致"文化衰落"的影响。

重建中医学的文化基础，在精神上"补钙"，增强对传统文化的自信心，必须经过全民族长期的艰苦努力。对这一点，我们必须要有足够的思想准备，急躁毫无用处。努力把自己的工作做好，切实提高中医的疗效，改善服务，方便运用，在传播健康的同时要注重文化传播，特别是要大力开展中医科普宣传，让更多的人了解中医，信任中医，支持中医，逐渐扭转这个局面。

四、发展走正路，中医无远忧

中医与其他学科一样，必须发展。但是发展应该走中医自己的路，西医的路可以借用，但不能照搬。笔者认为，中医研究之路，不是"独木桥"，而是"多途径"。提倡多学科、多途径开展中医学继承与创新的研究，达到殊途同归的目的。在政府出台有关政策的前提下，营造各学科中医研究的环境，鼓励多种人才参与。

处在农村偏远地区的中医，常有临床绝技在身，可按照张仲景、李东垣、张景岳的传统方法开展中医研究；研究文、史、哲的学者，可从事中医方法学方面的研究；学习西医的大夫，可进行中西医结合的研究。

笔者在西医院校从事多年的中医教学，发现每个年级都有少数各方面比较优秀的学生对中医学很感兴趣，他们很想从事中医的研究。但因政策的不配套，生活会受到影响，加上学中医比学西医难得多，迫使他们放弃这一想法。如果政策倾斜，鼓励这些人从事中医研究，长期坚持下去，让一批学习西医的精英人才能安心搞中医的学术研究，可以在不长的时间内，再次出现像北京陈可冀、上海匡调元和沈自尹这样的大家，经过几代人的努力，中医学可望获得重大突破。

对于中医，目前不是用西医去取代的问题，而是要去发掘中医智慧，重新发掘这一文化宝库的价值。应站在弘扬民族文化的高度去审视目前中医的困惑，坚定信心，脚踏实地地去解决困难，清除障碍，促进中医发展，如此则中医之前程似锦，何忧之有？

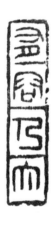

有容乃大

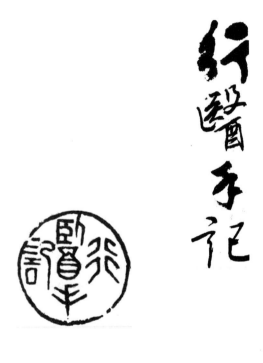

行醫手記

诊断室，是医患共同对敌的战场，望、闻、问、切是情报收集，辨证论治是运筹帷幄，然后实施布防，调兵遣将。胜败乃兵家常事，但不论疗效如何，其中的思维过程应是值得关注的。如果把这个过程的细节记录下来，供大家讨论，当是一件很有意义的事情。

本篇医者以厚实的现场感，记录那一个个鲜活案例，并从不同角度予以点评，或许能引起你的共鸣与思考。

肝胃不和（慢性胃炎）

刘某，女，50岁。2012年2月15日初诊。

胃脘满闷，纳呆，厌油1月。咽干不适，干呕，口苦口腻，阵发心慌、自汗，右侧背痛，月经紊乱，舌质淡，苔薄白，脉弦滑，右脉大。

此为少阳枢机不利，肝胆气滞不疏，脾胃升降失常。治宜和解少阳，疏利肝胆，辛开苦降。予小柴胡汤化裁。

柴　胡12g　黄　芩15g　黄　连8g　　法半夏15g

党　参20g　茯　苓25g　生龙牡各30g　大　枣15g

干　姜5g　　柏子仁10g　佛　手12g　　金钱草30g

延　胡12g　焦三仙各20g

3剂，每日1剂，水煎取汁约450mL，分3次饭后温服。

2012年2月18日复诊：背痛缓解，脘闷、心慌好转，咽干较重，咽痒咳嗽，咯少量白痰，口腻，头闷，舌质淡，苔薄黄，脉细。已见疗效，予前方化裁：

柴　胡25g　黄　芩15g　法半夏12g　太子参30g

玄　参20g　桔　梗12g　麦　冬12g　生龙牡各30g

焦三仙各20g　木　香10g　香　附12g

3剂，煎服法同前。

2012年2月22日三诊：前述诸症均有好转，现头昏闷，肢体乏力，食后不易消化，舌质淡，苔薄白，脉细。

脾胃虚弱，运化不及渐显，予小柴胡汤合异功散加减：

柴　胡 15g	黄　芩 12g	法半夏 12g	陈　皮 12g
党　参 20g	白　术 15g	茯　苓 20g	甘　草 6g
藿　香 12g	天　麻 15g	川　芎 15g	香　附 12g

焦三仙各 30g

5 剂，煎服法同前。

【点评】

首诊合用柴胡、泻心剂，是常中之变。但湿象已显，郁热上攻，似宜合杏、蔻、苡以化湿，加竹叶、连翘、薄荷以透热，则二诊咽干痒咳、口腻头闷之症或可减轻。

此案三诊，除症状上获效之外，脉象变化尤当关注。首诊"脉弦滑，右脉大"，这是遣用小柴胡汤的重要指征。用药后，复诊与三诊都见"脉细"，乃木旺缓和之象。病患免除了肝木之克伐，再加上异功散之补土，胃炎之苦，痊愈可期。

脉象是中医个体化诊疗最重要的凭据，脉象与指纹一样，世界上不会有两个人完全相同的脉。

脾虚失运（慢性胃窦炎）

周某，男，65岁。2012年2月4日初诊。

口干、口苦、口臭2年。大便干结，失眠多梦，舌质红，苔黄厚干，脉细。患慢性胃窦炎20年。

此为脾胃湿热阻滞，且痰热上扰心神。治宜清热、化痰、除湿法，以黄连温胆汤合甘露消毒丹化裁：

黄 连10g	法半夏20g	陈 皮12g	茯 苓30g
竹 茹15g	枳 实12g	甘 草8g	藿 香12g
苍 术10g	干 姜5g	苡 仁30g	滑 石30g
淡竹叶20g	白豆蔻10g（后下）		

5剂，每日1剂，水煎取汁约450mL，分3次饭后温服。

2012年2月8日复诊：症状无明显好转，大便干涩不畅，二三日一行，矢气少，神倦肢疲，舌质淡，苔白腻，脉细数。似有气虚之象，前方略事加减，酌用益气之品：

黄 连10g	法半夏20g	陈 皮12g	茯 苓30g
竹 茹15g	枳 实12g	藿 香12g	生白术30g
番泻叶1g	黄 芪30g	蒲公英30g	干 姜6g
白蔻仁12g（后下）			

5剂，每日1剂，煎服法同前。

2012年2月18日三诊：主症仍无好转。最苦大便困难，排便乏力，欲解不能，数日方得一次；精神不振，肢

259

倦乏力，舌质淡红，苔腻微黄，脉细滑。

前法不效，必有原因。详询其病史，发现大便不畅始终存在，脾运不足乃是其病机关键。治当健脾助运，以自拟升麻运脾汤化裁：

生白术40g　黄　芪30g　干　姜6g　茯　苓30g
党　参20g　升　麻10g　枳　实12g　番泻叶2g
法半夏20g　红　花10g　桃　仁12g　紫　菀15g
石　斛30g

5剂，每日1剂，煎服法同前。

2012年3月14日四诊：患者第三诊服药5剂后，大便已得通畅，诸症悉减。又自行用原方去番泻叶，再服药5剂。现大便较通畅，每日1次，但偶有解不尽的感觉，有时感觉腹胀，进食不易消化，抵抗力差，易感冒，易疲劳，舌质淡，苔薄腻，脉细无力。

此乃脾胃不健，运化不足，表虚不固。治宜健运脾胃，益气固表，方用六君子汤合玉屏风散化裁调理之：

黄　芪30g　生白术30g　党　参30g　茯　苓20g
防　风12g　法半夏15g　陈　皮12g　白蔻仁12g（后下）
甘　草8g　藿　香12g　厚　朴15g　神　曲25g

7剂，每两日1剂，煎服，每日3次。

【点评】

临证之难，难在辨证。寒热虚实看似简单，却常常是心中了了，临证茫然。

细观此案，前三诊都没见效，这是啥原因呢？当然是四诊不详，导致辨证的失误。初诊时，口干未细问口渴否，口苦、口臭、大便干结（不详是便秘、不畅或是燥、干、结），舌质红，苔黄而干。乍一看，的确"一派热象"且夹湿浊，但有一点医者大意了，其脉细，并有慢性胃窦炎20年，说明久病，其本是虚的。二诊时有所觉察，加了黄芪、白术以益气健脾，但主症仍无好转，何因？其中最不该用的就是黄连10g，苦燥伤阴，苦寒损脾。当然，法半夏、干姜之辛温，白蔻、藿香之芳化，茯苓之淡渗，皆可令大便干结而不畅，所以三诊时"最苦大便困难"。一误再误，才想到脾运的问题，启用生白术40g，方始见效。如果首诊重视脉诊的求证，也许不会走这种弯路。一般情况下，在汤药见效稳定后，当以丸剂服用3~6个月，始能痊愈。

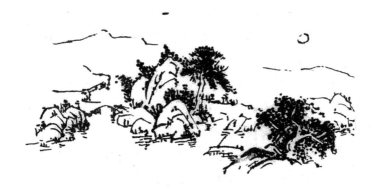

胃失和降（胃炎）

姜某，女，58岁。2012年2月22日初诊：

反复头痛10年，经常服"头痛粉"，胃脘胀痛3月。现感胃脘胀痛不舒，嗳气，泛酸，头部前额闷痛，情绪不宁，舌质淡，苔白腻，脉细。

患者本次就诊主要是治疗胃脘痛，其原因可能与经常服"头痛粉"有关，辨证属肝胃不和，胃失和降。治宜培土疏木，和胃降逆，兼顾治疗头痛。嘱患者停用"头痛粉"等止痛药，方用柴芍六君子汤化裁：

柴　胡15g　白　芍20g　党　参20g　炒白术20g

砂　仁12g　木　香12g　法半夏12g　陈　皮12g

甘　草8g　延　胡15g　乌贼骨12g　瓦楞子15g

川　芎15g　白　芷20g

3剂，每日1剂，水煎取汁约450mL，分3次饭后温服。

2012年3月14日复诊：胃痛、头痛均有好转，但进食后胃脘冷痛，仍有嗳气、泛酸，舌质淡，苔薄黄，脉滑无力。药已见效，继续守方化裁调治：

柴　胡15g　白　芍20g　砂　仁10g　法半夏15g

陈　皮12g　木　香10g　党　参20g　白　术15g

川　芎25g　白　芷20g　全　蝎6g　延　胡20g

5剂，每日1剂，水煎取汁约450mL，分3次饭后温服。

【点评】

同有多病胃当先，且本例是因服用"头痛粉"所导致的胃痛，故先以治胃病为主，兼顾头痛一症是对的。川芎、白芷芳香辛燥，剂量偏大，不可久用，恐伤阴耗气。

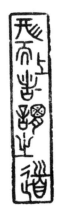

形而上者谓之道

中气下陷（胃下垂）

康某，女，42岁。2012年1月18日初诊。

脘腹坠胀6年，经X光钡餐检查，诊断为"胃下垂"。知饥能食，但不敢多食，食后不消化，脘腹畏寒喜暖，腹鸣胀气，大便干结，量少不畅，三四日一行，头昏乏力，舌质淡红，苔薄白，脉细弦数。体重下降近40斤。

此乃中气下陷，清阳不升，运化失常，治宜益气升阳，健运脾胃。方宗补中益气汤加减：

黄　芪60g	党　参20g	生白术50g	枳　壳12g
当　归12g	陈　皮10g	升　麻10g	柴　胡10g
甘　草6g	桔　梗10g	干　姜6g	生晒参10g
神　曲30g	谷麦芽各30g	制附片10g(先煎)	

7剂，每日1剂，水煎取汁约450mL，分3次饭后温服。嘱患者用宽布条制作胃托，饭前带上，饭后卧床休息半小时。

2012年3月21日复诊：初诊后未及时复诊，间断自服上方20余剂，坠胀、腹冷、头昏乏力均有好转。仍不易消化，大便干结难行，眼干，舌淡红，苔薄白，脉弦数。治法同前，继以前方加减：

黄　芪40g	党　参20g	生白术40g	枳　壳12g
当　归12g	红　花10g	桃　仁12g	乌　梅8g
甘　草6g	山　楂30g	干　姜6g	生晒参10g

神　曲30g　谷麦芽各20g　桔　梗10g

7剂，将息如前。

2012年4月11日三诊：原病稳定，时值经期，量少色暗，咽部不爽，下肢浮肿，皮肤发热，心悸，睡觉易惊，双乳硬结疼痛，口苦，情绪忧郁，舌质淡，苔薄黄，脉弦长而数。

病已多年，久治未愈，久病皆郁，肝郁化热。治宜标本兼顾，丹栀逍遥散加黄芪、升麻：

牡丹皮12g　栀　子12g　柴　胡10g　白　芍12g
当　归12g　白　术12g　茯　苓20g　薄　荷10g
玉　竹30g　神　曲20g　黄　芪30g　升　麻10g
谷麦芽各25g

7剂，煎服法及将息如前。

2012年4月18日四诊：经期已过，肝郁化热诸症缓解，舌质淡，苔薄白，脉弦。补中益气汤加味：

升　麻10g　黄　芪40g　生白术50g　枳　实12g
柴　胡10g　焦三仙各20g　甘　草8g　鸡血藤20g
鸡内金12g　当　归12g　党　参20g　香　附12g

7剂，煎服法及将息如前。

2012年5月16日五诊：坠胀感明显减轻，食量增加，消化好转，大便稍有好转，感觉肢体酸软，舌质淡，苔白腻，脉弦。

此为中气不足，清阳不升，脾运不健，气机不畅之象，予升阳益胃汤加减：

黄　芪40g　党　参30g　生白术30g　茯　苓20g
柴　胡10g　羌　活10g　独　活10g　白　芍15g
泽　泻15g　桂　枝5g　法半夏15g　陈　皮10g

黄　连4g　　甘　草8g

7剂，煎服法同前。

【点评】

此例中气大虚，诸脏下垂，加上久病皆郁，精神压力过大。久病难愈，故需自制胃托：嘱每餐前，平卧于床，用手将腹腔内容向上推移，再在脐上部，扎上布带胃托，然后起立、进餐，餐后平卧半小时。如此促进胃肠康复，待体重渐增，腹中脂膜恢复有力时，下垂之胃肠可复原位，其症状可得痊愈，但病程较长，必须坚持数月，才能获得巩固。

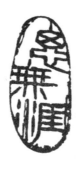

思无涯

胃阴虚（慢性胃炎）

李某，女，80岁。2012年2月18日初诊。

胃脘胀痛多年。伴泛酸，消化不良，口干，乏味，大便干结，小便频多，头晕，双足麻木，舌质红无苔，脉细弦。

此当以胃阴虚为主，至于头晕、双足麻木，乃肝之阴血不足，不能涵木所致。待胃纳好转，土健木荣，有望随诸症而缓解矣！方用沙参麦冬汤化裁：

北沙参30g　乌　梅5g　　麦　冬12g　白扁豆12g
冬桑叶20g　玉　竹20g　　花　粉12g　黄　连2g
瓦楞子15g　莪　术10g　　浙贝母12g　山　药30g
生白术30g　枳　实12g

5剂，每日1剂，水煎取汁约450mL，分3次饭后1小时温服。注意饮食，只能吃新鲜者，以蒸、炖汤为宜，禁食烧、烤、油炸、卤等辛辣燥热伤阴之品。

2012年3月7日复诊：胃脘胀痛、大便干结好转，头昏、双足麻木仍如前述，舌质红，苔少，脉弦滑数。

胃阴虚有年，短时难以康复，当守方改制化裁，酸甘化阴，缓缓图之：

乌　梅6g　　北沙参20g　　麦　冬15g　白扁豆12g
生　地20g　百　合30g　　川石斛15g　甘　草6g
山　药20g　玉　竹12g　　花　粉15g　葛　根20g

白　芍 12g　天　麻 15g

再进 5 剂，服法及将息禁忌如前。

【点评】

病机与张某气阴两伤（胃癌）案（见本书第 321 页）相似，但兼症不同，且病情有轻重之别。慢性胃炎如兼有肠化生，应警惕有癌变之可能，首诊用莪术 10g，有化瘀消癥之想法很好，但复诊又去莪术，不知是从何考虑，当守方坚持，缓缓取效。

循序渐进　熟读精思

胃阴不足（食欲亢进）

陈某，女，64岁。2013年5月15日初诊。

患者因食欲亢进5年就诊，西医检查已排除甲亢、糖尿病等，诊断为"胃炎"，给予"奥美拉唑、法莫替丁"等药物治疗，腹胀、嗳气时有改善，然食欲亢进始终无明显好转，转而求助于中医治疗。

现症见食欲旺盛亢进，饥饿感明显，见物欲食，然进食后腹胀脘痞，嗳气泛酸，形体消瘦，口干，大便先干后溏，眠差，舌质红，边有齿痕，苔薄黄，脉细弦。

此胃阴不足，胃火旺盛，脾气亏虚，脾不运化，胃强脾弱证。治以益胃健脾：

黄　芪30g	山　药30g	扁　豆12g	北沙参15g
乌　梅5g	焦山楂15g	炒谷麦芽各20g	莪　术12g
佛　手15g	香　附15g	苏　梗12g	酸枣仁15g
炙甘草6g			

6剂，水煎服，每日1剂。

2013年5月22日二诊：饥饿感明显好转，轻微嗳气，食后腹胀亦好转，仍眠差，舌质红，苔薄黄，边有齿痕和瘀点，脉弦明显。此脾虚肝旺，前方有效，继用前方加白芍20g以增强平肝之力，6剂。

2013年5月29日三诊：患者食欲已经恢复正常，不嗳气，无腹胀，唯睡眠早醒，大便干燥，舌质稍红，苔薄白，脉细弦。此为胃阴不足，肝血亏虚所致。予益胃汤加味：

北沙参 15g　麦　冬 15g　生　地 15g　白　芍 15g

玉　竹 15g　乌　梅 6g　扁　豆 15g　黄　芪 30g

山　药 30g　佛　手 12g　莪　术 12g　酸枣仁 15g

炒谷麦芽各 20g

6 剂，水煎服，每日 1 剂。

后随访患者已痊愈。

【点评】

《灵枢·经脉》言："气盛则身以前皆热，其有余于胃，则消谷善饥。"《灵枢·五邪》也说："邪在脾胃，则病肌肉痛。阳气有余，阴气不足，则热中善饥。"胃中有热，则消谷善饥，食欲旺盛。但能吃是一回事，吃的东西能不能运化又是一回事。脾胃同属中焦，胃主纳，脾主化，胃好不一定脾好，本案即是。胃阴不足，胃火旺盛，故食欲旺盛，然脾气不足，脾不运化，则进食腹胀。治以养胃阴，健脾气，同为中焦，脾胃分而治之，于脾胃辨治颇多启迪。

寒凝气滞（腹痛）

何某，男，52岁。2011年12月3日初诊。

小腹冷、胀、痛10余年，得温则减，受凉加重，矢气少，大便稀溏，一日2次，尿细欠畅，睡眠不佳，梦多易醒，舌边痛，舌质淡，苔薄白，脉细。

此以寒凝肝经，肝气不舒，气机不畅为主；兼见心肾不交，气化不利。治当温肝散寒，理气止痛，兼以交通心肾。方用暖肝煎合交泰丸化裁：

枸　杞20g	当　归12g	茯　苓20g	小茴香10g
乌　药15g	沉　香5g	川　椒8g	黄　连6g
干　姜6g	肉　桂3g	太子参20g	香　附12g
制附片(先煎)10g	细　辛4g	王不留行30g	

5剂，每日1剂，水煎取汁约450mL，分3次饭后温服。注意保暖防寒，忌食生冷、寒凉之品。

2012年2月15日复诊：首诊诸症均有好转，腹痛基本缓解，近1周来因受凉引起头昏痛、腰腿痛，自服感冒胶囊多次未好转，舌淡红，苔薄白腻，脉浮细而紧。

患者素有寒凝气滞宿疾，用药刚获疗效，复因外感风寒夹湿，清窍受邪，经络痹阻。见有此状，只能急则治其标，且以川芎茶调散化裁以祛风、散寒、除湿、通络。待新病缓解，再图他治。

川　芎20g	荆　芥10g	防　风15g	细　辛5g

薄　荷12g　甘　草8g　　羌　活12g　全　蝎10g
杜　仲15g　川牛膝20g　独　活12g　菊　花12g
3剂，煎服法、宜忌同前。

【点评】

此例久病10年，医者当有耐心。尿细欠畅，显系前列腺疾病所致，温肝通阳之法有好转，但难以根治。如能配合热水坐浴理疗之法，疗效会更好一些。

仁者寿

肝阴耗损（肝硬化）

冯某，男，65岁。2012年5月9日初诊。

患慢性乙型肝炎多年，肝功能基本正常，B超发现早期肝硬化。诉右胁及胃脘胀满不适，口干，食欲好，但不易消化，大便偏稀，每日1~2次，牙龈经常少量出血，神疲，下肢软，睡眠差，易感冒，汗多，耳鸣，口唇红，舌质红，苔少，脉弦滑。

此为肝阴不足，气滞血瘀证。治以滋阴养肝，疏肝活血法。方用一贯煎化裁：

生　地20g	北沙参20g	枸　杞15g	麦　冬15g
白　芍20g	川楝子10g	白茅根30g	谷麦芽各25g
石　斛15g	土鳖虫10g	鸡血藤30g	生甘草8g

3剂，每日1剂，水煎取汁约450mL，分3次饭后温服。

2012年5月16日复诊：胃脘胀满、口干、神疲、睡眠差好转，右胁不适，口唇红，舌质红，苔少，脉弦。用前方略作调整，加用入肝络而软坚散结的鳖甲。

生　地20g	北沙参20g	枸　杞15g	麦　冬15g
白　芍15g	川楝子10g	白茅根30g	谷麦芽各25g
生甘草8g	土鳖虫10g	鳖　甲20g	菊　花20g
白茅根30g	当　归12g		

3剂，每日1剂，水煎取汁约450mL，分3次饭后

温服。

2012 年 5 月 23 日三诊：诸症继续好转，口苦，目红，舌质红，苔薄黄，脉弦滑。肝阴稍复，肝热偏重，前方化裁：

生　地 20g　　北沙参 20g　　枸　杞 15g　　麦　冬 15g
白　芍 15g　　川楝子 10g　　白茅根 30g　　谷麦芽 25g
生甘草 8g　　土鳖虫 10g　　鳖　甲 20g　　菊　花 20g
当　归 12g　　栀　子 12g　　鸡内金 15g

5 剂，煎服法同前。

此证病情迁延，容易反复，难以速愈，嘱患者坚持治疗，定期复查。

【点评】

早期肝硬化，"冰冻三尺，非一日之寒"也。到了肝阴耗伤的时候，并有出血倾向，临床用一贯煎加味，这是常法，还较稳当而有效。此外，还可合用二至丸，一则加强补益肝肾之力，二可兼顾齿衄。

痰热扰心（失眠）

刘某，女，34岁。2012年5月2日初诊。

失眠梦多数年，加重2月。易醒，心烦易怒，心慌，双侧肩胛骨疼痛，怕冷，背心凉，冬天四肢冰凉，眼干涩，进食后很快排大便，每日3~4次，近1年月经量逐渐减少，舌质红，苔黄厚腻，脉细滑。

患者主症为失眠，伴随症状虽多，但基本上都是痰热内蕴，升降失常，气机郁滞所致。治以清化痰热，调畅气机法。用黄连温胆汤化裁：

黄　连8g	法半夏12g	陈　皮12g	茯　苓20g
甘　草8g	竹　茹12g	枳　实12g	苍　术10g
藿　香12g	干　姜6g	香　附12g	焦三仙各25g
白蔻仁10g（后下）			

3剂，每日1剂，水煎取汁约450mL，分3次饭后温服。

2012年5月9日复诊：双侧肩胛骨疼痛、背心冷、大便情况均好转，但失眠梦多、易醒、心烦易怒、心慌未减轻，胸闷，咽喉梗阻，舌质红，苔黄厚腻，脉细滑。

患者精神高度紧张，忧心忡忡，肝气不疏，气、血、痰、火、食、湿相因成郁。治以行气开郁为要，方用越鞠丸合半夏厚朴汤化裁：

| 神　曲20g | 苍　术12g | 栀　子15g | 川　芎12g |

香　附 20g　佛　手 12g　法半夏 15g　厚　朴 15g

苏　梗 15g　甘　草 8g　益母草 15g　合欢皮 30g

5 剂，煎服法同前。

【点评】

此案二诊，病失眠数年，舌质红，苔黄腻，脉细滑未见有丝毫改进。其痰、热、湿乃是表面上所见，应从较深层次去考虑。气湿痰郁久生热，气郁不通，"气有余便是火"，火邪伤阴耗液，故舌质红。气郁肝旺，木克脾土，脾不运化，是湿浊内生的原因，也是导致湿热困脾，舌苔黄腻难退的罪魁。因此，二诊行气开郁不错，但下一步扶脾也很关键，健脾治本，"一好遮百丑"，脾土旺，既不受肝之克制，又可改善其他纷繁的症状，心绪好转，是治疗甚至治愈本病的突破口。

心神不宁（失眠）

周某，男，40岁。2011年12月24日初诊。

胸闷心悸，甚则惊恐半年，气紧（呼吸不畅缺氧状）气短，腰胀，失眠，小便点滴不尽，舌质红，苔薄黄，脉细数。

此因肝肾不足，心失所养，心脉瘀阻，心神不宁，气机不畅所致。治宜滋养肝肾，通脉安神，调畅气机，方以仁熟散（《医宗金鉴·杂病心法要诀》）化裁：

柏子仁12g　熟　地20g　枸　杞15g　五味子10g
山茱萸15g　太子参20g　茯　神30g　菊　花15g
枳　壳12g　生龙牡各20g　香　附15g　丹　参20g
瓜蒌壳12g　薤　白12g　郁　金12g　龙眼肉10g

5剂，每日1剂，水煎取汁约450mL，分3次饭后温服。

2012年1月4日复诊：胸闷心悸、气紧气短好转，入睡困难，易胡思乱想，梦多，注意力不集中，心情抑郁，头昏胀，口干苦。已服用"赛乐特"等抗抑郁治疗半年，有高血压病史半年，间服降压药。舌质淡，苔薄腻微黄，脉弦细数，测血压160/110mmHg。

患者初诊时隐瞒了抑郁症及高血压病史，但其主症治疗效果还比较满意，目前表现为肝郁化热、肝阳上亢之象明显，先予丹栀逍遥散加减以疏肝、平肝：

牡丹皮 12g	栀　子 12g	柴　胡 15g	白　芍 12g
茯　神 20g	白　术 15g	薄　荷 10g	天　麻 15g
钩藤(后下)20g	地　龙 12g	丹　参 20g	香　附 15g
川　芎 15g	生龙牡各 20g	川牛膝 15g	郁　金 10g

5 剂，每日 1 剂，水煎取汁约 450mL，分 3 次饭后温服。嘱其监测血压，规律服用降压药。在坚持中药治疗的前提下，逐渐减量抗抑郁西药。

【点评】

此乃郁病，二诊以疏肝开郁为主，应有小效。但病疾日久，心病深在，难以治愈。这类患者当配合心理疏导，多费口舌，不应完全依赖药物。

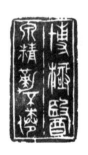

博极医源　精勤不倦

痰热扰心（失眠）

林某，男，61岁。2012年4月25日初诊。

失眠、纳呆、疲倦、郁闷3月。时发心慌、自汗，间觉脘腹胀满，体力、精力明显下降，不敢驾驶车辆，不能骑自行车，舌质淡，苔黄腻，脉弦滑。有高血压病史，长期自服降压药，平时血压110～120/70～80mmHg。职业为民营大公司总经理，应酬多，工作压力大，经常处于紧张状态。

此因工作关系，长期紧张，肝胆不疏，气机不畅，郁而化火，煎液成痰，痰热上扰；再者，年过6旬，天癸将竭，肾气不足，导致症状繁多。治当清化痰热，调畅气机，兼顾肾气。方以黄连温胆汤化裁：

黄　连6g	法半夏20g	陈　皮12g	茯　苓30g
甘　草8g	竹　茹12g	枳　壳12g	合欢皮20g
香　附12g	仙　茅10g	浮小麦30g	生龙牡各30g

5剂，每日1剂，水煎取汁约450mL，分3次，饭后1小时温服。注意合理安排工作与休息时间，多做户外运动，忌郁怒、忧思，饮食宜清淡。

2012年5月2日复诊：诸症均有改善，工作忙时感觉精神、体力不支，舌质淡红，苔黄腻，脉弦滑。

守方化裁继进5剂，煎服法及宜忌同前。

| 黄　连6g | 法半夏20g | 陈　皮12g | 茯　苓30g |

甘　草8g　　竹　茹12g　　枳　壳10g　　合欢皮20g

香　附12g　　仙　茅10g　　浮小麦30g　　生龙牡25g

淫羊藿30g　　枸　杞15g

2012年5月9日三诊：诸症继续改善，阵觉头昏胀，脘胁胀满，大便稍干，舌质不红，苔薄白，脉弦滑有力。

痰热渐清，木旺克土，肝胃不和。拟平抑肝木，培土疏木法。柴芍六君子汤化裁：

柴　胡15g　　白　芍12g　　砂　仁10g　　法半夏12g

陈　皮12g　　太子参30g　　白　术15g　　茯　苓20g

甘　草8g　　石决明30g　　天　麻20g　　香　附15g

合欢皮30g

6剂，煎服法及宜忌同前。

2012年5月16日四诊：病情稳定，头昏、脘胁胀缓解，梦多易醒，间感心慌，口干，舌尖痛，大便干，舌质不红，苔薄白，脉弦细滑。肝旺得平，心阴不足，心神失养。予养心安神法，天王补心丹化裁：

二冬各12g　　生　地20g　　茯　神30g　　丹　参20g

玄　参15g　　太子参15g　　五味子10g　　远　志6g

当　归12g　　黄　连6g　　炙甘草8g　　酸枣仁25g

香　附12g　　柏子仁10g

6剂，煎服法及宜忌同前。

2012年5月30日五诊：首诊诸症完全缓解，精神良好，心情舒畅，饮食、睡眠尚可，舌质淡，苔薄白，脉细和缓。痰热、肝旺得平，应从本调治以巩固。肝主藏血，为将军之脏，体阴而用阳，肝血得充，肝气条达，既不抑郁，也不亢旺，不生痰生热，则诸症治矣！补肝汤化裁：

当　归12g　　生　地25g　　川　芎8g　　白　芍15g

枸　杞20g　木　瓜15g　酸枣仁30g　谷麦芽各20g

合欢皮20g　香　附15g　制首乌20g　夜交藤30g

茯　神30g

6剂，煎服法及宜忌同前。

【点评】

此等白领患者吃穿不愁，常生活优裕，物质过剩，但精力透支，心理压力过大，郁滞生痰。先祛痰热，邪去再扶正，这步骤是万全之策。当然，在用药的同时，指导患者正确对待工作与休息的关系，注意劳逸相间，预防复发也很重要。

胃气不和（失眠）

周某，男，61岁。2012年10月19日初诊。

结肠占位（良性）术后失眠3月余。现入睡难，易醒早醒，服"褪黑素""枣仁胶囊""右佐匹克隆"可入眠，但白天神疲头昏眼涩。术后即现全腹胀，食后明显，胃脘部更甚，矢气频，时有烦悸。舌胖微现齿痕，质淡红，苔黄腻，寸口、趺阳脉皆滑数。

此为手术致腑气失于通降，经言"大肠、小肠皆属于胃""胃不和则卧不安"，此之谓也。仲景曰："伤寒下后，心烦腹满，卧起不安者，栀子厚朴汤主之。"治当通降腑气，和胃安眠。拟半夏秫米汤合栀子厚朴汤加味：

法半夏60g　高粱米100g（上二味先煎半小时，下同）

炒栀子10g　厚　朴20g　炒枳实15g　夏枯草30g

茯　苓30g　苏　梗10g　生姜5片

3剂，水煎，取汁600mL，分3次于中、晚餐前及睡前1~2小时温服。

2012年10月22日二诊：药后精神大好，诸症减，停服"褪黑素""枣仁胶囊"。但舌质更红，反有梦，当为气通湿化，热寻出路。予黄连温胆汤更祛其痰，稍清其热：

茯　苓15g　法半夏15g　炒枳实15g　竹　茹10g

黄　连10g　生　姜5片　炙甘草6g　陈　皮10g

制远志8g　赤　芍20g　白蔻仁6g(后下)

4 剂，煎服法同前。

2012 年 10 月 26 日三诊：已减服"右佐匹克隆"1/4 片，睡眠时间延长，醒后难眠则微烦，食后胃脘仍胀。舌胖厚，边红，苔黄白根厚，脉转沉缓略细。脾虚之象已显，湿滞则热郁，仍用首诊方，略增化湿之力。

法半夏 30g　高粱米 50g　炒栀子 15g　厚　朴 40g
炒枳实 20g　茯　苓 30g　陈　皮 12g　白蔻仁 6g(后下)
生　姜 5 片

3 剂，煎服法同前。

2012 年 10 月 29 日四诊：已减服"右佐匹克隆"1/2 片，仍能睡 5 小时左右，自谓烦减七成，胀轻六分，昼日精神佳。舌胖淡红，苔白厚腻泛黄，脉沉缓细。胃气渐和，脾虚之象更显。以健脾化湿为主，拟香砂六君子汤合栀子厚朴汤：

党　参 10g　白　术 15g　茯　苓 15g　炙甘草 6g
法半夏 15g　陈　皮 15g　木　香 10g　砂　仁 10g
炒栀子 10g　厚　朴 20g　枳　实 10g　生　姜 5 片

7 剂，煎服法同前。

2012 年 11 月 6 日五诊："右佐匹克隆"已减至 1/4 片，眠浅梦多，白天有飘浮感，不烦不胀，仍时矢气。舌红有齿痕，苔黄腻，脉沉弦。胃气已和，脾气稍虚，木郁而亢，须达而平之。改用天麻钩藤饮加味：

天　麻 10g　　　　钩藤 20g(后下)　　石决明 30g(先煎)
珍珠母 30g(先煎)　生牡蛎 30g(先煎)　桑寄生 15g
杜　仲 10g　　　　黄　芩 10g　　　　炒栀子 10g
益母草 15g　　　　川牛膝 30g　　　　夜交藤 30g
茯　苓 15g　　　　炒枳实 15g　　　　赤　芍 15g

白　芍 15g

7 剂，煎服法同前。

2012 年 11 月 15 日六诊：时而停用"右佐匹克隆"一二天，停药则自觉睡眠浅，晨起头胀痛，偶感轻微心悸，服上方前 3 天无梦，近几天梦少。腹无不适。舌前部红，中后部苔黄白腻，脉沉细缓。脾胃渐复，湿未尽化，木犹郁亢。治以平肝为主，兼以祛痰活血。

天　麻 15g	钩　藤 20g(后下)	石决明 30g(先煎)
珍珠母 40g(先煎)	生龙骨 30g(先煎)	生牡蛎 30g(先煎)
桑寄生 10g	杜　仲 15g	黄　芩 10g
炒栀子 15g	蔓荆子 30g	川牛膝 15g
法半夏 30g	茯　苓 30g	陈　皮 15g
赤　芍 15g	丹　参 30g	

6 剂，煎服法同前。

【点评】

此案患者老年大病术后，前后六诊，变化多端，选方用药可谓步步为营，充分体现了中医辨证论治、个体化诊疗的优点。第六诊用蔓荆子 30g，是患者晨起头胀痛未除，医者急功近利所为。蔓荆子味辛气清，体轻而浮，上行而散。《玉楸药解·卷二》有言："头目疼痛，乃胆胃逆升，浊气上壅所致。庸医以为头风，而用蔓荆子发散之药，不通极矣。"似改白蒺藜 15g 更好！

阴虚夹湿（失眠）

李某，男，54 岁。2012 年 11 月 26 日初诊。

每天凌晨 2~3 点即醒，病已 5 年余，初时尚可再入眠，但多梦，近 10 余天加重，醒后难眠，伴咽燥，口干苦而气臭，眼涩，右胁腹部时有掣痛，久立则腰胀痛，偶耳鸣，纳便可。脉虚细数，舌边及前部红干少苔，中后部苔白厚干，舌底脉瘀紫。反复问询，乃道及"乙肝小三阳"病史 20 余年，近 2 年体重下降 30 余斤，发渐白且斑秃。

此为阴虚而兼湿浊，左右掣肘，颇为难治，暂予甘露饮合平胃散加味以探其路。

茵　陈15g　　苍　术15g　　厚　朴15g　　陈　皮15g

甘　草3g　　石　斛15g　　黄　芩10g　　炒枳实15g

天　冬10g　　麦　冬10g　　生　地10g　　熟　地10g

石菖蒲10g　　丁　香3g　　藿　香10g　　佩　兰10g

白蔻仁6g（后下）

3 剂，水煎服。

诊后虑本案肝经之滞已显（丑时即醒、眼涩咽燥、胁腹掣痛），肝肾不足渐著（久立腰痛、耳鸣发落、脉虚细数），湿浊之生乃由木乘土虚。故治当从肝入手，条畅木气，平补肝肾，运脾化湿。再拟方如下，以待二诊：柴胡10g，青皮 10g，陈皮 10g，苏梗 10g，枸杞 10g，巴戟 15g，续断15g，侧柏叶30g，苍术12g，白术30g，丁香3g。

【点评】

患者早醒病久，时有 5 年，脉虚细数，舌边及前部红干少苔，中后部苔白厚，但干而少津。辨证为阴虚兼湿浊是对的，但方药似未分清主次，反以化湿、燥湿、利湿为主。药用茵陈、苍术、厚朴、陈皮、白蔻、丁香、藿香、佩兰、石菖蒲，必然伤阴虚之本，医者后虑"当从肝入手"有所觉察，但仍未醒悟要害。此早醒乃肝阴不足，热扰心神所致。用"一贯煎"加白芍、木瓜、枣仁，祛湿用茯苓、苡仁即可，苍术、厚朴诸辈均当切忌。

阳气虚弱（失眠）

刘某，女，57岁。2012年11月27日初诊。

平素难以入睡，时而彻夜不眠，但午餐后极欲寐。此中下阳气虚弱，无力升清，亦无力入阴；阳不能出则困，阳不能入则躁。自幼手足多汗，现今阵发躁热汗出，以胸及项背为甚。经言"阳入于阴则寐""阳加于阴谓之汗"，阳弱不循常径，是故寤寐颠倒，津液妄泄。近日心悸、短气明显，阵昏眩，时咽痛。脉沉细，舌淡，齿痕深。

制附片15g（先煎）　白　术30g　　茯　苓30g

白　芍20g　　　　生　姜5片　　龟　板15g（先煎）

当　归10g　　　　黄　芪30g　　生晒参15g

肉　桂6g　　　　砂　仁10g

5剂，水煎服。

2012年12月3日二诊：心悸、短气除，入睡快，午后不困，疲乏减，脉沉细虚，舌淡，躁减汗少，昏眩少发，行路不稳，手汗减少，仍有足汗足冷，咽干少饮微痛。此阳气稍振，更入细辛、独活疏通少阴，合封髓丹以防虚阳妄泄。

制附片15g（先煎）　白　术30g　　茯　苓30g

白　芍20g　　　　生　姜5片　　龟　板30g（先煎）

当　归10g　　　　黄　芪30g　　生晒参15g

砂　仁10g　　　　细　辛5g　　独　活15g

黄　柏 10g　　　　甘　草 10g

5 剂，水煎服。

【点评】

本案初诊以真武加味与病机合拍，患者近日头眩心悸则更易想到用真武。其中用肉桂 6g，稍嫌剂量偏大，虽知近年之肉桂薄皮少肉，其味辛辣不甜，用 3～4g 足够了。对于以失眠为主症者，方用真武汤即效，可见中医治病神奇莫测，较之西医对付失眠的办法多得多！

嗜欲不能劳其目

痰湿阻窍（抑郁症）

周某，男，35 岁。2012 年 3 月 14 日初诊。

神倦嗜睡，乏力懒动，心神不宁，记忆力减退，思维迟钝，不能正常工作，已在家休养一年多。性欲减退，形体肥胖，面色㿠白。神志清楚，语言、饮食、二便正常，舌质淡，苔白腻，脉沉。长期服用赛乐特等西药。

患者已经某三甲医院诊断为抑郁症，长期服用抗抑郁药，其自诉症状既是疾病本身的表现，也有可能是药物的副作用。辨证为痰湿困阻，机窍不利。治宜祛痰开窍，方用涤痰汤化裁：

法半夏 25g	陈　皮 12g	茯　苓 30g	竹　茹 20g
枳　实 12g	甘　草 8g	石菖蒲 10g	炙远志 10g
胆南星 10g	党　参 20g	白　术 20g	合欢皮 30g

5 剂，每日 1 剂，水煎取汁约 450mL，分 3 次饭后温服。

2012 年 3 月 21 日复诊：症状如前，舌质淡有齿印，苔薄白，脉沉有力。症虽未减，但舌、脉表现似有所动，继以前方化裁，并嘱患者将抗抑郁西药逐渐减量：

法半夏 20g	陈　皮 12g	茯　苓 20g	甘　草 8g
竹　茹 12g	枳　实 12g	干　姜 8g	香　附 15g
郁　金 12g	合欢皮 20g	石菖蒲 10g	远　志 10g
砂　仁 10g	川　芎 15g	生龙牡各 30g	

5 剂，每日 1 剂，煎服法同前。

2012 年 3 月 28 日三诊：仍感坐卧不宁，神倦乏力，神思恍惚，思维障碍，没法思考问题和写文章，睡眠不实，梦多，舌质淡胖，有齿痕，苔薄白，脉沉。经前方治疗后，痰湿渐除，虚象渐显。今改用归脾汤化裁调治心脾，兼顾温化痰湿：

当　归 12g	白　术 15g	法半夏 20g	太子参 20g
黄　芪 30g	茯　神 30g	远　志 8g	石菖蒲 10g
酸枣仁 30g	龙眼肉 10g	干　姜 8g	大　枣 15g
神　曲 20g	木　香 12g		

10 剂，每日 1 剂，煎服法同前。

2012 年 4 月 11 日四诊：精神似有好转，肢体较前有力，仍感心神不宁，坐卧不安，不易入睡，梦多易醒，自觉上火，口苦口臭，舌质淡，苔薄黄，舌体胖大有齿痕，脉沉有力。此乃痰郁化热，痰热扰心，心肾不交。方用黄连温胆汤合交泰丸化裁以清化痰热，交通心肾，宁心安神，停用抗抑郁西药：

黄　连 8g	肉　桂 3g	法半夏 15g	陈　皮 12g
茯　苓 20g	甘　草 8g	竹　茹 12g	枳　实 12g
石菖蒲 10g	远　志 10g	浙贝母 12g	生龙牡各 30g
白蔻仁 10g（后下）			

6 剂，每日 1 剂，煎服法同前。

2012 年 4 月 18 日五诊：睡眠情况改善，口淡乏味，食欲欠佳，大便稀，胸闷心慌，舌质淡，苔薄腻微黄，脉濡。此为脾虚气滞，升降失常，痰湿蒙窍。治宜健脾理气，祛痰开窍。用六君子汤化裁：

| 法半夏 20g | 陈　皮 12g | 砂　仁 10g | 太子参 30g |

茯　苓20g　　炒白术15g　　甘　草8g　　香　附12g

郁　金15g　　石菖蒲10g　　柴　胡10g　　远　志8g

5剂，每日1剂，煎服法同前。

2012年4月25日六诊：精神明显好转，神情恍惚、坐卧不安等症减轻，小便黄，口干喜热饮，舌质淡，苔薄腻，脉濡。药证对路，守方继用：

法半夏20g　　陈　皮12g　　党　参30g　　干　姜5g

茯　苓20g　　炒白术20g　　甘　草8g　　香　附12g

郁　金15g　　石菖蒲10g　　柴　胡10g　　远　志10g

通　草3g

5剂，每日1剂，煎服法同前。

2012年5月2日七诊：心神不宁、坐卧不安消失，记忆、思维能力都有改善，仍感体倦乏力，思路不够清晰，畏寒，手足出冷汗，口淡乏味，大便稀溏，每日1次，舌质淡有齿痕，脉沉细。表现为脾肾阳虚，温煦无力，气郁不通之象。温补脾肾阳气方为治本之策，方用桂附理中汤化裁：

制附片8g(先煎)　　干　姜10g　　　党　参20g

生晒参10g　　　　白　术15g　　　甘　草8g

茯　苓30g　　　　肉　桂4g

5剂，每日1剂，煎服法同前。

【点评】

这是一个成功的病例，病情基本痊愈，返回学校后，任教上课一切正常。经随访，患者感到思维不灵巧，没法写文章等那种丧失信心的症状完全好了！乃痰湿伤阳，致全身上下气不通畅，一经祛痰开窍，则气畅豁然。最后用附子理中汤以治本巩固，说明中医之"痰"，值得认真诠释，加以研究。

阳虚湿滞（郁病）

代某，女，48岁。2011年11月19日初诊。

口、鼻、眼干燥感数年，经过多家医院用中西药（具体药名不详）治疗不愈，痛苦不堪，情绪低落，信心不足，怀疑是绝症。胃脘胀满，不思水，背心、足心凉，精神、胃纳、睡眠、大便可，舌质淡、有齿痕，苔薄黄腻，脉沉。2年前行子宫切除术。

患者虽感口、鼻、眼干燥，但不思水，舌脉亦无阴虚表现。初步印象为湿热阻滞中焦，升降失司，气机不畅，水津不布，机窍失润。法当清化湿热，调畅气机。方用甘露消毒丹化裁：

白蔻仁10g(后下)	藿　香12g	茵　陈20g(先煎)
滑　石30g(包)	川木通8g	黄　芩15g
石菖蒲10g	淡竹叶15g	连　翘12g
浙贝母12g	薄　荷10g(后下)	
香　附12g		

5剂，每日1剂，水煎取汁约450mL，分3次饭后温服。嘱患者不要过度忧虑。

2011年11月26日复诊：诸症未见好转，舌仍有齿痕，苔转白腻，脉沉细。患者求医心切，反复询问其病可否治好，虽5剂药后未见明显疗效，但也按时复诊，足见其对医者的信任。前方不效，当另谋良策。观其舌质淡有齿痕，苔白腻，脉沉细，且背心觉冷。此应属中阳不足，阳不化气，气不布津，造成津液敷布失常。治以温阳、化气、布津之法，理中汤化裁：

干　姜8g　　党　参20g　　炒白术20g　　砂　仁10g

法半夏12g　　陈　皮12g　　茯　苓20g　　淫羊藿15g

露蜂房12g　　肉　桂3g　　枸　杞15g

5剂，每日1剂，水煎取汁约450mL，分3次饭后温服。

2011年12月14日三诊：患者服上方5剂后感觉好转，又自行照原方继服5剂。现胃已不胀，口鼻干燥好转，眼仍干涩，足心、背心冷稍好转，情绪仍较抑郁，舌仍有齿痕，苔薄黄腻，脉细无力。效不更法，并加强温阳之力，配合调气疏肝养心之品。嘱咐患者树立信心，放下思想包袱，正确对待病情。方以附子理中汤化裁：

制附片10g(先煎)　　炒白术15g　　茯　苓20g

党　参20g　　白蔻仁10g(后下)　　藿　香12g

香　附12g　　合欢皮20g　　干　姜6g

枸　杞15g　　菊　花12g　　百　合20g

10剂，煎服法同前。

2012年2月8日四诊：胃脘部胀满，大便略稀，每日1次，舌质淡、有齿痕，苔白腻，脉沉。

二月气温仍低，未言背心冷、足心凉，看来温阳之药已明显见效。本次以胃胀为主，故用香砂枳术丸方化裁，乃权宜之计也。

砂　仁12g　　木　香12g　　苍　术10g　　炒白术20g

枳　实15g　　干　姜8g　　法半夏12g　　焦三仙各20g

党　参20g　　佛　手12g

5 剂，煎服法同前。

2012 年 3 月 8 日五诊：眼干涩痛，又述四肢冰凉，睡眠、精神、食欲可，喜甜食，易感冒，舌体胖有齿痕，舌质淡，苔白腻、乏津，脉沉细。

喜甜食乃脾虚，易感冒为表虚不固，以附子理中汤合玉屏风散化裁：

制附片 10g(先煎)	党　参 20g	炒白术 30g
干　姜 8g	茯　苓 20g	甘　草 8g
枸　杞 15g	香　附 15g	菊　花 12g
合欢皮 10g	黄　芪 30g	防　风 15g

5 剂，煎服法同前。

2012 年 3 月 21 日六诊：前几日进食火锅后，病情反复，眼干涩痛，睡觉流涎，舌质红，苔黄腻，脉濡。

饮食不慎，中焦湿热又起，故用甘露消毒丹加减：

白豆蔻 12g(后下)	薄　荷 10g(后下)	藿　香 15g
茵　陈 30g(先煎)	川木通 6g	石菖蒲 10g
苍　术 10g	连　翘 12g	黄　芩 15g
浙贝母 12g	射　干 12g	菊　花 12g
夏枯草 20g		

5 剂，煎服法同前。

2012 年 4 月 11 日七诊：脘胀，干呕，口干苦涩乏味，不思水，眼干涩，大便稀溏，舌质淡，苔黄腻，脉濡。

此为中阳不足夹杂湿热阻滞，用连理汤加味：

黄　连 8g	砂　仁 12g	党　参 20g	炒白术 20g
茯　苓 30g	干　姜 8g	甘　草 6g	法半夏 15g
枸　杞 15g	菊　花 12g		

5 剂，煎服法同前。

【点评】

此例共7诊，用药40余剂，在湿滞与阳虚中徘徊，有效而未愈，时而反复，且久病生郁，症状较多。二诊转法用理中；三诊加附子10g，有温阳除湿健脾之意，但胆小药量不足，干姜6~8g，肉桂3g。如果把制附片之量加至60g，干姜20g，肉桂10g，也许有阳回、湿化、气通、津液上承之效。有人认为，扶阳药剂量太轻，力量不足，飘飘然，上浮易显燥热生火之副反应，加大剂量反沉而不浮，不会燥火助邪。

此类患者现今临床较为常见。症状多而杂，且主症不突出，治疗也能获效，但总是"按下葫芦浮起瓢"，而患者又颇能坚持不懈地服药，常令医者挠头。遇此患者，似不能希冀某方以获奇效，仍需患者自行修心调身，移精变气，久之或有改观。

藏 象

风中经络（头痛）

代某，女，52岁。2011年5月2日初诊。

因感冒引起头部疼痛3个多月，经多方医治罔效，现右后侧头部胀痛，颈项强痛，气短乏力、睡眠差数年，饮食尚可，舌质淡，苔薄白，脉细。

本患者属气虚体质，因感受风邪，风中头部经络引起头风疼痛。治以祛风通络止痛法，兼顾患者体质，方用自拟头风汤化裁：

全　蝎8g	蜈　蚣2条	川　芎25g
白　芷25g	石决明30g(先煎)	钩　藤15g(后下)
甘　草8g	蔓荆子15g	延　胡20g
南沙参30g	酸枣仁25g	葛　根30g

3剂，每日1剂，水煎取汁约450mL，分3次饭后温服。

2011年5月9日复诊：服药后右侧头部疼痛消失，但又发左侧头部疼痛，程度较轻，怕冷，易感冒，舌质淡，苔薄白，脉细。效不更方，继服3剂。

2011年5月23日三诊：头痛消失，睡眠好转。现感胃脘胀满，口苦、口臭，肢软乏力，手足凉，反复出现口腔溃疡，舌质红，苔薄黄，脉细无力。

目前表现当属寒热虚实错杂之痞满证，先予半夏泻心汤化裁辛开苦降，平调寒热；待痞满消除后，再予益气扶正固表之法缓图。

法半夏20g　黄　连8g　干　姜5g　南沙参30g

佛　手15g　苏　梗20g　神　曲20g　木　香10g

甘　草6g

3剂，煎服法同前。

【点评】

急则治标，祛风止痛。三诊时，胃脘但满而不痛，此为痞，用半夏泻心汤加减，辛开苦降，应该有效。

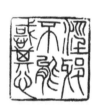

淫邪不能惑其心

气郁血瘀（心悸）

李某，女，56岁。2012年3月14日初诊。

胸闷心慌、胸脘不舒而不可名状阵作，发无定时，发则汗出，头昏目眩。手足心热，臀部以下发热，大腿内侧最明显，拒盖被褥，咽干口燥，晨起口苦，失眠多梦，情绪不稳，易激动，易感冒，舌质淡红，苔薄白，脉沉细。经多次体检未发现明显器质性病变。

辨证属少阳不和，虚热扰心。治宜和解少阳，宁心安神。柴胡加龙牡汤加减：

银柴胡25g	黄　芩15g	法半夏12g	党　参20g
生龙牡各25g	甘　草8g	地骨皮30g	浮小麦30g
香　附15g	茯　苓30g	酸枣仁20g	百　合30g
知　母12g			

5剂，每日1剂，水煎取汁约450mL，分3次饭后1小时服。嘱患者注意调畅情志，舒缓心情，放下思想包袱。

2012年3月21日复诊：诸症无明显好转，最苦失眠多梦，每晚只能入睡3~4小时，且恶梦不断，口咽干燥，不欲饮水。察其舌质淡偏暗，脉沉细而涩。

前方不效，为辨证有误。详审其症、舌、脉，方悟是证乃因患者性情急躁，长期肝气不舒，日久气郁血滞，化热伤阴，气机紊乱，诸症蜂起。治当用王氏血府逐瘀汤化裁：

当　归 12g　　生　地 30g　　桃　仁 12g　　红　花 10g

赤　芍 15g　　川牛膝 15g　　银柴胡 20g　　桔　梗 12g

川　芎 12g　　青　蒿 30g　　鳖　甲 20g　　牡丹皮 12g

煅龙牡各 30g　　知　母 12g

5 剂，煎服法、宜忌同前。

2012 年 3 月 28 日三诊：诸症显著好转，发热汗出缓解，梦多，口干口苦，舌质淡暗红，苔薄白，脉沉细涩。

效不更方，前方加交泰丸化裁调理：

生　地 20g　　当　归 12g　　桃　仁 12g　　红　花 10g

赤　芍 15g　　甘　草 8g　　枳　实 12g　　柴　胡 15g

川　芎 12g　　桔　梗 12g　　川牛膝 20g　　黄　连 8g

肉　桂 3g　　酸枣仁 30g

10 剂，煎服法、宜忌同前。

【点评】

此乃气滞日久，郁而化热，血不畅而为瘀。其实心理治疗应该起到重要作用。患者抑郁，信心丧失，病久精神强迫而多虑，不是几句话就能一劳永逸的。"经方"未效，改"时方"获效，这也是临床常见的现象，不足为奇。

木火刑金（慢性咳嗽）

于某，男，66 岁。2012 年 2 月 1 日初诊。

患者素易感冒，咳嗽咯黄痰，反复约 5 年，有多年吸烟史及高血压病史。本次咳嗽已 20 余天，经用抗生素等西药治疗效不显，舌质红，苔薄黄，六脉弦长。

此乃素有痰饮宿疾，复因外感诱发，致痰饮化热。治宜化痰清热，以暂治其标。方用苇茎汤合二陈汤化裁：

法半夏 20g	陈 皮 12g	茯 苓 30g	甘 草 8g
苇 茎 30g	薏苡仁 30g	桃 仁 12g	黄 芩 15g
紫 菀 12g	前 胡 12g	瓜蒌壳 20g	赤 芍 15g
丹 参 20g	地 龙 15g	鱼腥草 30g	

5 剂，每日 1 剂，水煎取汁约 450mL，分 3 次温服。嘱患者避免受凉，尽可能戒烟。

2012 年 2 月 8 日复诊：咳嗽明显好转，痰量减少、色微黄，困倦乏力，时感头闷痛，舌质红，苔薄黄而腻，脉细弦。

证属痰湿困阻，虽有微热未去，但当以湿邪为要，故启用《温病条辨》杏仁薏苡仁汤以加强温化除湿之功：

杏 仁 12g	薏苡仁 30g	木防己 12g	法半夏 15g
厚 朴 15g	白蒺藜 12g	黄 芩 20g	栀 子 12g
苇 茎 30g	茯 苓 20g	浙贝母 12g	甘 草 8g
南沙参 30g	鱼腥草 30g（后下）		

3 剂，煎服法同前。

2012 年 2 月 15 日三诊：咳嗽吐痰已缓解，近日前额胀痛明显，神疲乏力，舌质红，苔根部黄，脉弦长有力，血压 142/88mmHg。

肺胃湿热暂退，而肝热又起，此与长期肝肾亏损，肝阳偏亢的体质有关，故脉弦长有力。因病证主次有变，法当平肝潜阳，以应其急。方用天麻钩藤饮加味：

天　麻 15g	钩　藤 20g	石决明 30g	杜　仲 20g
牛　膝 15g	黄　芩 15g	益母草 30g	菊　花 15g
茯　神 20g	夏枯草 30g	川　芎 12g	夜交藤 30g
浙贝母 15g			

3 剂，煎服法同前。

【点评】

此案当是常法不奇，首诊发现脉弦长，就应该考虑木火刑金了。三诊时新病渐愈，而肝阳亢急之本突显，且六脉弦长有力，而复诊时脉细弦，乃肝热稍挫，三诊时其脉舌见肝阳又起，且前额胀痛，方用天麻钩藤饮见效。方中益母草 30g，复诊时可加至 50g，利水活血，为肝热下行，开辟出路，以图平肝潜阳的整体目标。当然，张锡纯的建瓴汤也可以用，引热下行之力可能比天麻钩藤饮还好。

苇茎汤原方有瓜瓣（冬瓜子），可消痰利水，于证颇合，似不宜去。苇茎如今药房少备，可用芦根代替。

肾阳不足（咽痛）

李某，女，42岁。2012年2月18日初诊。

咽痛、咽干、咽痒1年多，经用中西药（具体药名不详）反复治疗乏效。伴干咳无痰，腰酸痛，手足冰凉，神疲乏力，饮食、二便正常，舌质淡红，苔薄黄而干，脉沉细。

此乃肾阳不足，火不归位，虚火上炎，兼见肺气上逆。治宜温补肾阳，引火归原，兼滋肺降逆。方宗右归丸合麦门冬汤意化裁：

肉　桂2g	熟　地20g	山茱萸15g
山　药30g	枸　杞20g	鹿角胶12g(烊化)
杜　仲15g	当　归12g	北沙参20g
麦　冬15g	法半夏12g	制附片10g(先煎)
甘　草8g	菟丝子12g	

3剂，每日1剂，先煎制附片30分钟，再合诸药共煎取汁约450mL，分3次饭后1小时温服。注意保暖防寒，忌食辛辣、香燥之品，避免高声、大量说话。

2012年2月25日复诊：咽痛、咽痒、腰酸痛略有好转，晨起干呕，舌质红，苔薄黄腻，脉沉细。

前方已见效，但右归丸功专纯补无泻，略嫌滋腻，改用金匮肾气丸补中有泻，并加用利咽润喉引经之药：

制附片10g(先煎)	肉　桂4g	熟　地20g

山茱萸 15g	山　药 30g	泽　泻 12g
茯　苓 12g	牡丹皮 12g	杜　仲 12g
怀牛膝 15g	乌　梅 8g	诃子肉 12g
甘　草 10g	桔　梗 12g	鹿角胶 12g(烊化)

7剂，煎服法及宜忌同前。

2012年3月14日三诊：诸症明显好转，咽已不痛，略觉干燥，手足凉，舌质淡，苔薄白，脉细，守方治疗：

制附片 10g(先煎)	肉　桂 4g	熟　地 20g
山茱萸 15g	山　药 30g	泽　泻 20g
牡丹皮 12g	茯　苓 12g	法半夏 20g
桔　梗 12g	甘　草 10g	僵　蚕 12g
诃子肉 12g		

12剂，煎服法及宜忌同前。本方汤剂服完后，继服成药金匮肾气丸1月，每日3次，每次6g。

【点评】

咽痛、咽干、咽痒，见此症少有不用清滋者。二诊深得经方肾气丸之旨，真龙入海，元阳归位，其咽自然不被熏灼。三诊似可不必再用半夏、桔梗之类，或可合用当归四逆，以使气血周流。

脾胃阴虚（鼻炎）

王某，女，39 岁。2011 年 12 月 28 日初诊。

胃脘胀满不适 5 年，食后不易消化，口干喜饮。右侧鼻腔反复出血 1 年（西医诊断为干燥性鼻炎），月经量少，手心易出汗，皮肤干燥，形体消瘦，舌淡，苔薄白，脉细。

患者属阴虚体质，主要病机为脾胃阴虚，运化不及；肺阴不足，虚火上炎。治宜润肺养胃，凉血生津。方用叶氏养胃汤加减：

北沙参 15g	麦 冬 12g	扁 豆 10g	乌 梅 8g
玉 竹 10g	黄 连 3g	山 药 20g	甘 草 8g
石 斛 12g	葛 根 30g	白茅根 30g	生 地 20g
百 合 20g	冬桑叶 15g		

3 剂，每日 1 剂，水煎取汁约 450mL，分 3 次饭后 1 小时温服。注意饮食调理，忌食香燥伤阴之品。

2012 年 1 月 4 日复诊：鼻腔出血明显减轻，脘胀仍较重，食后不消化，嗳气，大便干，排出不畅，口唇干燥，神倦，忧郁，舌质红，苔薄黄，脉细。

阴虚为本，肝气不疏，木郁克土，脾胃运化功能失常，治疗大法不变，兼顾培土疏木，重点在修复脾胃运化功能：

沙 参 20g	麦 冬 10g	西洋参 10g	石 斛 10g
山 药 25g	枳 壳 10g	冬桑叶 20g	白扁豆 12g
神 曲 20g	花 粉 10g	佛 手 15g	谷麦芽各 15g

生白术20g　　乌　梅8g　　合欢皮30g　甘　草6g

【点评】

胃为阳明燥土喜润，肺为阳明燥金贵清，土燥则金气燥，土润则金气清。肺气清肃，则不治血而衄自止，是为上工。

肺金本气太过，肝木自难舒伸，欲复脾土之运，似可少佐川楝子。

又，此类病例宜保持大便通畅，须知宿便久留，阳明大肠之气极易燥化。

无 为

湿温发热（鼻窦炎）

李某，男，51 岁。2008 年 7 月 20 日初诊。

患者因"2 次鼻中隔术后，反复发热三月"于 2008 年 6 月 23 日入住重庆某三甲医院，7 月 9 日行第三次鼻中隔术，病检为：炎性肉芽组织及少许坏死组织中散在不典型细胞，另见灶性鳞状细胞增生。因发热不退，转请中医治疗。

刻诊：反复发热三月余，下午加重，体温波动在 39℃ 左右，鼻阻不通，有黄色稠涕，手心特别热，面色红赤，口干多饮，无汗，尿多，纳差。舌质红，苔白厚，脉细数。

此为湿温，乃湿热郁蒸，壅塞鼻窍所致。治当宣畅三焦，化湿透热，清利鼻窍，投以三仁汤合苍耳子散加减。当时正值下班时间，对此发热三月的久病大病，试用中药 4 剂，不可企求速效。

白蔻仁 12g（后下）	杏　仁 12g	薏苡仁 40g
厚　朴 12g	法半夏 15g	滑　石 40g
通　草 3g	淡竹叶 20g	苍耳子 10g
藿　香 12g	黄　芩 20g	银柴胡 15g
辛夷花 20g(包煎)	薄　荷 12g(后下)	青　蒿 40g(后下)

4 剂，水煎服，每日 1 剂。

2008 年 7 月 25 日复诊：服上方后，当晚汗出热退身凉，当时患者正在住院，医护都不相信是中药之效。次日发热又起，但热度有所降低，服药后热又退，反复数日。

刻诊：身有微汗，乏力，口干思水，仍鼻塞，涕多色黄。舌红，苔黄，脉数。清化湿热已见意外之效，自当守法续进，更增益气解毒之力：

太子参30g　　　山　药30g　　　生甘草8g

生石膏40g(先煎)天花粉15g　　　知　母12g

地骨皮15g　　　青　蒿40g(后下)白蔻仁12g(后下)

杏　仁12g　　　薏苡仁30g　　　薄　荷12g(后下)

鱼腥草30g　　　银　花30g　　　蒲公英30g

滑　石40g(包煎)黄　芩20g　　　芦　根30g

西洋参10g(切)

3剂，水煎服，每日1剂。

2008年7月27日三诊：下午发热已不明显，仍鼻塞，有黄涕，汗出畏风，乏力好转。舌红，苔厚，脉不数。医院少数医生十分关注中药之效，并嘱患者继续中医治疗。仍用首诊方，稍佐活血解毒。

鱼腥草30g　　　黄　芩20g　　　苍耳子8g

辛夷花25g(包煎)白蔻仁12g(后下)杏　仁12g

薏苡仁30g　　　薄　荷12g(后下)蒲公英30g

银　花30g　　　淡竹叶20g　　　滑石40g(包煎)

路路通10g　　　赤　芍15g　　　北沙参30g

青　蒿40g(后下)黄　芪30g

4剂，水煎服，每日1剂。

2008年7月31日四诊：近3天夜间已不发热，且有凌晨盗汗，日间汗多，但不畏风，口不干，鼻不塞，但干痛，胃纳可。舌红，苔薄黄，脉细濡。此为温邪伤阴，余邪未尽之证。治拟清补肺胃之阴，清化湿热余邪，不可多用化湿，以免更伤其阴。予沙参麦冬汤加减：

北沙参 20g　　麦门冬 15g　　扁　豆 12g

百　合 30g　　蒲公英 30g　　金银花 30g

连　翘 12g　　辛　夷 20g(包煎)　鱼腥草 30g

败酱草 30g　　薏苡仁 30g　　黄　芪 30g

浙贝母 15g　　白茅根 30g　　赤　芍 20g

白花蛇舌草 30g

3 剂，水煎服，每日 1 剂。

2008 年 8 月 7 日五诊：发热已愈，未再复发，汗多，鼻不塞，有少量分泌物，胃纳很好。脉细，苔薄白，质不红。热病后气阴两虚，予竹叶石膏汤加味：

淡竹叶 20g　　生石膏 40g　　麦门冬 15g　　大　枣 15g

法半夏 15g　　西洋参 10g　　太子参 20g　　甘　草 8g

蒲公英 30g　　白蔻仁 10g(后下)　黄　芪 40g

山　药 25g

3 剂，水煎服，每日 1 剂。

【点评】

湿温是临床常见的热性病，因感受时令湿热之邪与体内湿热蕴结而发病。其典型表现有身热不扬，身重酸痛，胸脘痞闷，面色淡黄，苔腻，脉濡。其特点是病势缠绵，病程较长，病邪多留恋气分，有湿热胶着之势。其转归既可湿热化燥伤阴，也可湿盛困阻脾阳，进一步发展，亦可入营入血，变证丛生。

《温病条辨》上焦篇第 45 条指出："……午后身热，状若阴虚，病难速已，名曰湿温。"本案患者正是下午发热明显，且缠绵四月之久，故从"湿温"辨治。薛生白《湿热病》曰："太阴内伤，湿饮骤停，客邪再至，内外相引，故病湿热。此皆先有内伤，再感客邪……或有先因于湿，再因饥劳而病者，亦属内伤夹湿，标本同病。"

本案患者素有鼻窍之疾，再经反复手术损伤，湿热久蕴，熏蒸于上，清窍为之不利。故首诊治以三仁汤宣畅三焦气机以化湿，重用青蒿、银柴胡、薄荷以清透湿中之热，更合苍耳子散以通利鼻窍。又因时当暑令，再加藿香、黄芩以解暑清热，丝丝入扣，故能应手取效。

二诊时湿邪已有化解之势，热邪更具透解之机，故仍取三仁以宣化三焦之湿，而去半夏、厚朴之温，加白虎以增强清解之力。更入鱼腥草、金银花、蒲公英以化湿解毒，太子参、西洋参以益气扶正。

三诊时发热已不明显，乏力亦好转，加黄芪、赤芍、路路通益气活血通络，以改善鼻窍之血行。

四诊时夜间已不发热，鼻窍亦得通畅，但现汗出鼻干，恐是温邪伤阴，故予沙参麦冬汤以救肺胃之阴，然仍不忘清化湿热余邪，以免死灰复燃。

五诊时发热已愈，未再复发，乃予竹叶石膏汤善后。

此例患者随访三年，未再发热，但鼻炎仍反复不愈，可见当时之发热并非因鼻炎感染，而确实是因于湿温，故三仁汤有效。此可能为西医所谓之"病毒"。

虚火浮越（口舌灼热）

刘某，女，60岁。2012年12月25日初诊。

以口舌灼热一年余就诊，时常如犬之吐舌状，睡前烫足后则足心痒甚，伴阵发性尿频、尿急，尤以将要下雨时明显，且上腹及颈腰膝足亦痛甚，凌晨手肿胀，若坐一刻钟则腰强不能立。早醒难眠十年余，血压不稳（130~160/85~100mmHg）六年余，记忆力显著下降四年余，有糖尿病家族病史，现餐后血糖13.3mmol/L，心电图示T波改变。脉沉，两寸关小滑，舌淡胖。

元阴不足，阴霾密布，虚火浮越，肝气郁勃，故有诸症。当予潜阳、封髓丹收摄元阳，加鹿衔草、白术温行阴湿，合滋肾丸并仿何时希治高血压法，滋水涵木。

制附片15g(先煎)	龟甲30g(先煎)	甘　草10g
砂　仁10g	黄　柏10g	肉　桂10g
知　母10g	鹿衔草30g	白　术15g
桑椹子15g	桑寄生15g	桑　叶10g
地　龙15g	龙胆草6g	

5剂，水煎服。

2012年12月30日二诊：口舌灼热明显减轻，血压也有下降，稍现齿衄。浮阳略潜，仍以何时希"龙甲四桑汤"治高血压。

龙　骨30g	龙胆草6g	地　龙15g

牡　蛎 30g	石决明 15g(先煎)	珍珠母 30g(先煎)
桑　叶 15g	桑　枝 30g	桑寄生 15g
桑螵蛸 15g	旱莲草 30g	仙鹤草 30g

7 剂，水煎服。

【点评】

二诊时稍现齿衄，无碍，似应再用肉桂 3g 引火归原更好！

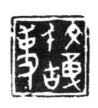

文章千古事

阴虚火炎（舌痒）

屈某，女，64 岁。2012 年 4 月 18 日初诊。

舌痒数月，口干不欲饮，感觉口中火热，乏味，睡眠差，大便燥结，舌质红，苔薄黄，脉细弦数。

证属虚火上炎，治宜滋阴降火、引火归原法，方以三才封髓丹之意加减：

生　地20g	熟　地20g	龟　板30g	砂　仁10g
甘　草8g	肉　桂3g	黄　柏20g	知　母20g
怀牛膝30g	火麻仁30g		

5 剂，每日 1 剂，水煎取汁约 450mL，分 3 次饭后温服。

2012 年 5 月 9 日复诊：舌痒好转，大便、睡眠改善，但仍口热，乏味，面色红，舌质红有裂纹、乏津，苔薄黄，脉弦数。方已见效，守方化裁巩固：

二冬各30g	生　地30g	龟　板30g	知　母15g
黄　柏12g	肉　桂3g	砂　仁10g	甘　草8g
怀牛膝20g	女贞子15g	旱莲草30g	五味子10g
火麻仁30g			

5 剂，煎服法同前。

【点评】

此方谓"三才"，是指天冬、地黄、人参。遣药缺"天""人"，不如说是"大补阴丸"更为准确些。"舌痒"一症，多为怪病，乃患者莫名其妙之感觉，此兼郁扰心神，宜加少量柴胡、香附疏气，可望增效。

肝火上逆（面目红赤）

李某，男，42岁。2012年2月1日初诊。

反复面部及鼻翼两侧红赤、痛痒数月；伴双目红赤，鼻腔干燥，盗汗，舌质红，苔薄白，脉滑数。

患者性情急躁，素喜饮酒，肝经风火上攻，致有是证。治以清泄肝火、凉血息风之法。石决明散加减：

石决明40g(先煎)	草决明20g	青葙子12g
栀 子12g	麦 冬20g	赤 芍15g
木 贼12g	蝉 蜕12g	川牛膝30g
龙胆草30g	桑 皮15g	地骨皮30g
水牛角30g(先煎)	牡丹皮12g	

5剂，每日1剂，水煎取汁约450mL，分3次，饭后1小时服。注意禁食烧、烤、油炸等辛辣燥热之品，戒酒，制怒。

2012年2月11日复诊：鼻翼两侧红赤痛痒及双目红赤稍有减轻，口舌生疮，口干，盗汗，大便较干燥，舌质红，苔薄黄，脉滑数。

肝火稍敛，胃热又起，法当兼顾，玉女煎加减：

川牛膝20g	生石膏30g(先煎)	知 母20g
生 地30g	麦 冬20g	石决明30g(先煎)
赤 芍12g	牡丹皮12g	地骨皮30g
桑白皮15g	青 黛10g(包煎)	芦 荟10g
甘 草10g	连 翘15g	水牛角20g(先煎)

5 剂，煎服法同前。

2012 年 3 月 14 日三诊：上诊 5 剂药服后，面部及眼部红赤明显好转，但未及时续治。近日因吃火锅后，症状又有所反复，述眼胀，口苦口腻，鼻热，微咳。舌质红，苔薄黄腻，脉弦滑。

火势本减，未得彻除。饮食不慎，又生肝胆湿热，兼夹肺热。治以龙胆泻肝汤化裁，清利肝胆湿热，兼清肺热：

龙胆草 30g	栀　子 12g	黄　芩 15g	柴　胡 10g
生　地 30g	车前草 30g	泽　泻 20g	木　通 8g
当　归 10g	桑白皮 15g	枇杷叶 30g	怀牛膝 20g
野菊花 12g	芦　荟 12g	甘　草 8g	

5 剂，煎服法同前。

2012 年 4 月 11 日四诊：颜面、眼部症状显著缓解，进食辛燥之品易生疮疖痛痒，口干苦腻，大便时稀，舌质淡，苔薄腻，脉弦滑。

此乃肝胆湿热未清，饮食不慎，积热酿毒，龙胆泻肝汤合五味消毒饮化裁调理：

龙胆草 30g	栀　子 12g	黄　芩 15g	生　地 20g
车前草 20g	泽　泻 30g	木　通 8g	当　归 12g
赤　芍 15g	牡丹皮 12g	金银花 30g	蒲公英 30g
野菊花 20g	生甘草 10g	紫花地丁 20g	

6 剂，二日服 1 剂，饮食、宜忌同前。

【点评】

首诊所用石决明散系成都眼科名医陈达夫之方，见《眼科六经法要》，专治肝经风热，上攻头目。方中本有大黄，但去而未用。此因患者主诉中未及大便情况，医者也疏忽所致，如果先用大黄，其引热下行之力倍增，可能疗效明显一些。

肾气不固（慢性肾炎）

许某，女，70岁。2011年12月17日初诊。

右侧腰部胀痛，尿蛋白（＋）～（＋＋＋）已有多年。今晨查尿蛋白（＋＋＋），肾功能见肌酐，尿素氮值在正常值上限，原因不明，未进行系统治疗。舌红，苔薄黄，脉弦滑。

患者年已七旬，肝肾亏损，肾气不固，封藏失职，则见精微物质泄漏。治宜滋养肝肾，固肾摄精。方用归芍地黄汤加减：

当　归12g	白　芍12g	生　地30g	山萸肉20g
山　药15g	黄　芪30g	金钱草30g	丹　参15g
茅　根30g	鸡内金15g	杜　仲15g	蝉　蜕10g

5剂，每日1剂，水煎取汁约450mL，分3次饭后1小时温服。嘱注意休息，勿过度劳累；饮食宜清淡而富于营养。

2011年12月24日复诊：病情好转，腰痛减轻，尿蛋白由（＋＋＋）减至（＋）。腰膝乏力，夜睡早醒，再入睡困难。唇红，舌质稍红，脉弦细滑。

辨证论治，桴鼓相应，效不更方。为防滋腻，加上六味地黄丸中的"三泻"之药：

当　归12g	白　芍15g	生　地30g	山萸肉20g
山　药30g	泽　泻12g	牡丹皮12g	茯　苓12g

黄　芪 30g　　蝉　蜕 10g　　金钱草 30g　　杜　仲 15g

白茅根 30g　　川牛膝 15g　　丹　参 20g

7 剂，煎服法及宜忌如前。

【点评】

本案辨证选方精准，药量不拘六味地黄汤"三补"之比例，而重用山萸肉、山药以敛涩，故获桴鼓之效；更加黄芪、蝉蜕、鸡内金则着眼于肺胃之气化固摄，心思缜密，可师可法！

人身之精，贵在封藏。若渗漏妄泄，壅塞经隧，则为浊。有浊当疏通之，故六味地黄汤并用苓、泽。首诊用金钱草、白茅根之清利已虑及此，或可易为土茯苓、萆薢，其泄浊之力似更胜一筹。

本案患者之封藏失职是病机之关键，或可仿《局方》无比山药丸意。加入五味子、赤石脂等味，以增其敛涩之力。

风寒湿痹（类风湿）

厉某，女，59 岁。2012 年 5 月 23 日初诊。

双手、足小关节疼痛数年，时轻时重，固定不移，一般不肿，经多次实验室检查，均诊断为类风湿关节炎。服西药治疗后，毒副反应较大，且易反复。舌质淡，苔薄白，脉细。

此属痹证，乃因风寒湿邪闭阻肢体经络关节造成。治宜祛风散寒除湿，通络止痛。方用桂枝芍药知母汤化裁：

桂　枝 10g　　赤　芍 15g　　知　母 15g　　干　姜 10g

甘　草 8g　　　全　蝎 10g　　蜈　蚣 2 条　　威灵仙 15g

羌　活 12g　　骨碎补 15g　　红　花 8g

5 剂，每日 1 剂，水煎取汁约 450mL，分 3 次饭后温服。

2012 年 5 月 30 日复诊：指、趾关节疼痛好转，睡眠差，舌质淡，苔薄白，脉细。继续以前方化裁：

桂　枝 10g　　赤　芍 15g　　知　母 15g　　干　姜 10g

甘　草 8g　　　全　蝎 10g　　蜈　蚣 2g　　当　归 15g

羌　活 12g　　骨碎补 15g　　红　花 8g　　酸枣仁 20g

5 剂，煎服法同前。

2012 年 6 月 6 日三诊：关节疼痛进一步缓解，睡眠仍差，舌质淡，苔薄白，脉细数。守方化裁：

桂　枝 10g　　赤　芍 15g　　知　母 15g　　干　姜 10g

甘　草 8g　　当　归 15g　　黄　芪 30g　　鸡血藤 30g

羌　活 12g　　骨碎补 15g　　红　花 8g　　酸枣仁 20g

夜交藤 30g

5 剂，煎服法同前。

【点评】

本案守住《金匮》方不放以治疗风湿历节是对的。遣药上，用羌活代防风，麻黄、附子、白术未用，加用全蝎、蜈蚣、威灵仙，显然是为求通络止痛之近效。如欲求疗效巩固，附子似应早用，以温经散寒止痛，标本均治；且舌质淡，又无助热之虞，故此时不用，更待何时？

肺肾阴虚（肺癌）

唐某，男，81岁。2012年4月25日初诊。

患者子女代述：患脑萎缩多年，智障，语言表达不清。咳嗽咯鲜血一月多，在本院住院治疗。CT提示：①左肺下叶肿块，考虑肺癌；伴左肺下叶肺不张，纵隔淋巴结肿大，左侧胸腔积液。②右肺上叶及下叶感染。③右侧肾上腺肿块，肝脏内多发性结节，考虑有转移。饮食、二便正常，舌质红，苔少，脉弦数结代。

患者高龄，患多种老年基础性疾病，目前辨证乃肺肾阴虚，虚火上炎，灼伤肺络。治宜养阴清热，润肺止血。方用百合固金汤化裁：

百　合 20g	二地各 15g	玄　参 15g
浙贝母 12g	甘　草 8g	桔　梗 10g
白　芍 12g	当　归 10g	生地榆 20g
仙鹤草 20g	旱莲草 20g	女贞子 12g
三七粉 5g(冲服)	白茅根 30g	

3剂，每日1剂，水煎取汁约450mL，分3次饭后温服。

2012年5月2日复诊：咳嗽减轻，咯血明显减少，舌质红，苔少，脉弦数。效不更方，前方再服3剂。

2012年5月9日三诊：咳嗽轻，少量咯血，精神状态明显好转，大便偏稀，舌质淡红，有少量薄白苔，脉弦数结代。

药证相符，治疗有效，但也只是权宜之计，并非根本之法，只能达到暂时缓解症状、减轻痛苦之效果，故告诉患者家属的期望值不可过高。仍用前方消息治之：

百　合 30g	二地各 15g	玄　参 12g
浙贝母 12g	甘　草 8g	桔　梗 12g
生地榆 20g	仙鹤草 20g	三七粉 5g(冲服)
诃子肉 10g	北沙参 20g	罂粟壳 3g
白茅根 30g	旱莲草 20g	女贞子 12g

5 剂，1~2 日 1 剂。

【点评】

此例患者神志痴呆，表情淡漠而不言语，子女家属都不认识，由女婿在家长期护理，每次只有大儿子才能让其服药。此乃高龄、重症、久病，医者告知其治疗只能达到缓解，以免家属期望值过高，酿成医疗纠纷，实属必要！

气阴两伤（胃癌）

张某，男，73 岁。2012 年 2 月 22 日初诊。

反复胃脘胀痛 2 年，加重伴消瘦 1 月。口淡乏味，纳呆食少，大便干结，数日一行，舌质淡，苔少，脉弦细。

老年患者，胃病日久，近期加重明显。证属气阴两虚，胃失和降，纳化失常。恐为坏病，嘱患者早做胃镜检查，且施以养阴益气法。叶氏养胃汤加减：

生　地 30g	北沙参 15g	麦　冬 12g	黄　芪 30g
山　药 30g	莪　术 10g	乌　梅 6g	白扁豆 12g
葛　根 30g	神　曲 25g	生山楂 20g	甘　草 6g
白　芍 15g	蒲公英 30g	延　胡 12g	

5 剂，每日 1 剂，水煎取汁约 450mL，分 3 次饭后温服。

2012 年 3 月 7 日复诊：症同前，舌质淡无苔，脉弦细数。胃镜提示：巨大溃疡，胃癌。

诊断已明确，证候未变，守方治疗，建议患者住院进一步检查、会诊，看是否有手术机会？

乌　梅 6g	黄　芪 30g	山　药 30g	莪　术 12g
甘　草 8g	白　芍 15g	白扁豆 12g	麦　冬 12g
葛　根 30g	北沙参 30g	延　胡 15g	谷麦芽各 20g
神　曲 25g	生白术 40g		

5 剂，煎服法如前。

【点评】

此久病伤阴。叶天士在《临证指南医案》之胃脘痛中，无一例属阴虚者，善用半夏、川楝子、延胡；而在脾胃病案中，前8个病案皆为阴虚者，常用扁豆、麦冬、川石斛。本案着眼点在于病程与舌质淡、苔少，故用叶氏养胃汤，此方见于《血证论》，是唐容川据案而立，用于此处，也恰到好处。

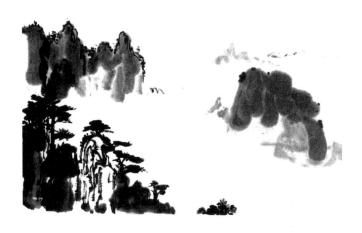

肺阴受损（肺癌）

杨某，女，38 岁。2012 年 2 月 1 日初诊。

肺癌手术后 3 月，已经 2 个疗程的化疗。现咽干咽痒，声音嘶哑，咳嗽，少量白痰，大便干结，舌质紫暗，苔薄黄，脉细。

此乃肺阴受损，肺络瘀阻，肺气上逆。治宜滋阴润肺，活血利咽。方用百合固金汤加减：

百　合 30g	二地各 25g	玄　参 20g	浙贝母 15g
北沙参 20g	桔　梗 12g	甘　草 8g	乌　梅 6g
赤　芍 20g	丹　参 20g	诃子肉 10g	蝉　蜕 10g
木蝴蝶 10g	苏　子 10g	鹿衔草 30g	

5 剂，每日 1 剂，水煎取汁约 450mL，分 3 次饭后 1 小时温服。注意保暖防寒，避免受凉感冒，加强营养补充，忌食辛辣、香燥之品。

2012 年 2 月 18 日复诊：咽干咽痒、声音嘶哑、咳嗽等症均有好转；口干，体倦，抵抗力差，易感冒，白细胞偏低，舌质红，苔白偏腻，脉细。

肺络瘀阻渐清。证属肺阴亏损，气血不足。继以前方化裁消息治之：

百　合 30g	二地各 20g	玄　参 15g	浙贝母 12g
北沙参 20g	桔　梗 12g	白　芍 20g	甘　草 8g
西洋参 12g	黄　芪 30g	当　归 12g	鸡血藤 30g

女贞子 12g　　生山楂 20g

7剂，煎服法及宜忌同前。

【点评】

常见病证，用常规治法、经验方药，其效可期。然又有经年累月屡服对证之方药，诸症皆除，略无不适。而数年之后恶疾又发者，则业中医者又不可止步于辨证施治，当深思致病之源，穷究根治之法。如此，方不愧"医者仁心"之说。

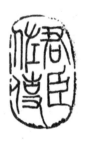

君臣佐使

痰湿伤阳（阳痿）

余某，男，45岁。2012年5月27日初诊。

患者因性欲减退半年就诊。患者为政府中层干部，长期在外应酬，经常饮酒达半斤以上。半年前开始出现性欲明显减退，或思而不举，或举亦不坚。曾到西南医院做全身检查，除血脂高、尿酸稍高以外，其余检查未见异常。半年来四处求医，所服处方一叠，多为补肾壮阳之六味、右归等，更有鹿茸、海马等，但并无明显效果，故慕名求诊。

刻下伴见口苦，便溏，耳鸣，乏力，形体肥胖，眠差，纳可，舌质淡暗，苔黄微腻，脉沉而滑数。此乃饮酒无度，膏粱厚味，内生痰湿，痰湿伤阳也。治当燥湿化痰通阳，以温胆汤加味：

法半夏30g	陈　皮12g	茯　苓30g	浙贝母20g
淫羊藿20g	苍　术15g	白　术30g	竹　茹12g
枳　实12g	泽　泻30g	干　姜5g	葛　根40g
丹　参20g	白蔻仁12g（后下）		

6剂，水煎服，每日1剂。并嘱其清心，戒酒，戒烟，适度运动，控制饮食，减轻体重。

2012年6月3日二诊：患者诉有所缓解，思而能举，口不苦，大便已正常，耳鸣减轻，精神好转，舌质淡有瘀点，舌苔薄白，脉沉滑不数。痰湿渐去，守方加巴戟天：

法半夏30g　　陈　皮12g　　茯　苓30g　　浙贝母20g
淫羊藿30g　　白　术30g　　竹　茹12g　　泽　泻30g
干　姜5g　　　葛　根40g　　苍　术10g　　巴戟天15g
丹　参20g　　白蔻仁10g（后下）

6剂，水煎服，每日1剂。

2012年6月10日三诊：患者诉明显好转，举而能坚，不疲倦，精神好，耳鸣消失，饮食、二便调，舌淡，苔薄白，脉沉而不滑。此痰湿去，而阳虚露出真面目，继续守法续进：

淫羊藿30g　　仙　茅20g　　法半夏10g　　陈　皮12g
茯　苓20g　　巴戟天15g　　补骨脂10g　　丹　参20g
干　姜6g　　　葛　根40g　　白　术15g　　泽　泻30g
荷　叶20g　　杜　仲15g

再服6剂，水煎服，1日1剂。

2012年7月1日四诊：患者诉感觉三诊时处方效果明显，照方续服了十余剂。现性欲已经恢复，阳痿等消失，精神好，纳眠佳，脉沉而有力，舌质淡，苔薄白，予二陈汤调理善后。嘱继续戒酒，戒烟，适度运动，控制饮食等。

【点评】

本案为中年男性，阳痿半年就诊。因长期饮酒、膏粱厚味而发阳痿；伴见口苦，便溏，耳鸣，乏力，形体肥胖，眠差，舌质淡暗，苔黄微腻，脉沉而滑数。根据舌脉辨为痰湿伤阳，治以燥湿化痰通阳，无温补而阳气自通，诚通阳不在温也。

历代医家论及阳痿，多责之于肾，或阳虚，或阴虚，如明·张景岳曰："凡男子阴痿不起，多由命门火衰，精气虚冷，或以七情劳倦，损伤生阳之气。然有火无火，脉证可别，但火衰者十居七八，而火盛者仅有之耳。"但清代医家韩善微在《韩氏医书六种》的"阳痿论"篇说"因于阳虚者少，因于阴虚者多"，此智仁各见，都有道理。

当今社会，生活水平日益提高，高蛋白、高脂肪食物及各种酒类、饮料已成为人们的家常便饭，其甘肥油腻之物可致脾胃运化失常，气机郁滞，湿浊停于体内，久之则形成痰湿而为病。

本案患者长期大量饮酒无度，且饮食肥甘厚味而痰湿内生，痰湿阻滞，阳气不通，气血不能濡养宗筋，且痰湿下注，闭阻阴络，致疲软不举，故性欲减退、阳痿，故前医按照常规思维直接温补肾阳而无功。而本案审证求因，先以温胆汤化其痰湿，邪去则阳气自通；再循序渐进，酌加温肾活血之品，因而疗效显著。

冲任亏损（月经失调）

杨某，女，30岁。2013年1月6日初诊。

自初潮至25岁时，月经量极多，但周期准。其后月经量明显减少，至28岁时月经渐后期约一周，量极少，现已停经三月余。既往经前嗜酸，不食则坐卧不宁，且胃纳极好（平素不饥食少，多食则呕吐）。近一年余，昼日神疲欲寐，夜则难眠易醒，经前及行经时更甚；掉发特多，记忆力明显下降，手足交替逆冷。切其脉，沉弦无力；察其舌，淡而略黯；视其面，白皙无华而易红，眼袋垂大深黑。

精血暗耗日久，冲任亏损难充，故月事不能准时而下，神不得安，魂不归藏，发无所养，面无所荣。其经前嗜酸，正是"肝苦急"之象，其肝之急乃缘血不充，而今经水继绝，知其血海枯涸矣。亟当温通血脉，使血气流转，不使气立孤危。予当归四逆汤，兼填肾精，以使生化有源。

当　归 30g	桂　枝 15g	赤　芍 15g
细　辛 10g	川木通 6g	大　枣 15g
炙甘草 10g	熟　地 30g	巴　戟 15g
菟丝子 30g	茺蔚子 20g	王不留行 15g
紫河车粉 5g(冲服)	天山雪莲粉 3g(冲服)	

7剂，水煎服。

2013年1月14日二诊：精神、睡眠、纳食大好，手足亦温。血脉温通，气机流转。守方去细辛，加酸枣仁、木瓜、白芍、侧柏叶、川牛膝，更添滋补肝血之力。

2013 年 1 月 22 日三诊：掉发已明显减少，眼袋变浅变淡，脉沉细，舌淡暗红，有瘀点。血气稍充，继续填补精血以待天癸。

熟　　地 15g	当　　归 15g	白　　芍 15g
川　　芎 10g	柏子仁 15g	乌贼骨 15g
川　　断 15g	侧柏叶 15g	菟丝子 30g
茺蔚子 20g	盐巴戟 15g	天山雪莲粉 3g(冲服)
生晒参粉 8g(冲服)	茯　　苓 15g	陈　　皮 10g
生　姜 3 片	桃　仁 15g	牡丹皮 10g
泽　兰 10g	川牛膝 10g	

7 剂，水煎服。

2013 年 2 月 3 日四诊：脉细缓略弦，舌暗红，苔薄黄。早餐纳少，大便稍干。气血肾精同补，予十全大补汤加味。

生晒参粉 8g(冲服)	焦白术 10g	茯　　苓 10g
炙甘草 6g	熟　　地 15g	当　　归 10g
白　　芍 10g	川　　芎 6g	黄　　芪 15g
肉　　桂 6g	陈　　皮 6g	天山雪莲粉 3g(冲服)
紫河车粉 6g(冲服)	茺蔚子 15g	菟丝子 15g
盐巴戟 15g	乌贼骨 15g	大　　枣 10g
生　姜 3 片		

7 剂，水煎服。

2013 年 2 月 17 日五诊，2 月 28 日六诊：睡眠甚好，亦不觉乏，已不掉发。仍守前方出入。

2013 年 3 月 11 日七诊：脉细缓略弦，舌淡暗有瘀点。饮食、睡眠及二便正常，亟欲通经。谓近年来性欲全无，对男性毫无感觉，以为自己心理有障碍，家人朋友亦颇多微词，十分苦恼，又羞于启齿。服药2月后，自觉稍有冲动。乃告知此为生理问题，并非心理疾病，勉其勇敢追求，把握自己的幸福。拟方补血温肾通经。

仙 茅10g	淫羊藿15g	巴戟天15g	菟丝子30g
金樱子15g	茺蔚子15g	熟 地25g	当 归30g
川 芎10g	白 芍15g	桂 枝15g	炙甘草10g
大 枣10g	鸡血藤30g	紫河车粉6g(冲服)	

7剂，水煎服。

2013年3月24日八诊：经仍未通，有些气馁。乃嘱停药，休息一段时间，调心静养。

2013年4月3日九诊：尿频尿急，考虑尿路感染，建议西医规范治疗。

2013年4月7日十诊：4月3日晚间月经来潮，量少，伴小腹隐痛，经前心烦难眠。4月4日查雌二醇24（49～291）、孕酮0.3（5.16～18.56），B超示子宫直肠陷凹积液。诊脉沉细弦缓而尺弱，舌暗红有瘀点，触之手冷。又诉天气稍热则腋汗淋漓已一年余。近纳差，大便数日1次，稍干。

仙 茅10g	淫羊藿15g	巴戟天15g
菟丝子30g	茺蔚子15g	熟 地15g
当 归15g	桂 枝15g	白 芍15g
大 枣10g	炙甘草6g	酸枣仁30g
山萸肉15g	山 药15g	牡丹皮10g
知 母10g	炒谷麦芽各10g	焦山楂15g
王不留行15g	天山雪莲粉3g(冲服)	
紫河车粉5g(冲服)		

7剂，水煎服。

2013年4月21日十一诊：脉细缓尺弱，舌淡微瘀。难眠早醒，大便干结量少。守首诊方去雪莲、紫河车、王不留行，加肉苁蓉、柏子仁、仙茅、怀牛膝。

2013年5月21日十二诊：今日特来送粽子票表示感谢，并告知已恋爱，正谈婚论嫁，只是担心能否孕育。询其月经，本月10日左右来潮，量一般。视其面色红润，切脉充实，尺部稍弱。嘱以人参及紫河车粉以10∶1比例混合，每日服用1g，增其化源，大胆婚孕，不必自抑。

【点评】

这是一个成功的案例，治疗不到半年，见效明显，为求巩固，当用丸剂以缓缓图之。案中记录详明，看得见医者每诊的思维脉络，细细品读，良有益也。

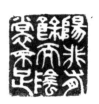

阳非有余而阴常不足

肝血不足（更年期综合征）

熊某，女，43岁。2012年5月9日初诊。

烘热、汗出阵作1年，夜间较重。失眠多梦，头昏心慌，不耐劳累，便秘，舌质淡，苔薄白，脉细，已停经数月。

此乃肝血不足，血不养心，阴不敛阳。治宜滋肝补血，敛阴和阳。方用补肝汤合甘麦大枣汤化裁：

枸　杞20g	黑　豆30g	生　地30g	白　芍15g
川　芎10g	当　归12g	酸枣仁30g	百　合30g
知　母12g	木　瓜12g	浮小麦60g	大　枣15g
甘　草8g	夜交藤30g	合欢皮25g	

5剂，每日1剂，水煎取汁约450mL，分3次饭后1小时温服。嘱注意保持情绪稳定，适量运动，忌食香燥伤阴之品。

2012年5月16日复诊：大便明显改善，质软通畅，其他各症稍有减轻，时有夜间盗汗，汗出后身凉畏风，舌质淡，苔薄白，脉细。

患者年龄刚过六七，经水已断，乃肾气亏损，天癸已竭，故以前方加温补肾气法：

枸　杞20g	黑　豆30g	生　地30g	白　芍15g
川　芎10g	当　归12g	酸枣仁30g	百　合30g
知　母12g	仙　茅10g	浮小麦60g	大　枣15g

甘　草 8g　　夜交藤 30g　　合欢皮 25g　　淫羊藿 30g
生龙牡各 30g

5 剂，煎服法及宜忌同前。

【点评】

本案患者肝血不足略无疑议，从药后大便明显改善亦可推证。但其以烘热、盗汗为主症，经言"阳加于阴谓之汗"，则精血亏虚虽为本病，而气火之相对有余，不藏而升，实为标急之象。故归、芎等似嫌温燥，或可暂用龟板、鳖甲、牡蛎重镇填摄，先治其标。二诊合"二仙汤"意，精血同治，亦是理所必然。

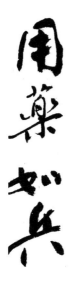

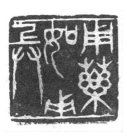

古云：用药如用兵，尤将帅之用士卒也。决定胜败，全在此举。但兵难常胜，药无全能，正如清人凌奂所言：「凡药有利必有害，但知其利，不知其害，如冲锋于前，不顾其后也。」（《本草害利·自序》）故一药之用，掌控不易，惟赖医者熟谙药性耳。所谓「知己知彼，百战不殆」者，「知彼」是辨识证候，「知己」是洞悉药性，并在实践中验证亲试，才能达到信手拈来，战之能胜的效果。

比较运用苍、白术

苍术与白术，古时不分。《神农本草经》只有"术"而未分苍与白，至魏晋南北朝时期，陶弘景按其形态、性味及用法，把"术"分为白、赤两种，但其功用仍未分，统称为术。后来，宋代寇宗奭《本草衍义》才明确分为苍术与白术。

笔者上学时，凌一揆教授说苍术性味辛烈苦温，发汗伤阴作用很强，在我的印象中偏性很大，不敢妄用。所以多年来白术用得较多，而苍术则相对较少，主要畏其伤阴耗液。后来我见到戴裕光教授（北京中医学院 62 级毕业生，任职于第三军医大学）善用苍术，对肝硬化腹水鼓胀者都用苍术，对一些舌红阴虚者也不忌用，仅在复方中稍加配伍即可。成都著名中医王静安，被尊为"王小儿"，在《王静安临证精要》中，对于小儿泄泻、厌食诸病，都用苍术而很少用白术，并称"苍术气味芳香，并非刚燥，且含有营养成分，临床我多偏用之。"验诸临床，此非虚言。

《神农本草经》载："术味苦温，主风寒湿痹、死肌、痉疸，止汗，除热，消食，作煎饵，久服轻身延年不饥。"此主要说的白术之功，受《本经》的影响，致多年来临床尊用白术较多，把白术作补益药用也不少，在一定程度上影响了对苍术的正确遣用。

如何把握苍术、白术的运用呢？

苍术与白术都有燥湿、健脾之功，只要抓住二者的功用特点，临床也就好用了。

首先谈苍术的特点。先说适用：①苍术辛温性较强，善于发汗祛湿，故少汗的湿证当首选。②苍术苦燥性烈，善燥湿浊，对于寒湿、湿未化热、湿不夹热者，如舌苔白厚、白腻及舌质淡或舌质不红者，食不知味者，当选苍术。③湿浊弥漫全身多个部位的，只有选苍术，因白术除湿之功弱不堪用，正宜启用苍术辛烈温燥逐湿之功。如《药品化义》所说："统治三部之湿：若在上焦，易生湿痰，以此燥湿行痰；湿在中焦，滞之作泻，以此宽中健脾；湿在下部，足膝痿软，以此同黄柏治痿，能令足膝有力。"④苍术善解湿浊之毒气，凡秽浊恶气、瘟疫湿毒者，用苍术浸于水井中，或燃点于庭之内外，以烟熏之，即能达到效果。⑤苍术长于解郁，"尤能径入诸经，疏泄阳明之湿，故诸郁用之多效"（《赤水玄珠》）。常配川芎，解郁更妙。《丹溪心法》云："苍术、川芎总解诸郁……凡郁皆在中焦，以苍术、川芎开提其气以升之。"需要禁慎者：①汗多者不宜单用，或配白术同用，可保无虞。②无明显湿浊者不宜。③阴虚内热，舌质红，舌苔少，甚至无苔者当慎，配伍益阴而不滋腻的石斛、百合，可以缓其燥性。④有出血倾向的，如鼻衄、咯血、吐血，虽有湿浊夹杂，用量宜轻。

再说白术的特点。宜用：①白术以补见长，故健脾益气当是首选，其除湿而不燥，或虽燥而不烈，是通过健脾而运化水湿，运用白术可以不考虑其燥而伤阴的问题，而且还可以润脾而生津液，或者说白术是通过补气而实现生津液的。《本草全编》解释说："脾恶湿，湿胜则气不得施化，津何由生？故曰；膀胱者，津液之府，气化则能出焉。

用白术以除其湿，则气得周流而津液生焉。"②白术长于止汗，如玉屏风散。对出汗的问题，白术当是全能，止汗有功，无汗也不忌，此与苍术截然不同。③白术安胎，主要是白术以补脾气为主，又能兼顾血分，尤其是冬白术之肥大者更好。如邹润安在《本经疏证》中说："术为中焦之药，切之有膏液而色赤，是术虽气分补中除湿之剂，又确有功于血分。"所以初孕安胎是为上品。④白术还可美容颜，且是其特点。《药性本草》载："主面光悦，驻颜去䵟。"临床配伍炒菟丝子治疗妇女面部色斑有效。需要注意禁慎者，《得配本草》提出："胸腹嘈杂，肝肾动气，怒气伤肝，脾阴不足，溃疡，奔豚，哮喘，烦渴，痘已成脓，九者禁用。"这里用"禁用"二字也说得太绝对了，在配伍中应用可也。其中所言的"胸腹嘈杂"确有其验，笔者在临床上发现白术有明显促进胃肠蠕动的作用，尤其是生白术，其功更显。如生白术之治大便不畅，大剂量则肠中辘辘，矢气频转，出现嘈杂似饥的现象。有时为了健脾益气以治疗大便溏薄而用参苓白术散，其中白术剂量过大，或未用土炒而误用生白术，使患者服后腹泻不止者也经常发生。

关于白术久服轻身，延年益寿，善补肾治腰痛等均在古代医案中有记载。笔者认为，那是指野生的白术而言，现代之白术皆为栽种，恐难有延年之效。正如《本草分经》说："按野术可代真参，而真野术者极难得。种白术健脾燥湿，只可调理脾胃常病。"

话说葛根"主诸痹"

葛根味甘平，主消渴，身大热，呕吐，诸痹，起阴气，解诸毒（《本经》）。因受《伤寒论》用治"项背强几几"的影响，葛根遂成治疗颈项强的专药。后世对葛根机理的讨论，对《神农本草经》谓葛根"起阴气"讨论较多，而对"主诸痹"少有论及。

"痹，湿病也。"（《说文》）"痹"又通"闭"，言闭阻不通也。"诸痹"，指各种不通之疾。笔者据临床所见，以及近年药理、新药研究成果表明，"主诸痹"三字能恰当地解释葛根治项背强、消渴，以及为何能起阴气、解诸毒的作用。

葛根能否治疗各种闭阻不通所致的疾病呢？可以的。先就"项强"而言，虽然历代伤寒注家不厌其烦地做了各种解释，但仍然没有跳出气、血、津液不通的圈子。主消渴者也是津液被阻，不能上承所致；"起阴气"是升达清气，解诸毒是利其通道，疏通津液所起的作用。

上世纪 70 年代初，我曾写过一篇关于葛根的文献综述。当时已有人从事葛根的药理药效的实验研究，发现具有良好的活血通络作用。仲景当年用葛根为主治疗"项背强几几"，对"几几"的描述有多种解释。如陈修园之子解释说："几几者，小鸟羽短，欲飞不能飞，而伸颈之象也。"很形象，也是临床十分常见的"落枕"症状之一，此时用葛根60g配伍在相应的方剂中都有效，这是传统用葛根的方法。

近数十年来，大量的药理药效研究表明，葛根的药理作用较广，有扩张冠状血管、改善心肌代谢、抗心律失常、减慢心率、改善心功能、降血压、改善微循环、改善脑循环、解痉、β－受体阻断、降血糖、解热、增强记忆、抗炎、抗免疫、抗氧化、抗缺氧、抗菌、抗凝血和抗肿瘤等作用（王浴生等主编《中药药理与应用》）。在药理作用提示下，临床对其升发清阳、解肌的效用多有发挥，广泛用于治疗冠心病、心绞痛、高血压、颈项强痛、血管神经性头痛、高脂血症、缺血性脑梗死、糖尿病、外感发热、突发性聋、眩晕、颈椎病、软组织损伤等均有良好的效果。

葛根的上述效用，用《本经》"主诸痹"是最准确的解释，血液因血管及血液黏稠等问题，不能畅通，甚至闭阻。葛根主治各种闭塞之证，故能治疗这诸多疾病。换句话说，《本经》早有这方面的记载，仅后世重视不够而已。

临床有大量的耳鸣患者求治，西医都说"耳鸣不可逆"。因为治疗难，于是广告、游医等专就"耳鸣"做文章。其中有脑鸣者，患者常因此而彻夜不眠，坐卧不安，久治不愈，十分痛苦。对于这类患者，我常启用大剂量（成人量为60～100g）葛根为主药，配伍补肾益精药巴戟天、益气补脑药黄精、补肾壮骨药骨碎补等以补为通。并考虑"久病皆郁"，气滞不通，再配香附、石菖蒲。对于顽固性耳鸣、脑鸣者，虽不容易彻底根治，但在缓解症状、改善生活质量等方面，还是有效的。

有人会问，100g的大剂量，比《药典》大若干倍，安全吗？我在临床使用过程中的确很安全。记得在农村我家屋后岩石上，常有茂盛的葛藤，其根善窜于崖间，粗壮而多津汁，且抗干旱、抗污染，任何地方，哪怕没有阳光，也生长很好。农家用于磨粉充饥，还用鲜葛根 1～2 斤炖肉吃，说是可祛风湿，治关节腰腿疼痛，未见有中毒者。当然，葛根有多个品种，有人用野葛内服中毒者，其使用的是不是葛根都很难说。总之，我在临床中用 60～100g 正品葛根未见不良反应。

近几十年来，用于心血管病治疗的大量中成药中都选用葛根，这是葛根"主诸痹"的效用范畴。通过这一例证，说明学习、背诵和研究中医经典著作，不能只选《内经》《伤寒》，《本经》也是经典之书，读时不要轻易放弃一个字，这就是经典的价值。

白鲜皮的应用别解

白鲜皮，有的处方写作"白藓皮"，甚至有的医者将其写成"白癣皮"，进而望文生义，不少人将其视为治疗皮肤病的专药。临床凡见疥癣湿疮、皮肤瘙痒者，都用白鲜皮。它的广泛药用价值还未能充分体现。

要用好白鲜皮，首先要抓住其效用特点，据我临床体验，可归纳为三个字，即风、黄、痹。凡湿热所致风、黄、痹者，皆可遣用白鲜皮。

白鲜皮善祛风，故可治各种痒症，"风邪致痒，祛风止痒"，凡有"痒"的病症都可用白鲜皮。一般的皮肤瘙痒，可以配伍地肤子治风热痒；配生地、赤芍治血热痒；配土茯苓治湿热痒；配全蝎、蜈蚣治顽固性痒等。除此之外，还用于其他痒症，如肺阴虚干咳之咽痒，可配玄参、诃子肉；风热上攻之眼睑发痒，配桑叶、木贼；肺热内扰之鼻腔发痒，可配鹿衔草、苍耳子；下焦湿热所致的外阴痒，可配伍苦参。这些都有很好疗效！这是在传统中医理论指导下用白鲜皮祛风的诀窍。

在此基础上，根据白鲜皮能祛风止痒这一临床事实，我们还可以把白鲜皮用来治疗现代医学所认为的各种过敏性疾病，如用于肾小球肾炎、过敏性鼻炎等，可在中医辨证论治的基础上加白鲜皮。白鲜皮配伍黄芪、蝉蜕，都能明显提高对肾炎蛋白尿和过敏性鼻炎清涕的疗效。各种与风邪有关的外感，则遣用相对应的方剂，如麻黄汤、桂枝汤、参苏饮、小柴胡汤、止嗽散、银翘散、桑菊饮等均可适当加用白鲜皮。实践证明，白鲜皮可以祛风、抗过敏，能提高疗效，缩短疗程。

白鲜皮善退黄。以前初上临床时，只有患者兼皮肤瘙痒时，我才会加用它。一次偶然的机会，一个残余黄疸久久不退的患者，在医院住院半年，黄疸迟迟不退，中药西药都用过，疗效欠佳。当时患者不仅巩膜黄染，而且还说双眼发痒 3 个月不愈，我在茵陈蒿汤方中加白鲜皮 30g，木贼 12g，蝉蜕 10g，连服两周，检查胆红素等明显下降。再经过两周的治疗，黄疸消退，眼痒也好了。后来我查《本草经》，书中早有白鲜皮主黄疸的记载，从此我对白鲜皮的退黄作用有了更深刻的认识。白鲜皮不仅清热利湿，还可治湿热之黄，其性祛风善行，对久治不愈之黄可选。

白鲜皮善通经治痹。这一点很少有医者用到，但《神农本草经》确有主"湿痹死肌，不可屈伸"的记载。《珍珠囊·补遗药性赋》已明确告诉人们，白鲜皮确有"治筋弱，而疗足顽痹"之功效。除了用于治疗下焦湿热所致的关节红肿热痛之外，还在芍药甘草汤中加白鲜皮治疗"脚转筋"（拘急疼痛）特别有效，因为白鲜皮善祛风通血脉。此外，白鲜皮对湿浊所致的"不安腿综合征"有特殊效果，常配伍川牛膝、苡仁、合欢皮应用。

当然，白鲜皮虽是一味"一专多能"的良药，但应用时始终不能忘了其性寒，其味苦。一般来说，虚寒之人当慎用，且不能久用，剂量也不可太大，或配伍川桂枝、肉豆蔻等，以制其寒。

印象中的防风与独活

上学时，《中药学》把防风放在"解表"类中，而独活归在"祛风湿"类中，二者有相去甚远的感觉。行医以后，经常把防风与独活配伍应用，如独活寄生汤等即是如此。

其实，防风与独活有不少相似之处。从植物分科来说，都属伞形科多年生草本植物，其味皆辛，其性都温，功效都能止痛。笔者初到临床时，只知把防风当辛温解表药用，望文生义，以为防风一定是预防风邪入侵。比较药物异同时，也只知羌活与独活，因为皆有一"活"字，很少将防风与独活比较用。后来我读到了清代邹润安的《本经疏证》很受启发，"独活散湿以化风，然时与防风合奏散风之功；防风祛风以行湿，然时与独活协为除湿之助，若仅以谓风能胜湿，风能燥湿者，亦浅之乎二味之治也。"信然。

防风的主治功效，《本经》有"主大风，头眩痛，恶风，风邪，目盲无所见，风行周身，骨节痛痹，烦满，久服轻身"的记载。其中有四个"风"字，主要用于外风之疾，如外邪头风眩晕、头痛、行痹肢体游走疼痛，以及风邪上扰之新病视力下降。头痛配藁本、川芎；头眩配泽泻、白术；止痒配白蒺藜、白鲜皮、荆芥；止痛配独活、当归，肝风抽搐配白芍、钩藤。

防风不仅祛风，而且还可以御风，保卫机体不受风邪所犯，用现代的话来说，就是提高免疫力。传统常配黄芪、白术、党参，对慢性呼吸道疾病、过敏性疾病如慢性支气管炎、过敏性鼻炎反复发作难以根治者有效。这里用防风有祛风与御风之双重作用，并非只有黄芪才有固表御风之效，对防风的这一临床特点当予以重视。

历代对防风有止汗与发汗的争论。如《日华子本草》认为能治"羸损盗汗"，《长沙药解》也有"敛自汗、盗汗"之说，但《本草经疏》却说"阴虚盗汗，阳虚自汗，法所同忌"。其说迥异，这是因其前提不同之故。前者言能止汗，是通过配伍实现的，如玉屏风散等，后者是言其单味药用之忌。防风为辛温发散之品，用于风寒表证无汗者最合拍，故《本草经疏》提出忌用也是有道理的。临床对于虚证多汗者，因腠理疏松而常有感冒，防风配黄芪、山萸肉，确是一种标本兼治的方法。

防风燥湿升清，兼可疏肝，因此，痛泻要方用防风，其机理在于抑木扶土升阳，并非能止泻。东垣所制升阳除湿防风汤、升阳益胃汤、升阳除湿汤均配防风，都是此意。

除此之外，防风之治风，还可广泛地用于各种瘙痒症，其温性不是太强，寒证、热证皆可通过配伍应用，如《局方》之消风散、《赵炳南临床经验集》之荆防方等即是。

独活在临床上以止痛见长，凡风寒外袭之疼痛、跌打损伤之疼痛、疮疖之疼痛、肢体关节之疼痛，尤其是那种重着不移之疼痛首选独活。

独活长于祛湿邪，前人称能"畅水中之阳，以杜湿之根"。湿邪为阴而趋下行，最伤阳气。独活之气较防风峻而烈，温性略胜一等，凡湿邪从外而犯者，能止痛治其症状之标；还能除湿驱湿，以治疼痛之本，所谓治病除根者也。如遇风寒湿邪外感之头痛身疼、少汗者，当配羌活、川芎；

跌打损伤之疼痛配伍没药、红花；疮疡肿疖之疼痛配伍蒲公英、野菊花；四肢百节之疼痛配桑寄生、桂枝；寒湿之冷痛配乌头、附子等，不论新病久病都能见效。

除此之外，防风偏治自上而下之病，多作为补剂之佐，如玉屏风散、和血息风汤配伍阿胶、黄芪、白芍等治产后伤风发搐（《医学衷中参西录》）；而独活专为攻剂之佐，善治下半身之疾，如独活寄生汤、独活酒、国公酒等均以独活为主。

近年，我们用羌活者多，常以"二活"表示羌活与独活同用，治表只知羌活而少知独活。其实《神农本草经》羌活一名，见于独活条下，称独活"一名羌活"，当时认为二者异名而同物。《本草纲目》说："独活以羌中来者良，故有羌活、胡王使者诸名，乃一物二种也……后人以为二物者，非矣。"药物品种复杂而混乱，非我辈能弄清楚者。只不过，若欲解表祛寒、除湿止痛，其症虽在上在外，也不要忘记用独活。

将军美誉说大黄

大黄有"将军"之美名（《药录》），这是有特殊原因的。俗话说，不想当将军的士兵不是好士兵，按用药如用兵之喻。换言之，将军则是最好的士兵，而大黄当是中药里最值得称道的药。诚哉斯言，难怪前人把大黄归为"药中四维"之一，值得每位学中医者重视。

《神农本草经》将大黄归于下品，认为其功用："主下瘀血，血闭，寒热，破癥瘕积聚，留饮宿食，荡涤肠胃，推陈致新，通利水谷，调中化食，安和五脏。"反复品读《本经》的这37个字，可谓字字珠玑，极为精当。如临床只重视大黄攻下通便之功，乃不识大黄者，实为可叹！

推陈者，这是以将军之力，除其害，得其利！凡体内热结实滞、瘀血不通、寒湿阳郁、食积痰饮、癥瘕积聚之实者，大黄皆可迅速推之无虞！仲景经方早为我们做了示范，如桃核承气汤、抵当汤、下瘀血汤之对血滞者；柴胡加龙骨牡蛎汤、鳖甲煎丸之除血闭寒热者；大黄䗪虫丸、大黄牡丹汤之破积聚者；大陷胸汤、己椒苈黄丸、大黄甘遂汤、桂苓五味甘草加姜辛半杏大黄汤祛留饮者；厚朴七物、厚朴三物、厚朴大黄汤之推宿食者，皆能体现大黄推陈之功。时方保和丸证，若有食积化热之重症，加大黄一味，常有推陈救逆之效。药虽一味，有化食清热、通便解毒、消炎活血、胃肠减压、六腑以通为用之奇效。

调中者，大黄大剂量（30g）暂用，峻下攻实热，中病即止；小剂量（3g）配伍，调中益肠胃，久用无碍，反可开胃进食。如脾虚不运，痞满纳差，大便不畅，或溏而不爽者，可用香砂六君子汤加熟大黄3g；又如肝硬化失代偿，肝胃不和，虚实夹杂，腹胀纳差，小便短黄，齿衄鼻衄者，均可在柴芍四君子汤或一贯煎中加少量熟大黄。

安和五脏者，大黄除害安良，五脏六腑、四肢百骸自然安和无恙。杨栗山说大黄"苦能泻火，苦能补虚"，近年发现还有延缓衰老的作用，此非戏言。南通已逾九旬的老中医朱良春亲身体验认为，人体衰老与动脉粥样硬化有密切关系，动脉硬化又与血脂的高低相关，盖致动脉粥样硬化病的胆固醇主要来源于血中过多之脂肪，降血脂有助于动脉粥样硬化斑块的逆转，这是延缓衰老的措施之一。此外，人到老年，由于细胞衰老增多，器官功能减退，脂褐质在脑细胞中的积累，随年龄的增长而增加，脂褐质阻碍细胞的生理功能，促进细胞死亡，机体衰老加快。而具有活血降脂、推陈致新作用的大黄，能从客观上达到延缓衰老的效果。临床上可用生大黄研极细末，装胶囊，每次2粒，每日1~2次，吞服。疗程一个月即有降脂效果，如坚持服用，老年斑可逐步消退，且精神为之振爽，思维敏捷，步履轻健，大有延年之功。当然，体素脾虚者，应减少剂量。大黄对肾功能衰竭、尿毒症有良效，内服或保留灌肠都有降低血中尿素氮及肌酐的作用。

大黄外用，能清火消肿、凉血解毒，治热毒痈肿、疔、疖、烧烫伤，《日华子本草》早有"敷一切疮疖痈毒"的记载，现代用治阑尾脓肿、化脓性扁桃体炎（贴敷脚心）、急性乳腺炎等有较好疗效。

大黄是有名的泻下药，民间许多人自用大黄通便。须知，大黄泻下作用的有效成分是蒽醌苷，其中主要是番泻苷，但大黄又含鞣质与没食子酸等，同时具有收敛作用。也就是说，在用大黄泻下通便时，用药后先腹泻，泻后会出现便秘不解的副反应，尤其是属脾虚不运的大便不畅者，切忌服用大黄或含大黄的中成药。大黄性沉降，攻下活血祛瘀，故妇人妊娠、月经期、哺乳期均当慎用或忌用。

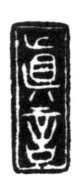

真　言

人参的忌与宜

人参是中药的代表，多少年来是治病救危，防病延寿的上品，《神农本草经》一连用了八个动词，即：补（五脏）、安（精神）、定（魂魄）、止（惊悸）、除（邪气）、明（目）、开（心）、益（智），并称"久服轻身延年"。临床上最常用，疗效明显。《伤寒论》中用人参的方剂有22首，《金匮要略》中用人参的方剂有29首之多，《本草纲目》中介绍用人参的方剂有62首。随着生活水平的提高，世界性的养生热潮兴起，服用人参补益的人群也越来越多，与此同时，滥用人参也到了非常严重的地步！

传统认为，人参味甘，微苦，性温；入脾、肺经。具有补气，固脱，益气，健脾，生津，安神益智的功效。临床上凡气虚不固，肺气不足，脾气虚，津液不足，心神不安，智力下降者都宜用人参。除此之外是不宜用人参的，或禁忌用人参者。临床上我们记住人参的功效很容易，但如何正确运用人参，防止在用人参时产生不良反应，注意其慎与忌，这是大多数患者与医生容易忽视的。

我们常说，"用药如用兵"，每味药的功效是该药之优势，但"是药三分毒"，这又是每味药的劣势。因此，在遣用人参时必须首先了解它的副作用，在充分了解其不利因素之后，目的不是弃而不用，而是谨慎使用，或通过配伍后运用，这样就能最大限度地趋利避害了。

首先，关注其慎用。

（1）补气防滞气：凡脾胃实邪、湿邪或热邪停滞，症见胃腹胀满、疼痛、嗳气、吞酸嗳腐、呕吐秽浊、舌苔白厚或黄腻、脉弦劲有力者，当慎用人参，如临床必用，当配伍陈皮、佛手等；气虚之人，体内又有实邪停滞时，要特别注意。一般新病多实，也不能过早遣用人参。

（2）表证而邪正难分时当慎用：以小柴胡为例，其方后注："若不渴，外有微热者，去人参加桂枝三两，温覆微汗愈"，就是属于这种情况。

（3）益气易升阳：人参益气主升，凡血分有热，肝阳上亢，烘热上冲，吐血，衄血，咯血，面目红赤，眩晕，上重下轻，走路不稳等有上逆趋势的病证当慎用，或配伍代赭石、石决明等潜镇之品，以制其升阳之弊。

（4）扶正防碍邪：中医治病十分重视"因势利导"。对于气虚外感，有实邪在表，又有气虚体质者，此时当扶正祛邪。遣用人参有几点讲究，如剂量不可过大，时机不能太早，以免补气而碍邪气之外出。如系风热之邪在表，初起还得忌用人参，尤其是外感又兼咳喘者，应慎用人参。《医宗金鉴·伤寒心法要诀·少阳病用柴胡加减法》告诫"咳去参枣加干味，小柴临证要当斟"。

（5）性温恐助热：本来人参的温性不强，有些书上还有"微温"的记载，但近几十年来，可能是人工栽种人参中的化肥农药的应用，或气候、生长周期过短等因素的影响，临床上不少患者有服后出现燥热的现象。本来人参有生津之功，现在的人参用后反而令口渴口干者增多。因此，凡阴虚内热，症见口燥咽干、心烦失眠、潮热盗汗、大便干结、尿少色黄、黄痰脓痰、舌质红赤、舌苔少或无苔、脉细弦而数等，当慎用人参。必须用时，可配伍生地、麦冬、川石斛以制其温。

其次，注意体质类型。

体质是人体生命在先天禀赋和后天获得基础上形成的形态结构、生理机能和生理状态方面综合的、相对稳定的固有特质，对临床用药的宜忌有着重要影响。

前人有"苍黑人宜少投"的告诫，即凡体质壮实的体力劳动者要少用人参；现代多数青壮年嗜酒，且房事过度，酒生湿热，房事伤阴，阴虚则内热，用人参当慎，或配伍葛根、白蔻仁、苡仁或山栀子用；"诸痛不可骤用"人参，此说在于"痛则不通"，人参补气，有滞气之虞，故大多数痛证虽有气虚的表现，也不宜大量久用，以免加重症状。

此外，"斑疹初起""产后瘀血"当慎用人参。斑疹初起，正气不虚而热毒炽盛，不可使用；或产后虽虚，但有瘀血在内也不可孟浪，当然如配伍益母草、红花、桃仁，也是可以用的。对于婴幼儿纯阳之体、肥胖的痰湿体质，以及脏躁兴奋、情志抑郁者（常有四肢无力的症状，酷似气虚之疲乏），应谨慎遣用人参。

无病之体，欲求长寿者，切忌过用人参，只有经中医辨证确属气虚者方能服用，且只可暂用，不可久服。

附子应用的宜与忌

附子在《本经》中列为下品，主要是因为有毒。其味辛、甘，性大热，有毒，归心、脾、肾经。功能回阳救逆，补火助阳，散寒止痛。禀雄壮之质，有斩关夺将之气势，是公认的扶阳第一要药。

回忆初入临床时，对附子的看法是"又爱又怕"。爱附子是因为它能治疗很多疑难重症；怕附子，是因为附子偏性大，又有毒，稍有不慎就会出现副反应，甚至中毒而发生医疗事故。所以恽铁樵曾说："附子最有用，亦最难用。"

作为中医，如果连附子都不会用，或者因畏其毒而不敢用，是一件不光彩之事，起码是业务不过硬。所以祝味菊说："附子是心脏之毒药，又是心脏之圣药，变更附子的毒性，发挥附子之特长，医之能事毕矣。"可见，用附子是衡量医疗水平高低的重要标准之一。

张仲景是善用附子第一人，《伤寒论》113方中，用附子者21方，37条；《金匮要略》用附子11方，16条。附子性热，善于"益火之源，以消阴翳"，仲景为何喜用附子、桂枝、干姜等辛温药呢？有学者认为，与当时的气候环境有关。竺可桢在"中国近5000年来气候变迁的初步研究"一文中说："东汉时代，即公元之初，我国天气有趋于寒冷。"附子的功效全面，用对了，确是保命之要药。汪昂总结其功效时说："其性浮而不沉，其用走而不守，通行十二经，无所不至。能引补气药以复散失之阳，引补血药以滋不足之真阴，引发散药开腠理以逐在表之风寒，引温暖药达下焦以祛在里之寒湿。"

当然也有畏附子为虎者。如《本草崇原》就有"附子不可服，服之必发狂，而九窍流血；服之必发火，而痈毒生；服之必内烂五脏，今年服之，明年毒发"的记载，把附子说得太可怕了。其实，他说的是中毒、过用和用之不当的毒副反应。正确运用附子不仅安全，而且疗效很好。

附子在临床上应用很广，疗效特别好的适应证首推阳虚火衰证和疼痛证。临证时，不应忘记遣用附子。

一、用于阳虚火衰证

1. 亡阳证需要附子救命，代表方如四逆汤（《伤寒论》）。方中附子的剂量特别重要，剂量小了坐失良机，达不到救逆的效果，剂量太大又有中毒之虞，必须经过医者的仔细权衡而定。山西老中医李可善用破格救逆汤，用附子 30~200g，干姜 60g，炙甘草 60g，山萸肉 60~120g 等，治疗心衰垂危急证亡阳者。值得注意的是，我们所学的方剂教材中，常用量为 5~10g，该方超出常规用量很多倍，可知其剂量之大。笔者认为，李可当时地处山西，又是农村，加上他亲自煎药，随煎随喂，或鼻饲给药，24 小时不分昼夜频频喂服，掌控疾病发展的阶段，这些都很重要。现代城市门诊用附子时，应注意安全，不可孟浪。

2. 男子阳痿，性欲下降，女子宫冷不孕，附子可配伍熟地、山萸肉、肉桂、杜仲、炒菟丝子等，如右归丸。

3. 脾肾阳虚，久泻久痢，如附子理中丸。

4. 阳虚水泛而浮肿，如真武汤。

5. 黄疸久治不愈，呈深黄而晦暗，舌质淡者，如《医学心悟》茵陈术附汤。

6. 阳虚外感风寒，如桂枝加附子汤。

二、用于诸疼痛证

1. 风寒湿痹，附子配乌头效更好。

2. 阳虚头痛。如《三因方》治偏头痛，年久不愈，用姜制附子与高良姜为末，茶调服。

3. 胸痹，胸痛连背。《金匮要略》薏苡附子散用炮附子配薏苡仁研末服，治胸阳不足、阴寒阻滞之胸痛。

4. 腹痛。《伤寒论》少阴四逆，泄利下重，用四逆散，若腹中痛者加附子；《金匮要略》大黄附子汤，用附子配大黄、细辛，治寒实内结，胁腹疼痛便秘者。

5. 痛经属阳虚者，炮附子配伍当归，等量为末，称小温经汤。

附子是一味好药，但因其药性峻烈，不会用就会导致不良反应，故传统早就有一些禁忌。如《本草汇言》说："若病阴虚内热，或阳极似阴之证，误用之，祸不旋踵。"因为有毒，孕妇当禁用；传统的十八反中，附子慎与半夏、瓜蒌、贝母、白蔹、白及配伍，虽然历代有一些争议，但至今尚无权威研究推翻"十八反"，临床上仍应遵守。

关于应用附子的安全问题，这是大家关注的，十分重要。

首先是炮制的问题。这当中的问题很多，需要临床医生与药师交流沟通，了解附子的炮制水平与质量，尤其新到一个地区去临床，必须首先了解当地的用药习惯与注意事项。

老医真言

其次是附子的煎法。①用于止痛的煎法：为了保存附子止痛的有效成分，建议将制附子捣为玉米粒大小的颗粒，加开水煮10分钟后，尝之不麻口，即可服用。②用于回阳救逆的煎法：现代有研究认为，附子的回阳救逆作用与其强心作用有关，而附子强心的有效成分之一的"消旋去甲基乌头碱"是一种耐热的物质，煎煮时间越长，疗效越好。③用量问题：原则是小量渐增。一般来说，温阳用10g，救逆用20g，止痛用30g。④用附子的指征："少阴病，脉微细，但欲寐。"可以总结为三字，即微（脉）、萎（精神萎靡）、畏（畏寒而怕冷），在临床必须严格按中医辨证才行，且要考虑环境、体质（患者年龄、肝肾功能等）、时令、地域等相关因素。

第三，舌象是掌握是否用附子的重要和比较客观的指征。一般来说，凡舌质淡红或暗淡，舌体胖，或有齿痕，苔白腻或厚腻白滑而润泽者可用。经验告诉我们，判断寒与热不取决于苔之黄与白，而取决于舌质之红淡、津液之多少，以及舌质有无明显齿痕。质淡多津是水湿壅滞之铁证，可用；有瘀致舌淡紫、暗紫、深紫者可用。

第四，巧配伍，目的在于减毒增效。配干姜，相须为用，"附子无姜不热"，二者能温中止逆，一走一守，可谓最佳组合。相使为用，配参芪治气虚欲脱；配白术治寒湿；配生地（大剂量30~60g），附子用3g，为"阴得阳升而源泉不绝"之意。凡用附子量超过60g时，都应配甘草60g，或加生姜30g，或蜂蜜30g，可使其更安全。

总之，附子之禁有五，即面赤、舌红苔黄糙、谵狂心烦乱、尿短而赤、脉数而有力，此为阳热实，不可用。用附子后，应关注者有三：首先了解睡眠如何？用后安然入睡者，吉；其次躁动心烦者，凶；第三是小便多者吉，小便少或无者凶。三症皆亢进，则表示附子量大，应减量或停用。

值得说明的是，任何药物的宜与忌都不是绝对的，当以证候为准。如火神派医家认为在生理方面、阴阳之间，当以阳占主导地位；就病理而言，是以阳为主的阴阳二气遭到破坏而引起脏腑功能失调。所谓阴虚，实则为生理本质的阳不足，阴之失常，仍不能脱离所重视的阳气不足的根本。故附子对阴虚证，只要配伍得当，不但不必禁用，反而有协同作用，这就是"阳生阴长"的道理。

当然，万一临床发生附子中毒，应及时采用中西医方法结合抢救。中药可用银花30g，绿豆100g，生甘草90g，水煎，在洗胃以后服用；也可用生甘草60g，防风、黑豆各30g，加水1500mL，蜂蜜150mL，煎煮取汁，分次冲服绿豆粉30g。

警惕何首乌的妻性

何首乌又名地精、首乌、何相公（湖南）、拳乌（广东）、马肝石（《纲目》），其性微温，味苦、甘、涩。归肝、肾、大肠经。传统认为，制首乌经九蒸九晒，具有补肝肾、益精血的功效；而生首乌具有润肠通便、解毒消肿，止痒、截疟等功效。

宋代《开宝本草》始载首乌："主瘰疬，消痈肿，疗头面风疮，五痔，止心痛，益血气，黑须发，悦颜色，亦治妇人产后及带下诸疾。"明代《滇南本草》载："治赤白癜风，疮疥顽癣，皮肤瘙痒，截疟，治痰证。"《本草述》说能治"中风，头痛，行痹"。《本草纲目》进一步肯定何首乌的优点时说："养血益肝，固精益肾，健筋骨，乌须发，为滋补良药，不寒不燥，功在地黄、天门冬诸药之上。"清代《本草求真》载："滋水补肾，黑发轻身，备极赞赏。"在历代本草的影响下，后来以何首乌为主的延寿酒、膏及丸等成品中药纷纷上市。《百病秘方》介绍："用生首乌煮食，连食数十年以补脑，甚效。"《积善堂经验方》的七宝美髯丹，用何首乌配伍黑豆、茯苓、菟丝子、枸杞子等用于乌须发，抗衰老。

服何首乌治疗白发的方法，在民间影响很大，几乎到了家喻户晓、老少皆知的地步。凡少年白发，都争相服用何首乌，有滥用之势。据临床所见，历代对何首乌的滋养补益功效言过其实，尤其对"白发转黑"这个问题，渲染太过，民间传说是误导，把何首乌说得神乎其神。其实何首乌的补益作用是肯定的，但如果滥用、久用、生用，非但达不到理想的效果，反而危害健康。

何首乌其性滋腻，填精滞气，凡外感初起，湿热内蕴，阳虚痰饮等，均应忌用或慎用。为防其滋腻伤脾，可配伍砂仁、陈皮；痰饮内停可配伍干姜、川桂枝。《神农本草经疏》载："何首乌忌与天雄、乌头、附子、仙茅、姜、桂等诸燥热药同用。"可能是考虑这些药物会使其滋补作用减弱所设的禁忌，临床当活看。

生首乌具有明显的润肠滑肠作用，主要是因为含蒽醌类衍生物大黄酚、大黄素之故。此外，还含有大黄酸、大黄素甲醚和大黄酚蒽酮等。因此，脾胃虚寒，中气不足，运化失司，胃寒纳差便溏者当慎用；肝胃不和，木旺克土，各种肝病，肝功能异常者，当禁用生首乌。

数十年来，笔者在临床上经常看到有因长期服用何首乌或含何首乌中成药而导致药物性肝炎者。当然，这可能与何首乌的品种、剂量，以及炮制方法等有关，但也提示我们临床遣用首乌作滋补药时，不可忽视其小毒之性。

三　七

三七为五加科植物人参三七，正名出自《本草纲目》。李时珍说："能合金疮、如漆粘物。"故又名山漆、金不换、血参、田漆等。味甘微苦，性温，归肝、胃、大肠经。功能化瘀止血，消肿定痛。

三七入药始于明代，而盛于近代。清代《玉楸药解》载："和营止血，通脉行瘀，行瘀血而敛新血。"广泛用于产后、经期、跌打、痈肿属瘀血者；止血用于吐血、崩漏、外伤。《本草新编》载三七："止血之神药也……无论上、中、下之血，凡有外越者，一味独用亦效，加入补血补气药中则更神。盖此药得补气而无沸腾之患，补药得此而有安静之体也。"言必配补药，而非独补也。《大同药物学》也说："人参补中有攻，三七攻中有补，非其他峻厉暴悍者可比。"

古代本草对三七止血的功效比较肯定，鲜有言其补益者。自清代赵学敏《本草纲目拾遗》才提出："人参补气第一，三七补血第一，味同而功亦等。"在他的影响下，近年有关三七强壮补益的应用非常广泛，可能因为三七与人参同属五加科，民间早就认为三七与人参一样，同具补益之功，加上药理研究表明，三七具有免疫调节剂作用，还有调节糖代谢、保肝、抗氧化、抗衰老和抗肿瘤等作用，人们自然把三七作为补益药用。

临床上，把三七当作补药用者，风起云涌，如医者对高脂血症、高血压、肝病、白细胞减少、血小板减少、子宫脱垂等病争相使用，故滥用、误用者非常多，甚至有人把三七打成粉末，每天作保健品内服。

殊不知，三七的主要功效是化瘀与止血，无瘀血之证是不能单独用的，如果临床确需，也必须配伍他药一起使用，如《得配本草》说"三七得生地、阿胶治吐衄，得当归、川芎治恶血……血虚吐衄、血热妄行，能换新血，无瘀者禁用。"徐大椿也说："能损新血，吐血且无瘀者勿服。"（《药性切用》）

有热者当配伍生地、麦冬、栀子等。但张锡纯认为，三七温热之性不明显，说："诸家多言性温，然单服其末数钱，未有觉温者。"疮疡初起，红肿热痛，用三七与生大黄打粉末，温开水调敷，效果很好。

不要小看蒲公英

蒲公英一味草药，在乡下遍地都是，但用于治病，切不可小看，很有疗效。

其实，蒲公英是一味正宗的中药，早在唐代《新修本草》中就有记载："妇人乳痈肿，水煮汁饮之，立消。"《本草纲目》载："治恶刺方，出孙思邈《千金要方》，其序云：'邈以贞观五年七月十五日夜，以左手中指背触着庭木，至晓遂患痛不可忍。经十日，痛日深，疮日高大，色如熟小豆色，常闻长者论有此方，遂用治之。手下则愈，痛亦除，疮亦即瘥，未十日而平复如故。'"记述了蒲公英清热解毒、消肿疗疮之效。千百年的实践证明，此非虚言。

近年对蒲公英的功效与药理研究有不少成果，临床用于感冒发热、扁桃体炎、咽喉炎、支气管炎、骨髓炎、乳腺炎、牙周炎等。药理研究表明，蒲公英有较强的抑菌作用，也有较强利胆、保肝、利尿作用等。

传统认为，蒲公英味苦、甘，性寒，证诸临床，其苦甚微，其性也微寒，非如黄连、黄芩、大黄之苦寒伤胃。用于热性胃肠诸症有很好的清热、利湿、行滞、止痛作用。清代医家王洪绪在《外科证治全生集》中记载："炙脆存性，火酒送服，疗胃脘痛。"此治胃痛用黄酒烧热少许即可，最好不用烈性之酒。近人章次公喜用小建中汤加蒲公英30g治虚性胃溃疡，称疗效甚高，其消炎、利湿、止痛、疗疮生肌作用是其获效之因。有研究发现，蒲公英可以抑制幽门螺杆菌，配黄连效更好，这也许是治疗溃疡病的又一原因。朱良春老中医也喜用蒲公英治胃痛，他说："蒲公英的镇痛作用不仅在于它能清胃，还在于它能消瘀，凡胃脘因瘀热作痛，用其最为相宜。而胃溃疡之疼痛，配合养胃之品，效尤佳良。"民间有将蒲公英炖肉治久病胃痛者。笔者早年在农村采蒲公英，新鲜者其根叶多白色乳汁，黏稠如胶，也许还有保护胃黏膜的作用呢！

金元医家朱震亨说："此草属土，开黄花，味甘。解食毒，散滞气。"朱良春解释说："凡肝寒而郁者，宜用桂枝；肝热而郁者，宜用蒲公英。临证不可误也。"笔者受此启发，凡肝气不舒，气郁化热者，用丹栀逍遥散加蒲公英30g；对那些久病失眠多梦者，用酸枣仁汤加蒲公英30g，制香附15g；还有怪症丛生，久病不衰的痰滞气塞者，屡用导痰汤加蒲公英30g，确有解郁通畅之效。"气一通，万病松"，生命不过一气耳。肝胆之病，用蒲公英有解毒清热和通气开郁的双重作用，因此，治疗急性黄疸型肝炎、胆囊炎、胆石症时，配用蒲公英当然是首选了。

李时珍在《本草纲目》中收录了瑞竹堂一方，称蒲公英配香附名为还少丹，具有"固齿牙，壮筋骨，生肾水，凡年未及八十者，服之须发返黑，齿落更生，年少服之，至老不衰"的作用。有效与否，尚未试过，但看了这个方，对蒲公英的功效确不能小看。陈士铎《本草新编》中对蒲公英的功效论述甚详，他感叹道："蒲公英，至贱而有大功，惜世人不知用矣！"

用蝉蜕认定一个"风"字

蝉蜕，作为药用始自《图经本草》，在此之前的《神农本草经》中只用蚱蝉，后来《本草纲目》总结说："古人用身，后人用蜕。"并比较全面地载录其应用："治头风眩晕，皮肤风热，痘疹作痒，破伤风及疔肿毒疮，大人失音，小儿噤风天吊，惊哭夜啼，阴肿。"

蝉蜕味辛甘，性微寒，偏性不大。笔者认为，蝉蜕之应用，唯掌握一个"风"即可，凡属风邪为犯之疾，不论内外都可启用蝉蜕。

首先，可用于风邪表证。蝉蜕善治风热表证，清代温病学家杨栗山称其"轻清灵透，为治血病圣药。"在他的《寒温条辨》治温热病的主要方剂中，有12首都用蝉蜕。他还说："善治外感风热，为温病初得之要药。"因其疏散不峻，故对风寒外感、虚人外感也可以用，张锡纯称："蝉蜕性凉味淡，原非辛散之品……有身弱不经发表者，用之最佳。"

其次，可用治头面五官诸疾。"高巅之上，唯风独到。"蝉蜕擅长祛风，故眼、耳、鼻、咽喉及头部诸多疾病，均可首选。如头痛头晕，属风热者配升麻、蔓荆子、荆芥；属风寒者配川芎、防风、苏叶；肝阳上亢者配石决明、天麻、钩藤等。对于眼疾，需明目退翳者，配伍菊花、枸杞、羌活、白蒺藜；咽喉红肿疼痛者，配银花、连翘、牛蒡子、薄荷；咽喉不利，声音嘶哑者，配诃子、桔梗、胖大海；治耳窍不通、鼻塞者，配苍耳子、白芷、辛夷、石菖蒲。

第三，用于皮肤斑疹瘙痒及疮毒。风邪善行数变，凡痒皆风，祛风能止痒，如风热皮肤瘙痒，斑疹红赤配伍白鲜皮、荆芥、赤芍、生地黄；治急慢性湿疹配土茯苓、苦参、黄柏煎水浸洗；治诸疮初起红肿热痛，配伍连翘、蒲公英、大黄。

第四，用于咳嗽哮喘。风为阳邪，肺气因之不降则喘咳，咽痒，气促哮鸣，气涌胸高，中医称为风邪所致，西医曰"过敏使然"。如干咳咽痒配伍木蝴蝶、诃子、乌梅、罂粟壳；如哮喘气急则配伍地龙、白果、桑白皮等。

第五，用于中风面瘫。面瘫之口眼㖞斜，是外风与内风结合而致，可用蝉蜕配防风、全蝎、桑叶、地龙。

此外，蝉蜕还用于小儿痉证。由于医疗条件的好转，儿童的"破伤风""高热惊厥抽搐"已较少见，用蝉蜕作抢救药用则更少。但对于儿童常见的抽动症、癫痫抽搐，蝉蜕也是可以派上用场的。属热者配伍钩藤、羚羊角；属痰者配伍法半夏、胆南星等，也有一定疗效。或见小儿山根、鼻旁两侧及口周三角青紫，为风邪所扰者，用蝉蜕配伍赤芍、钩藤，可以祛风、凉血、活血，以预防小儿伤风感冒。笔者体会，山根穴何以青紫呢？乃小儿之皮肤嫩薄，肉眼既可观察到皮下的血液运行状况。如青紫者，血行滞而不利，或称为缺氧状态，可能是小儿感冒的前奏，此时用蝉蜕，既可抗过敏、抗病毒，又可活血通滞，这也许是蝉蜕祛风效用的现代解释。近年的药理实验表明，蝉蜕确有抗过敏、抗惊厥、抗免疫抑制等作用，同时还有一定的镇静、镇痛作用。

关于蝉蜕的用量，我读成都著名儿科专家"王小儿"的《王静安临床精要》一书，治风疹每剂蝉蜕30g。因蝉蜕轻，一般医者只用3～6g，成人用量10g，有很大一包。2006年12月，我趁广州开会之机请教王老，他说用30g也不多，因为有的药商为了谋利，蝉蜕壳里有许多泥土。这真让人哭笑不得。

总之，正品之蝉蜕，是必须去净泥土的，如果临床欲求准确，研粉吞服似更好一些。

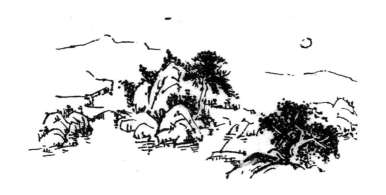

湿病用药之我见

湿病的治疗，惟中医中药有效。因此，笔者多年来极为关注，平时读书、学习与临证用药，也别有一些情趣！

首先，说寒湿病证之用药。

湿为阴邪，必然伤阳，加上合并寒邪为犯，故临证寒湿之病特别多。遇有寒湿者，中药狗脊、秦艽、威灵仙是值得向各位推荐的。一般认为，寒湿用羌活、独活、川芎、苍耳子、藁本、防风是正法，其实狗脊、威灵仙、秦艽、石菖蒲更值得重视。因为狗脊苦、甘、温，是主治腰背膝强直，乃周痹寒湿之专药。《神农本草经》还记载"专利老人"四字，验之临床，上了年纪的人多有骨关节、肌腱等多方面的退行性改变，寒湿疾病最为常见，遣用狗脊既除寒湿止痛，又强腰膝益肾骨，可谓标本兼治。威灵仙辛温，主攻寒湿之痛，服之令人四肢轻健，手足温暖，还善治因于寒湿风邪之瘙痒等皮肤疾患，但其性走，极快利，单用久用恐耗气伤血，虚弱者不可单用。秦艽，《神农本草经》载："善治寒湿肢节疼痛。"虽然其性非温，但味辛，可散可行，对寒湿之邪致病、症见重着者最宜，人称"风药中之润品，散药中之补品，且能活血荣筋"。《时病论·卷二》对于各种湿病配伍秦艽，还能达到"活血增效"之作用。石菖蒲之治寒湿，不被医家重视，但据《本经》记载"菖蒲谓主风寒湿痹"，取其性温味苦，还可利气通窍，对湿邪为病，笔者常用10g，有点睛之妙。

其次，说苦味燥湿之药。

"苦燥"，这是中医专有术语，燥可祛湿，故凡苦味之药多少都有燥湿之功。这里只推荐三味药，即黄连、苦参和苍术。黄连之苦寒清热之功世人皆知，而其燥湿作用则很少有医者重视，甚至有人用黄连泡水治大便干燥，结果适得其反。用黄连燥湿，如湿与热合当然更好，但无热之湿也可用黄连，如脾虚不运之湿，在参苓白术散或六君子汤方中配伍少量（3g以内）黄连，有苦燥的作用，对改善食欲、治疗便溏、减退腻苔都有好处。苦参之苦味是中药之最，比黄连还苦，故《东医宝鉴》有"苦参，味至苦，入口即吐，胃弱者慎用"之记载，临床偏重于治疗湿疮、湿疹、皮肤瘙痒、疥癣、阴肿阴痒等，通过适当配伍，也可内服，小剂量时并无大碍。近年有苦参治失眠的经验，凡兼有湿者，加苦参更妙，但需注意脾胃虚寒者不可单用。苍术，是苦温燥湿的代表药物，其燥湿之力仅次于草果与草豆蔻，用之安全，且上中下之湿俱适用，其发汗、燥中焦湿功力最大，佐炒黄柏行下焦之湿。

第三，说说芳香化湿。

此类治湿病之中药，临床应用广泛，这里专门介绍一下藿香。藿香因为有藿香正气散而名声远扬，它是芳香化湿药的代表，味辛香，性温，治疗湿浊中阻之脘痞呕吐、暑湿倦怠、胸闷不舒、寒湿闭郁、腹痛吐泻、鼻渊头痛等，都有明显疗效。在传统的本草典籍中，对藿香开胃口这一点描述得很多。如《珍珠囊补遗药性赋》载有："开胃口，能进饮食。"《本草纲目》载："李杲曰：芳香之气助脾胃，故藿香能治呕逆，进饮食。"《本草正》载："此物香甜不峻，善快脾顺气，开胃口，宽胸膈，进饮食……"《医经小学·药性指掌》记有："开胃口，能进饮食。"《药品化义》云："若脾胃不和，用之助胃而进饮食，有理脾开胃之功。"《本草正义》说："藿香芳香而不嫌其猛烈，温煦而不偏于燥热……为湿困脾阳，倦怠无力，饮食不甘，舌苔浊垢者最捷之药。"笔者受上述论述的影响，临床上对于中焦湿邪病证，胃口不开者，最喜用广藿香一味。近年来，社会经济的发展，使温饱问题逐渐解决，随之而来的是食物过多、食积生湿，以及滥用补益药物而导致湿浊痰瘀证候多见，肥胖者、亚健康、脂肪肝、血脂及胆固醇代谢异常者增多，多有苔白腻厚、乏力疲倦、食纳不香等症，此时启用藿香最为合拍，能有效刺激口腔、舌体味蕾的神经末梢，使之产生敏感之味觉，增进食欲，用于口臭、口淡、口甜、吃饭不香等有明显疗效。必须说明的是，藿香之香，其剂量不宜过大，一般成人每日水煎服用 10g 已足够，剂量大了，反而由香变臭，令人胸闷不适，小儿只用 2~3g，其气清香好闻。其他芳香化湿药如白蔻仁、砂仁、佩兰等剂量也不宜太大。

第四，说说淡渗利湿。

这是为湿浊之邪找外出之路，故有"治湿不利小便非其治也"之说。淡渗之药首推茯苓、猪苓、车前子、白通草等。这里特别介绍一下海藻与泽泻。对于海藻，一般只知其能软坚散结，不知其能消痰利水。据诸家本草书记载，其化痰者实为利湿消水之功，痰、饮、水、湿异名而同源，《神农本草经》有海藻"下十二水肿"之记载。对多种原因的水肿，海藻皆可利水除湿而消肿。笔者临床见有中年妇女不明原因面部浮肿，而肝肾无恙，每于四物汤养血调肝的基础上加海藻利湿，常有良效。考四物汤在《和剂局方》中各药用等量，因嫌方中川芎之量过重，恐有不当，故《医宗金鉴·删补名医方论》将其剂量改作当归、熟地各三钱，川芎一钱五分，白芍（酒炒）二钱。笔者按此剂量比例，再加淡海藻 15～20g，比较切合临床实际，患者也易接受。泽泻味甘辛寒，《本经》称能"主风寒湿痹，乳难，消水"，利水除湿是其长。泽泻的利水力度比猪苓、茯苓强得多，《珍珠囊补遗药性赋》总结泽泻功用时说："其用有四：去胞垢而生新水，退阴汗而止虚烦，主小便淋沥为仙药，疗水病湿肿为灵丹。"其中"退阴汗"之功，用治慢性前列腺炎等出现的阴囊、会阴，以及肛门潮湿出汗者，重用泽泻 30～60g，再据辨证配伍组方，疗效确实不虚，临床可以验证。

第五，谈谈温阳驱湿的问题。

"离照当空，阴霾自去"，对于湿浊阴邪，根除的最好办法就是"扶阳"。吴鞠通在《温病条辨·上焦篇·暑温》中说："湿为阴邪，非温不解。"肯定了温阳之法对湿病治疗的重要性。无独有偶，张璐在《张氏医通·卷二·诸伤门》论湿病治法时引喻嘉言曰："人身阳盛则轻矫，湿盛则重著，乃至身重如山，百脉痛楚，不能转侧，而此不用附子回阳胜湿，更欲何待。在表之湿，其有可汗者，用附子合桂枝汤以驱之外出；在里之湿，其有可下者，用附子合细辛、大黄以驱之下出；在中之湿，则用附子合白术，以温中而燥脾。"把"温阳驱湿"的临床经验说得透彻而实在。笔者治湿常先用辛温芳化，如白蔻仁、砂仁；次用苦温燥之，如苍术、厚朴、法夏；再用温热烘之，如干姜、细辛、桂枝；最后如湿邪固而不动时，才会启用附子。临床上中焦最易生湿，舌苔厚腻不去，理中汤或附子理中汤乃常用之法，湿去阳复，诸证豁然。附子的具体用法，可参阅郑钦安医书，其理自明。

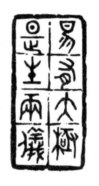

易有太极　是生两仪

验方举要

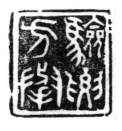

验方，即临床运用屡效且安全之方。

方有组成、剂量、剂型、用法等要素，还有配伍，这是方与药最大的区别。配伍体现了药与药之间的『药际关系』，经过不同剂型的融汇，可使疗效提高并使这种关系变得更加复杂莫测。因此，不论是经方、时方，或是这里举出的验方，在制方、读方和用方中，关键问题是洞悉制方者之原本意图，掌握配伍与剂量的精妙之处，否则，焉能试用有验呢？

创制新方不易，编制验方也难，若欲推荐几个自以为用得顺手之方，让他人读得懂、用得上，疗效与安全也靠得住的，那是难上之难！愿我们合作共勉吧！

合欢解郁汤

【组成】

合欢皮 15~30g	谷麦芽各 10~25g
柴　胡 10~15g	茯　神 15~20g
香　附 10~15g	酸枣仁 15~20g(炒)
珍珠粉 0.5~1g(冲)	川　芎 8~10g
栀　子 10~12g	

【煎服法】

水煎服,成人每日 1 剂,分 3 次饭后服,每次 200mL 左右。

【功能主治】

疏肝解郁,健脾宁心。主治因情志不悦,久病难愈,以及各种精神压力所致的心神不宁病症。如胸胁胀满,肢体疼痛,寒热不定,失眠多梦,纳差无味,烦躁懊恼,自汗盗汗,惊悸怔忡,咽梗黏痰,倦怠无力,自责自罪,信心若失,绝望无助,短气多疑等。但见一症便是,不必悉俱。

【方解方义】

郁证多肝气不舒,久郁化热,肝血暗耗,肝木克土,脾胃受损,渐致血不养心,心神不宁,气滞血瘀,进而影响各脏腑而诸症蜂起。方中合欢皮味甘性平,功能解郁安神,开达心志为君。以香附疏肝解郁,行气止痛;茯神健脾宁心为臣；柴胡疏肝解郁、升阳；酸枣仁补肝宁心，敛汗生津；珍珠粉安神定惊，平肝明目；川芎活血行气，祛风止痛；栀子泻郁火，除烦热；谷麦芽行气消食，和中健脾开胃共为佐使。诸药合用，共奏疏肝解郁、补肝健脾、宁心安神之功。

【加减运用】

以失眠、心悸、怔忡为重者，酌加生龙牡、柏子仁、夜交藤；气短乏力重者，酌加黄芪、人参；疼痛明显者，酌加青皮、延胡索；食纳无味、舌苔白腻者，酌加白蔻仁、藿香、神曲、甘松；眩晕、脉弦者，加天麻、刺蒺藜；多汗者，加浮小麦、五味子；咽梗不适者，加法半夏、苏叶、厚朴。

【注意事项】

在使用本方治疗期间，应争取得到患者及家属的协助与配合。患者生活上要注意劳逸结合，按时作息，减少各方面所造成的心理压力，应多做户外活动，如郊游、日光浴，参加轻松的集体活动等，多与亲友交流、倾诉，切忌患者一人独居暗室，不宜长期看电视、玩电脑、打游戏。

【运用体会】

本方所治之郁证十分常见，临床表现繁多、奇特而多变，很容易被各科医生忽视。凡有压力的地方，都有郁证存在，不是单纯心情愉快与否的问题，也不可把某些器质性疾病和人们正常的悲伤状态误作郁证，必须提高警惕，注意鉴别诊断。

【验案举例】

彭某，男，50岁。2008年9月15日初诊。

患者有乙肝病毒携带史8年。近两年来反复胸胁满胀，窜气，咽痛咽干，失眠，多痰。在某中医院肝病科住院时，因 B 超发现其肝脾增大，门静脉增宽，并告之可能患有早期肝硬化，遂进疏肝、活血、消癥之剂，药物多为鳖甲、穿山甲、三棱、莪术等，治疗三月，病情未见好转，经人介绍转诊。

刻诊：患者形体偏瘦，轻度贫血貌。症见轻度乏力，纳差无味，胸闷胀满不适，咽中似有痰状，时有梗阻感，但进食正常，肝区隐痛，夜间难以入眠，二便尚可，脉细弦，舌边尖红，苔中心薄黄。在问诊过程中，患者多次询问病情与肝硬化关系，看似十分关切。中医辨证：肝气郁滞，痰气交阻。拟疏肝解郁，豁痰宁神之法，以合欢解郁汤加味。处方：合欢皮 30g，谷麦芽各 15g，柴胡 10g，香附 10g，茯神 20g，酸枣仁 15g，珍珠粉 0.5g（冲服），川芎 8g，法半夏 15g，苏梗 15g，厚朴 15g，山栀子 12g，7 剂，水煎服，每日 1 剂。十日后二诊，诉自觉全身轻松了许多，诸症状缓解约 2/3，惟夜间睡眠仍差，守方去川芎、柴胡，加夜交藤 30g，再进 10 剂。后经 B 超、乙肝标志物、肝功能等检查证实，患者属乙肝病毒携带者，并非早期肝硬化。遂以疏肝和胃法，配合心理疏导调理两月，诸症悉除。随访两年未再发。

头风汤

【组成】

全蝎 10g（酒洗）　　蜈　蚣 2 条　　川　芎 25g

白　芷 25g　　　　　石决明 30g　　钩　藤 20g

【煎服法】

上药除钩藤之外，将饮片置于非金属罐中，加冷水浸泡 60 分钟后，使冷水液面淹过药面 2cm，先用大火煮沸，然后改小火煎熬 30 分钟，倒出药汁，连煎 3 次，将药汁混匀；钩藤一味单煎，煎前用冷水浸 30 分钟，用中火煎煮至沸后 35 分钟，只煎一次，倒出药汁与前药汁混合。每次服 200mL，每日 3 次，饭后 1 小时服。

全蝎、蜈蚣可研末吞服，用量可减为 6g，其祛风止痛作用更强。

【功能主治】

祛风、平肝、止痛。主治因风邪所致的偏正头痛、头胀，或痛连颈项及面颊、耳后，或巅顶、前额作痛。

【方解方义】

本方兼治内外风邪所致的头痛，故遣用性味辛平之全蝎，主入肝经，息风止痛，通络解痉，为君药。蜈蚣辛温，息风止痛，通络解痉；川芎辛温，祛风止痛，活血行气；白芷辛温，止疼痛，散风寒，共为臣药。石决明咸寒平肝潜阳，清肝明目；钩藤甘微寒，息风止痉，清热平肝，兼制君臣药之辛温，共为佐使药。全方合用，止痛之力雄，而少有辛燥伤阴之弊。

【加减运用】

以巅顶痛为主者加藁本；牵连颈项强者加葛根；头痛剧烈者加延胡索、蔓荆子；兼有外感者加荆芥、防风；兼阴虚口干者加玄参、麦冬；兼头晕者加天麻、白蒺藜；血虚加制首乌、白芍；便秘加酒制大黄。

【注意事项】

本方主药多辛温，凡阴虚火旺，口干思水，大便干燥，或气短声低，纳差食少，或咳血吐血者慎服。服用本方3剂无效，头痛未获明确诊断者，忌服。妇女妊娠、哺乳期禁服。

【运用体会】

本方有明显的镇痛作用，凡西医诊断的枕神经痛、三叉神经痛、眶上神经痛、血管神经性疼痛、偏头痛等辨证属风邪所致者，均可参照本方加减治疗。

【验案举例】

傅某，女，39岁，2010年9月20日初诊。

患者半月前因感冒出现流清涕，畏寒发热，无汗，伴全身酸痛，自服九味羌活丸、抗病毒冲剂、康泰克等药后好转。近10天，头痛逐渐加重，开始时头痛不剧，伴头昏、咳嗽；3天后咳嗽消失，但头痛加剧，经服用川芎茶调片并与针灸、刮背治疗无效。

刻诊：头痛，以左侧为主；伴颈项强痛，活动不便，连及左侧面颊，左耳后风池穴明显压痛，其胀麻感放射至左侧头部，因有溃疡病史而未敢试用止痛片、头痛粉。舌质正常，苔薄白，六脉弦而有力。此辨证为风邪头痛，外风内风兼有，而以外风为主，拟头风汤去钩藤加荆芥、防风、葛根。方中全蝎酒洗焙干，打细粉冲服，3剂。

9月24日二诊：述初诊当日，中午、晚饭后、睡前各服药一次，次日头痛减轻一半。3剂药服完，现头痛、项强已愈，仅有头昏，左侧风池穴仍有明显压痛。有效不更方，原方再服2剂，嘱预防再受风寒，以免复发。

9月30日三诊：述近一周睡眠欠佳。头痛在上次药后消失，诊其脉弦，舌苔淡黄，间有头晕、耳鸣。当养肝安神，拟补肝汤加钩藤，三剂，水煎服，嘱注意静心养神，劳逸结合。

化湿汤

【组成】

广藿香 12g   白蔻仁 10g(后下)   茯 苓 20g

炒白术 15g   橘 皮 10g   丹 参 15g

【煎服法】

先将广藿香、茯苓、炒白术、橘皮、丹参放入药罐中，加冷水浸泡 30 分钟，同时将白蔻仁也用冷水浸泡，另置待用。把药罐中的冷水加至淹过药面 1～2cm，加热煎煮，先用大火，待沸腾后，改为小火煎煮 25 分钟，加入另置的白蔻仁，再煮 5 分钟，倒出药汁后再加冷水，煎煮 25 分钟，倒出药汁，将两次煎煮的药汁混合，分 3 次温服，每次服 200mL。

【功能主治】

化湿理气，健脾和中。主治湿滞中焦所致的脘腹胀满，嗳气呕恶，不饥食少，倦怠无力，大便溏薄，舌苔白腻。

【方解方义】

本方为湿滞中焦而设，体现芳香化湿、健脾理气，兼以活血之法。方中用广藿香辛、微温化湿理气，兼和中止呕，为君药。白蔻仁辛温，化湿行气，温中止呕；橘皮辛苦温，理气健脾，燥湿化痰，以助君药行化湿理气之功，为臣。炒白术苦甘温，燥湿利水，健脾补气；茯苓甘淡平，渗湿利水，健脾补中，以治湿浊内生之本为佐。丹参苦微寒，活血祛瘀，遵"水血同源"之理，与化湿药合用，体现"湿病活血能增效"的临床经验，为本方之佐使。全方药物，以化湿为主，兼理气、芳化、淡渗、苦燥、健脾、活血之法，兼顾标、本、气、血，治疗一切湿滞中焦之证，可谓周全。

【加减运用】

湿浊化热，兼舌苔黄腻、口苦、口干者加黄芩；腹胀满者加厚朴；脘腹冷痛、腹泻者，加干姜、肉豆蔻（去油）；舌苔白厚、舌质淡者，加茅苍术；兼有风寒外感、头痛欲吐者，加苏叶、白芷；食欲特别差或厌食不饥者，加砂仁、神曲；尿少黄者，加通草、金钱草；巩膜黄染者，加茵陈、虎杖、赤芍；四肢无力、易于疲乏者，加黄芪；舌苔白腻、厚浊难化者，加草果仁。

【注意事项】

本方药物偏辛温，倘见湿浊化热，或湿温发热，或有口渴思水，大便干结，舌苔剥落，舌质红赤乏津等阴血耗伤者慎用。服药期间，应禁止服用滋阴补血之药物及保健品。饮食宜清淡，忌饮酒类饮料，少吃油腻及易于产气的甜食。

【运用体会】

湿邪为病，是中医学独具特色的病因病机概念。化湿汤的主治虽重于中焦湿滞，但临床上凡属与湿邪有关的疾病都可以选用。如急慢性胃肠炎、急慢性病毒性肝炎、脂肪肝、肝硬化的代偿期与失代偿期、胆囊炎、胆石症、病毒性感冒、功能性消化不良等，均可参照本方辨证论治。

【验案举例】

谢某，男，43岁，干部。2008年5月8日初诊。

患者素有乙肝小三阳约 10 年。两个月前因肝功能异常而在某三甲医院住院治疗至今。住院期间，肝功能各项指标有所好转，但时有反复，并因临床症状明显而未出院，请中医会诊协助治疗。

刻诊：患者面色萎黄，自诉胃脘与腹部胀满难受，每至午后加重，食欲很差，食不知味，口中黏腻不适，时而恶心欲吐，四肢软弱乏力，畏风，大便略稀，不爽，每日 2 次，舌质淡不红，舌苔白腻，脉细无力。此湿滞中焦，阳气被遏，脾为湿困。法当芳香化湿，温中健脾。拟化湿汤加减。药用白蔻仁 10g，广藿香 15g，苍术 10g，厚朴 15g，苏梗 15g，谷麦芽各 20g，茯苓 20g，干姜 6g，5 剂，水煎服，每日 3 次。嘱停用降酶、抗病毒药物，专用中药，并嘱卧床休息与清淡饮食调养。

5 月 15 日二诊：病症如前，未见好转，考虑湿邪缠绵，病久脾虚，湿浊难以骤开。故守方加草果仁 5g 以加强化浊，白通草 3g 以分消湿邪，再进 5 剂以观疗效。

5 月 22 日三诊：全身疲乏有好转，大便仍稀，苔脉如前。湿浊胶着，考虑气阻而血不畅，故上方去白通草加丹参、泽兰以活血利水，再进 5 剂。患者及其家属开始怀疑中药疗效，又想加用西药输液，后经多方劝阻，仍坚持用中药治疗观察。

6 月 2 日四诊：病房主管医师及其家属陪同来诊。先由主管医师介绍病情，3 天前肝功能检查有明显好转，腹胀、纳差等消化道症状有明显改善。家属说其胃纳较前增加，每餐能进一两，午后主动要求去病房外散步，这是住院两个月来没有的好现象。切其脉仍细而濡，舌苔白腻由厚转薄。病情有了转机，医者也松了口气，增强了化湿为法的信心，守 5 月 15 日之方再进 7 剂，每日 1 剂，将息如前。

6 月 10 日五诊：患者精神大振，食纳大进，且进食后胃亦不胀；大便稀，但每日只有 1 次，比较通畅；乏力、畏风等症已愈。脉虽细但有力，舌苔转薄白而腻，考虑临床症状缓解。为巩固疗效，当健脾除湿以治本，防湿邪重生，兼畅肝气。拟化湿汤加党参 20g，柴胡 15g，白芍 15g，5 剂。

6 月 22 日六诊：6 月 20 日经生化检查，肝功能轻度异常，谷草转氨酶 85 单位，表面抗原阳性，彩超示肝回声增多。但食纳仍欠佳，舌苔薄白而腻，舌质偏淡，此肝胃不和。拟柴芍六君子汤加豆蔻仁、谷麦芽以善其后，并出院休养。

开 胃 饮

【组成】

川石斛15g　　麦　冬15g　　山　药15g　　川黄连3g

谷麦芽各15g　生山楂15g　　扁　豆15g　　北沙参15g

【煎服法】

将上药置于非金属罐中，加冷水淹过药物2cm，浸泡1小时后，先大火煮沸，再改小火煎25分钟，倒出药汁，加水再煎，连续3次，并将3次药汁混合，分3次服用，每次服150~200mL，小儿每次服50~100mL。

【功能主治】

开胃养液，健脾化食。主治因脾胃阴虚所致的胃纳减少，用于不饥不食或饥而不食，食不知味，口渴思饮，大便干结，唇红，多汗，烦躁，脉细数，舌质红，苔薄黄，或舌苔剥落，少津液。

【方解方义】

本方专为胃阴亏损而设。胃阴被劫，津液虚亏，不能濡润胃肠，故遣用川石斛益胃生津，养阴而不滞脾为君药。生山楂消食健胃，北沙参养阴益胃，山药养胃生津，麦冬养阴生津，共为臣药。扁豆健脾开胃；谷芽消食和中，健脾开胃；麦芽行气消食；川黄连味苦健胃清热，共为佐使。诸药合用，阴液得复，胃纳得开，食入能化而诸症悉解。

【加减运用】

凡久病阴液亏损明显者，可加生地黄、玄参；口渴思冷饮者，加玉竹、花粉；大便秘结者，加冬瓜仁、熟大黄；心烦不眠者，加淡竹叶、生栀子；夜间多汗者，加冬桑叶、北五味子；手足心热者，加地骨皮、知母。

【注意事项】

凡脾气虚，中焦湿滞所致纳谷不香，腹胀便溏，口干不思饮，舌苔白腻而厚，或白如积粉者，不可用本方。黄连、大黄在方中只能暂用，不可久服，剂量宜控制在 3～5g 以内，以防苦燥伤阴。

【运用体会】

本方用于热病后期，或久病、重病之后，或恶性肿瘤术后经放疗、化疗之后的阴伤厌食者，均有一定疗效；对儿童营养不合理，过食煎炸、烧烤食品所致的阴伤厌食者有特效。启用本方时，尚应注意饮食调摄，并坚持较长的疗程，才能保证疗效。临床上慢性胃炎、厌食症、肝炎、肝硬化、肿瘤放化疗副反应等，可参照本方辨证论治。

【验案举例】

李某，男，43 岁，1990 年 12 月 18 日初诊。

患者近两年来中上腹隐痛，常嗳气，食欲不振，初起未引起重视，后来身体逐渐消瘦，食纳无味，便采用多种中、西药治疗，无明显疗效。1990 年 8 月在某医院行胃镜检查，诊断为中度慢性萎缩性胃炎伴肠上皮化生。因病情加重，曾在某医院消化科住院治疗两月，亦未见好转。

刻诊：饮食减少，消瘦（身高 175cm，体重为 48kg），胃脘隐痛，偶有灼热，胀满，口干思饮，神疲气短，知饥而不能食，食不知味，大便干燥，每日 1 次或两日 1 次，脉细数，苔少，舌质红。此为胃阴不足，气滞郁热所致。处方：川石斛 15g，北沙参 15g，麦冬 15g，白芍 15g，花粉 12g，玉竹 12g，谷麦芽各 20g，生地 20g，莪术 12g，乌梅 8g，3 剂，每日 1 剂，水煎 3 次混匀，分 3 次服用。

12 月 25 日再诊：自述服上方 3 剂后，胃脘隐痛、胀满症状有所缓解，大便稍软，但食不知味、进食不多仍未好转，脉象及苔舌如前。原方加生山楂 15g，生甘草 5g，以增加酸甘化阴之力，再进 5 剂。

1991 年 1 月 10 日三诊：上方经转方，共服 15 剂，胃纳转佳，口干无津状况也有明显好转，舌质红色转淡，中心见有微小味蕾突起，渐有少量白苔生长，患者离上班的地方较远，服用水煎剂无法坚持，请求改用丸剂缓以图之。遂用川石斛、麦冬、山药、生地、山楂、乌梅为蜜丸，每天服用 3 次，每次 1 丸（含生药 5g），调治三月余。食纳、大便正常，脉舌恢复，体重较前增加 5kg。

运脾通润汤

【组成】

生白术60g　　生黄芪30g　　升　麻10g　　川石斛15g

火麻仁30g　　当　归20g　　肉苁蓉30g　　桃　仁15g

番泻叶2g　　　枳　壳15g

【煎服法】

将上药置于非金属锅中，加冷水淹过药物饮片约2cm，浸泡1~2小时，再补足水量。先用大火煎煮，待沸腾后改为小火，煎煮25分钟后倒出第一次药液，加水再煎，连续3次，将3次药液混合，每日中午、下午7点和晚上10点各服1次。

【功能主治】

益气运脾，润肠通便。主治脾虚不运，大便不畅者，用于久病大便不畅，三五日1次，甚则七八日1次，大便之质柔软并不干燥，也不结块，但用力努挣时，仍无法解尽。常伴气短无力，面色㿠白，胃纳不佳，或肛门坠胀，矢气不多，脉象细弱无力，舌质淡，苔薄白。

【方解方义】

本方为脾胃气虚，运化无力而设。方中以大剂量健脾益气之生白术为君药。黄芪益气补中；肉苁蓉润肠通便，补肾益精；当归润肠通便，补血活血，共为臣药。川石斛益胃生津，枳壳理气宽中，火麻仁润肠，桃仁活血通便，番泻叶泻下导滞，共为佐药。升麻升举阳气，并引药入阳明经为佐使药。诸药合用，共奏运脾益气、润肠通便之效。

【加减运用】

对肠道蠕动功能不足者，生白术剂量可逐渐加至100g；口干思水者加玄参；大便干燥者加生紫菀；大便如羊粪者，加玄明粉5~10g冲服；腹胀矢气少者，去枳壳加枳实；胸脘胀满者，加瓜蒌仁、莱菔子。

【注意事项】

肛门完全停止排气，疑为肠道梗阻者，禁用本方；妊娠及哺乳期妇女忌用；对于胃肠实热，苔黄质红，大便干结难解者，也不宜用本方。在服药期间，每天早晨应定时解便，大便以每天1次即可，如大便每天3次以上，或腹泻无度，大便稀薄等，都提示药物剂量过大，宜减少服药剂量或次数。

【运用体会】

本方通过健脾益气配伍润肠，以恢复胃肠动力为目的，并非泻下通便方。因此，凡追求腹泻，欲获一时之快，都是错误的。服药期间，一切含大黄的通便药物均不宜用，以免重伤中气。本方用药起效后，宜维持4~8周的治疗时间，维持期间先减为晚餐后和睡前各服1次，最后减为睡前服一次，直至肠道恢复功能，可自然排便时，方能停药。临床上凡功能性大便不畅、慢性胃炎、慢性肠炎、胃肠动力不足、直肠脱垂等，可参照本方辨证论治。

【验案举要】

李某，女，43岁，2010年2月18日初诊。

主诉：便秘20年。患者自产后出现大便困难以来，长期大便难解，经常是四五天一解。初起服用中成药麻仁丸有效，继后服用上清丸、果导片、通便茶、排毒养颜胶囊等乏效，有时外用开塞露，也请中医看过，都是吃药即腹泻腹痛，停药后又不解。最近几年，用大黄或番泻叶泡水，3～5天必用。近月来，番泻叶泡水半杯仍不解。

刻诊：体型偏瘦，胃纳正常，精神尚好，上厕所努力欲解，总不来劲，有时能解一节大便，质软并不干结，自己感觉吃的东西不知道到哪里去了？从来没有解完过大便，总感觉腹中还有，仍解不出来。脉细，苔薄白。此久病便秘，长期服用清热泻下通便，耗伤中气，脾虚不运所致。拟益气运脾为法，药用：升麻12g，生黄芪30g，生白术60g，枳实15g，生紫菀15g，当归12g，番泻叶1g，3剂，每日中、晚、睡前各服1次，每次服200mL。

3月2日复诊：上方服用3天，第三天中午解便1次，粪便量比以前多些，但仍未解干净，服药后腹鸣频频，矢气较多。3剂后因未挂到号，将原方再服3剂，其疗效不明显。诉至今又5天未解，下腹胀满难受。拟原方加量，药用：升麻10g，生黄芪30g，生白术80g，枳实15g，火麻仁30g，红花10g，桃仁15g，生紫菀15g，番泻叶1g，再进5剂。

3月20日三诊：大便已基本恢复正常，但不能停药，一停药就不解。遂以原方加减出入，连服两个半月，后改为蜜丸，每天服1次，连服4个月。1年后因外感求医时，问及大便情况，说已恢复如初，但有时服用抗生素后，大便又会结燥，但停药后，每天加吃香蕉、蔬菜，也就不药而愈了。

鹿衔止咳饮

【组成】

乌　梅 10g　　　鹿衔草 30g　　北沙参 30g　　桔　梗 12g

白鲜皮 15g　　　蝉　蜕 10g　　诃子肉 10g　　木蝴蝶 10g

罂粟壳 5g　　　甘　草 8g

【煎服法】

将上药置于非金属锅中，加冷水淹过药物饮片约 2cm，浸泡 1 小时，先用大火煎煮，待沸腾后改为小火。煎煮 25 分钟后，倒出药液，再加冷水，淹过药渣 0.5cm，小火煮开约 25 分钟，倒出药液，如此煎 3 次，并将药液混合，共约 500mL。每次饮 1～3 口，频频吞服，如饮茶状，每次不宜喝得过多。

【功能主治】

祛风止咳，生津利咽。主治干咳、久咳无痰，咽痒难忍，喉干，或咽中梗塞，痰黏滞不畅。

【方解方义】

本方主要治疗干咳无痰，咽痒喉梗。方中遣用酸、涩、平的乌梅，生津敛肺止咳为君药；北沙参养阴清肺，白鲜皮、鹿衔草祛风止痒，罂粟壳敛肺止咳，为臣药；蝉蜕散风利咽止痒，木蝴蝶清肺利咽，诃子敛肺止咳利咽，桔梗宣肺利咽，共为佐药；甘草缓急止咳，调和诸药为使。全方合用，共奏止咳、利咽、止痒之效。

【加减运用】

有痰不畅者加桑白皮、浙贝母；咽干、咽痛者，加玄参、麦冬；咽部黏痰多而不畅者，加法半夏；喘息者，加炙麻黄 3~5g，杏仁 10g；咽喉梗阻者，加法半夏、厚朴；咽痒剧而难忍者，加白蒺藜、僵蚕；口苦、苔黄者，加黄芩；大便干燥者，加瓜蒌仁、冬瓜仁。

【注意事项】

咳嗽初起，发热，痰多，痰黄稠，或痰涎不畅，咳痰困难者，不宜服用；大便结硬不解者慎用。此外，本方所治病症，不宜按每次服 200mL，每日 3 次的常规服法，应该少量频服，欲咳咽痒不适时呷上 1~3 口，不时又呷上 1~3 口，利于药达病所，提高疗效。

【运用体会】

本方的特点是通过祛风止痒，缓解咽喉症状而达到止咳的目的。方中鹿衔草、白鲜皮、蝉蜕、木蝴蝶的遣用，都是为了祛风止痒。

对于顽固性的咽痒久咳不止者，还可加用全蝎以助祛风止痒。此外，对于咽部痉挛性咳嗽者，还可加用生白芍 30g，增加生甘草的用量至 10~15g。临床上凡慢性咽炎、气管炎、反流性食道炎等，可参照本方辨证论治。

【验案举例】

张某，男，56 岁。2003 年 5 月 6 日初诊。

主诉：咳嗽、少痰、咽干、咽痒 3 月。患者因咳嗽初起，自购感冒、止咳药服用，未效。25 天前，在某综合性医院呼吸内科住院 15 天，经胸部正位摄片、CT 等检查，显示肺纹理增粗，诊断为慢性支气管炎。经多种抗生素、止咳、祛痰、抗过敏药物治疗而无效。出院后又服中药 6 剂，稍有缓解，但仍干咳未止。

刻诊：咳声频频，诉凡遇背心发热或发凉时，或因吸入香烟等异味时，则咳嗽加重，阵阵发作。每咳必自觉咽部干痛，多数时候无痰咳出，仅少数时候，连咳几分钟后有一点白涎痰，不咳嗽时余无异常，脉细弦，苔薄黄，舌质略淡。

患者咳嗽已三月余，显系久病伤阴之证，虽舌质不红，脉亦不数，也不能排除阴虚内火炎上之病机，或者反复外感风邪，风扰致痒，痒即致咳。故拟养阴祛风之剂，方用沙参麦冬汤加味：北沙参30g，麦冬20g，扁豆15g，冬桑叶15g，玉竹15g，花粉12g，玄参15g，桔梗10g，甘草8g，白蒺藜12g，3剂，水煎服，每日1剂。

5月10日复诊：诉仅咽干好转，咳嗽未见减轻，大便稀，每日3次，腹鸣剧烈，脉舌如初。于上方加强祛风之药。疏方：北沙参30g，桔梗12g，桑白皮15g，乌梅10g，白鲜皮15g，蝉蜕10g，木蝴蝶10g，诃子肉12g，甘草8g，鹿衔草20g，罂粟壳5g（因缺药，后改为延胡索10g）。水煎频服，3剂。

5月14日复诊：诉服上方后，干咳咽痒等诸症大减。但早晨仍咳，白痰较过去多一些，口干、咽干比较明显。效不更方，上方加玄参20g，再进5剂而干咳悉平，随访3月未发。

伙山老石

台湾大学心理学教授郑昭明说：「根据心理学理论，两个或更多个领域知识的激荡，确实能启迪一个人的心智潜能，提炼出更多的智慧和更大的创造力。」也许在专注一项职业之余，都该学点儿「不务正业」的东西，它会帮你把业内事情干得更加出色。因为「他山之石，可以为错……他山之石，可以攻玉。」

——（《诗经·小雅·鹤鸣》）

中医必须先读国学经典

随着科技与经济的快速发展，人们对文化的状态越来越感到不适应，民族文化身份与地位受到影响，近年自觉地掀起了全国性的国学热。中医界该如何办？自然也必须站在实现中华民族伟大复兴的高度来重视国学的学习，通过读国学经典，提升人文精神，培养人格理想，涵养气质和医外功夫。其必要性有三点：其一，中医本来是中华文化这块土壤中成长起来的一朵奇葩，中医之花要开得灿烂夺目，必须把这块土壤浇灌得肥沃；其二，近一百年来，由于历史的原因，传统文化遭到多方面打击与摧残，处于衰落时期，我们每个人都需要补课，特别是中青年人；其三，文化素质的打造与提升，短期难以奏效，国学中积累了几千年中华民族的智慧、知识与思想，与中医学相伴而生，不可分离。

读国学经典对学好中医有着重要作用。

首先是对培养医者品德有不可替代的作用。行医者，必须具有"仁心仁术"，这是有所共识的。儒学认为，读经学习是成为品德完善、人格高尚的首要条件。孔子说："不学诗，无以言……不学礼，无以立。"还说："博学而笃志，切问而近思，仁在其中矣。"强调人不读经，学什么都不行，小事都成不了，更成不了大事；好仁不学则愚，致是非不分；好知不学则放荡；好信不学则固执；好直不学则尖刻伤人；好勇不学则为非作歹；好刚不学则胆大妄为。

其次是读国学经典之书可以培养意志。学中医很难，做学问不是一朝一夕之事，必须要有一种坚忍不拔的精神与意志。《中庸》云："人一能之，己百之；人十能之，己千之。果能此道矣，虽愚必明，虽柔必强。"学习道路上没有平坦之道可走，只有不畏艰难，甘愿付出十倍、千倍努力者，才能获得成功。

此外，读经还可以培养正确的价值观，炼就实事求是的科学精神，"知之为知之，不知为不知，是知也"。

当然，既要读国学经典，也须学习现代科学的知识，特别是追踪现代医学的进展，但必须有选择地涉猎，学习孔孟博大的胸怀，去广纳百川，以供互相借鉴、促进利用、丰富自己。

清代医家陈修园在《医学三字经》中明确地提出"易中旨，费居诸"（《易经》的旨趣，必须费时间去研究）。他深刻体会学习中医的先决条件，就是必须先一步打好以《周易》为核心的国学基础，否则对《内经》《伤寒》《金匮》的学习是没法进行的。

书画与中医

笔者自幼酷爱绘画，后来未能实现自己的愿望而学了中医，绘画、书法和篆刻成为业余必修之课，数十年来从未间断。书画与中医虽行道不同，但同属中华传统文化之瑰宝，兼学互通，良有益也。

中医学是一门有科学内涵的艺术学科，与学书必临帖、国画倡写意大有共通之处，特别是在西学东渐的文化环境中，中医应借鉴书画学习与成才的规律，这对培养中医思维品质显得尤其重要。此乃偶得，不知对否？

以临摹的功夫　夯实传统基础

学习书法必须临写碑帖，通过大量临摹来继承前人经验。历代书家有许多苦练的故事，其中宋代书法大家苏东坡在"柳氏二外甥求笔迹"诗中说"退笔如山未足珍，读书万卷始通神"就是生动的写照。练字所写秃的毛笔堆积成山，你想想，要练多少时日。清代书家包世臣在《完白山人传》中记录了他在一天中是如何练习写字的，"每日昧爽起，研墨盈盘，至夜分尽，墨乃就寝，寒暑不辍"。从早到晚，写一整天，不论三伏天、数九天都不能停止。

学绘画也一样，被徐悲鸿称为"五百年来第一人"的画家张大千，曾在抗日战争最艰苦的时期，率家小门人，自费奔赴敦煌临摹壁画近三年，深得隋唐两魏艺术精髓。他说："临摹前人的作品时，一定要不怕反复，要临到能默

得出、背得熟，能以假乱真，叫人看不出是赝品，只有这样才能学到笔墨真谛。"（张大千与老友陆抑非的谈话）

学习中医也必须如学书画一样痛下苦功，打好基础。岳美中有句名言是"背书还要早下手"。他说："要把主要的经典著作读熟、背熟，这是一项基本功。""背书"，现代看来似乎不可理解，有人会问，需要如此学习吗？其实，对中医这种深奥难懂的经典，老老实实先记住，确是一经验之谈，而且要记得滚瓜烂熟，"对《伤寒论》《金匮要略》，如果能做到不假思索，张口就来，到临床应用时，就成了有源头的活水。不但能触机即发，左右逢源，而且还会熟能生巧，别有会心。否则，读时明白了，一遇到障碍又记不起，临证时就难于得心应手。"（《名老中医之路·第一辑》）

几十年前，我在跟随冉品珍、陈达夫临证时，常听他们说："这治法与方药出自某书中，你回去看看。"并能随口成诵，记忆准确，且引用贴切，疗效称奇，令人叹服。这种苦读典籍、坚守传统的功夫与书画的临摹苦练何其相同。其实传统的东西是让我们学的大原则，不一定能解决当时的实际问题，但当阅历积累到一定程度，这灵感就能触发心机，产生想不到的智慧。可惜也惭愧，我当年没有张大千的那种精神，也没有岳美中的扎实功夫，今日后悔又有何用呢?!

用欣赏的眼光　审视每个患者

书画艺术追求的是美，因此艺术家对自然界应该有一个欣赏的心境，在他们进行写生作画时，第一感觉是大千世界多姿多彩，无处不美，作画写字是尊重自然，在欣赏中进行。同理，一个有仁心的医生，当他面对需要诊治的患者时，看啥都是个乐子，爱心往往表现为细心的观察，也应该是一种欣赏的心态。因为每一个患者都是一个生命，每一个生命都是一个智慧，都该受到尊重。

中医学有一特色，那就是尊重生命。梁漱溟先生说过："依我观察，现在西医对生命认识不足，实其大短。因其比较看人为各部机关所合成，故其治病几与修理机器相近。中医还能算学问，和其还能站得住脚者，即在其彻头彻尾为一生命观念。"（《中国文化的命运》）尊重患者实际是尊重生命，把画家那种热爱自然的眼光用在我们的医疗活动中去四诊合参，去开方治疗，去护理随访，不用说，这医德、医风、医理、医技，必然会更高尚、更清正、更通达、更精湛。

以章法的立意　跟师临证与读案

绘画讲究构图，书法篆刻重视章法与布白，这在艺术作品中具有极其重要的意义。弘一法师论书法要素，认为其中章法占50分，字占35分，墨色占5分，印章占10分。齐白石是构图与章法立意的天才，认为章法与构图是书画之灵魂。你看他几笔勾出两个红桃，几片绿叶，再加上落款与印章，即成为一帧绝妙作品，别人想要在画上再添任何一点墨色都是累赘。如果要看画的局部，朴素而自然，没有一点造作痕迹，似乎每一个人都能画出来！这就是大师立意与构图的魅力与效果。

古人早有"医者，意也"的论述，这个"意"，是一种思想智慧的顿悟，不是偶然的，是长期积累的结果，称为厚积薄发。把书画章法与构图这种对自然美的顿悟用在学习中医上，很有用处。学中医者可能藏有不少名家医案，但会读者，能读出味道，且临床获益者并不多，究其原因就是未读懂医案之章法。笔者以为，读案不可只留心方药，更重要的是体悟医家的立意，也同画家的构图一样，具体的用药并不一定很重要！正如重庆名中医、第三军医大学戴裕光教授所说："如何读有方药记录的医案？应先把案中药物划块，然后揣度其用意与思维方法，把医家的想法弄清楚，不必死背方药，按思想去组方遣药，绝对有效。"跟师临证也一样，重点应关注老师的立意，有人说这是临证中的"眼"，抓住了这个"眼"，你才会领悟老师所开方药的道理，就能举一反三。

从出新的高度　启发自己的思维

当下，各行各业都在谈"创新"，中医学提出继承创新已有多年。余以为，对于学术之发展，应该是先立新，求新，然后才出新，最终创新。"创新"要求太高了，"创"是前人没有的，今人填补空白，一看就高不可攀。因此，还是实际一点，先提"出新"较好，在前人的基础上，或夹缝里，或不足处，出一点新意也不错了。

书法与国画十分强调"自出机杼"，一个学"王"字的人，把《兰亭序》写得再好，也不能再出一个"书圣"，只有那种能从"王"字中悟出新意，写出自己的风格，才算有作为。绘画也是如此，徐悲鸿在创作上主张"古法之佳者守之，垂绝者继之，不佳者改之，未足者增之，西方绘画可采入者融之。"张大千在对大风堂弟子刘力上的谈话中说："学习古人，要进得去，出得来，师古而不泥古，要不落前人窠穴，要有个人风格。"书画的这种"唯出新"的思维，对学中医者颇有启发。

近些年来，中医发展滞后，出新不足，这是不争的事实。有的人在倡导继承中强调中医的"原汁原味"或"纯中医"，这种思潮虽然是基于中医西化的现象提出来的，但对中医的发展不利。中医是一门学科，不是古董，把中医封闭收藏起来，只供观赏，不进时代之"油盐"，那是不可能的，也是非常有害的。我们应该学书画"求新"的精神，并贯穿到全程的学习活动中去，时刻不忘立新、求新、出新和创新！只有这样，中医学才会永远焕发青春的光彩。

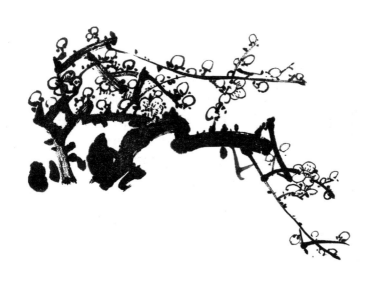

篆刻与中医

篆刻是具有中华文化特质的产物，是一种书法、绘画和雕刻相结合的艺术，距今已有四千多年的历史。篆刻与同属中华文化瑰宝的中医学，同出一辙，学中医者，了解篆刻，学习篆刻，是一种医外功夫，对学好中医，不无益处。

篆刻艺术，由古代的实用玺印发展而来。在秦以前，各种刻印都称"玺"，秦统一六国后，规定皇帝使用的印称"玺"，臣民用者只能称"印"，将军印称"章"，以至后世对篆刻有"印章""印信""关防""图章""戳子"等称谓。

皇帝传达圣旨盖上一"玺"，后来百姓取钱、签合同也要盖上一"印"，这是一种权力与承诺的表示，它向人们传达的是"信"的文化载荷。据《汉书·卷九十八》载："汉高祖入咸阳至灞上，秦王子婴降于轵道，奉上始皇玺。及高祖诛项籍，即天子位，因御服其玺，世世传授，号曰汉传国玺。以孺子未立，玺藏长乐宫。"可见，玺印制度承载着中国礼乐文化的诚信思想与社会权威意识。

"印"与"信"叠韵，"玺"与"信"双声，汉字训诂中，双声为训与叠韵为训的声韵兼备现象，不是偶然之巧合。音韵学家认为，这是一种奥秘的文化现象。《说文解字》曰："印，执政所持信也。"又说："信，诚也。""信"

是中华文化的核心之一，如《春秋·榖梁传注疏卷九》云："人之所以为人者，言也。人而不能言，何以为人？言之所以为言者，信也。言而不信，何以为言？信之所以为信者，道也。信而不道，何以为道？道之贵者时，其行势也。"这是一种精神财富，几千年后的今天仍值得重视。

"信"是儒家文化的精髓，孔子有"民无信不立"之说（《论语·颜渊》），"信"是中华民族文化的底线，必须坚守。对"信"的发挥，曾子在《大学》提出"诚意知止"；子思在《中庸》中进一步阐释："自诚明，谓之性。自明诚，谓之教。诚则明矣。明则诚矣。"在这种文化背景的影响下，才有唐代孙思邈"大医精诚"之作，这是与伟大的文化精神一脉相承的，其中"精"与"诚"，"诚"应为主导地位。笔者就此有另文论述（见本书第76页）。

回过头来，再说篆刻艺术。篆刻是以刀代笔之作，古代没有纸，文字由刀刻画在龟甲、兽骨、铜玉之上，坚硬难刻。直到明朝中晚期，才发现某些石材极易受刀，可以随心表现其刀痕效果，自此篆刻艺术得以蓬勃发展。印玺原是由工匠制作，后来因为文人士大夫介入，成为自书自刻的艺术创作。因此，后来的篆刻者，都要先学文字学，如甲骨、大篆、汉篆、小篆、汉碑、魏碑等，同时也要懂得构图与布白，在这些书法绘画的基础上，再学刀法（执刀、运刀、切刀、冲刀）。除此之外，还须涉猎一些考古、历史、美学、文学、绘画知识。

可见，为篆刻之作，乃一综合性的艺术，通过篆刻艺术的熏陶，对学中医不无补益！通过文字的造字意义探源，可挖掘中医不少名词之深意。如中医病因"六淫"之"淫"字，《说文》曰"久雨为淫"，"过"也，一切太过则为淫。

风寒暑湿燥火，乃正常之六气，只有太过才成六淫，这样就对"淫"原义的理解更为深刻。

篆刻与书画不同的地方，在于以刀代笔，显示刀与笔、笔与意、意与境之间的关系，把刀与石材的刻画痕迹、崩裂残缺，明白晓畅地记录在印面上，所具备的金石气也淋漓尽致地钤在纸帛之间。要达到艺术的效果，对基本功要求很严，首先必须心境宁静，充分理解你要刻制铭章的文字内容与寓意，再查证每字的篆文的写法，思考排稿，构图变化，决定朱白，选遣刀法……准备就绪，才能实施刻凿。在刻制过程中的"静"与"诚"的精神状态，十分重要，否则，很难达到理想效果。

笔者从小喜欢刻印，成年后自学篆刻多年，我所刻的图章水平不高，聊以自娱，但其中的乐趣我深有体会，并颇受其益。笔者认为刻印之静，心身沉浸在刀法中，可出神入化。例如皮疹瘙痒时，制印可以不觉痒，酷暑时能忘却炎热之苦；刻印之诚，为了将某印刻得稍理想，不惜磨了再刻，刻了又磨，反复十几次。这像学中医，背条文，忘了再记，记了再用，终于滚瓜烂熟，得心应手。

曾子在《大学》中解释"诚意"时，做了形象的譬喻。他说："如切如磋，道学也。"指的是卫武公为道学的努力，像雕刻美玉一样，先要切好粗坯，再来雕琢成形，再加仔细自修，这里去琢一下，那边还要磨光一点。"如琢如磨者，自修也。""瑟兮僩兮者，恂慄也。"既要精工细作，随时害怕自己半途而废，又要有这样小心用功的精神。总算修整完工，摆在那里一看，真是好漂亮威风的一块瑰宝！

笔者在刻印时，最害怕的是刻坏了，尤其刻那种朱文"铁线篆"，笔画只有比头发丝粗一点，稍偏一点就刻断了，真是如履薄冰，战战兢兢。中医临床也一样，如患者肺气不宣，该用麻黄，但患者又有心悸、汗多与咯血之症，这麻黄用不用？用多少剂量？常有一个"如切如磋"的过程！经过自己的努力，刻印效果理想，患者豁然康复！也一样是"赫兮喧兮者，威仪也"。

欣赏齐白石的印，感受他所创立的单刀劲刻风格，体会他布白立意的效果，笔者认为，与学中医同理。"医者，意也"，每个医者在面对患者的行医过程中，都是先有"意"而后施"技"，"意"的过程是精神层面的，把握疾病的势与态，从整体上设计疗病之思路，这需要"灵感"与"顿悟"，它来源于长期师友精神的熏陶与读书学习的积累；"技"则是具体的方药与手法，需要扎实的基本功，如背方剂、晓药性等。齐白石在篆刻上的成就可以说前无古人，后无来者，空前绝后，其中构图是天才加勤奋的结果，而那种斑驳陆离、铿锵有力、狂放不羁、阳刚跌宕的刀味效果，也是一般文人篆刻者望尘莫及的。因为齐氏早年就是木匠出身，推、刨、锯、劈是一种力气活，那双手的力气就是基本功，一刀一刀运用自如。这种基本功，也如学中医一样，早年背诵的经典条文，当时不一定都理解，但只要记熟了，临床上见到，自然就能融会贯通，信手拈来。

因此，通过篆刻的学习与实践，我体会到，若要学好中医，"诚"与"信""意"与"技"，四者都很重要，缺一不可！

傅山书法美学思想的医学价值

傅山（公元 1607～1684 年），字青主，号公佗，山西阳曲（今太原市）人。其幼年聪颖好学，经史百家，无不诵读，工诗文书画，兼精医学，擅治内、妇科杂病。傅氏博学多才，对后世影响最大的首推书法美学思想，其次才是医学成就。他在书法理论上针对帖学末流的靡弱甜媚，提出了著名的"四宁四毋"，成为中国书法史上碑帖转换的先行者。故本文希望通过对其以"四宁四毋"为代表的书法美学思想进行研究，以寻觅其在现代中医学发展中的战略价值。

一、"宁拙毋巧"与返璞归真

"宁拙毋巧，宁丑毋媚，宁支离毋轻滑，宁直率毋安排"。这是傅山提出的著名美学思想，归纳起来，"四宁"的本义应解释为：真纯不羁、虚静通明、大巧若拙、大朴不雕、朴实厚重、率性而生、自然天成、质朴无华。其中拙的理论，为后世的碑学大兴奠定了基础。古人说"百巧不如一拙""弄巧成拙"，从书法而论，拙是人生的真实流露，艺术的真实也需要表露拙，为归真返朴之拙，并非笨拙之拙。

中医学是从数千年中华文化中发展壮大起来的，其理论古朴无华，颇有点"拙"的意味。以《黄帝内经》为例，其文字之简洁、自然，一字一句，孕育万千，很少加入"水分"，体现了"拙"的珍贵、高雅。

近年全球出现了崇尚传统、钟爱天然的现象，医药界自 20 世纪 60 年代以来，因连续发生药源性事件，返璞归真之呼声日渐高涨，人类发现化学药品可能带来灾害，不少人把攻克世界疑难大病的希望寄予天然药物的研究，各国一度出现"中医热"。如"脏器还补""取类比象""生食疗法"等，一些古拙的医疗保健方法也受到重视，这就是"返朴"，同时也是人们经过东西方文化和现代生活方式撞击之后的一种反思。这种现象与书法美学思想的发展有许多相似之处。

从元代赵孟頫，师法二王，笔法精熟，极尽妍媚，到傅山"四宁四毋"的出现；医药从神农尝百草、砭石兽针到大量化学药品的问世，都是先由质朴向精妍发展，再转古拙之风。就书法而言，自唯妍媚、唯帖风不行，到非碑学不美，但爱古朴，是美学思想的必然发展过程。对中医学则倡导中西结合，进而中医西化，或称中医现代化。中医的继承和发展，傅山的美学思想应该给我们一点启示，那就是"返朴"要达到"归真"的高度。何谓"真"，唐代颜师古注《汉书·杨王孙传》："真者，自然之道也。"当今世界的回归自然现象说明，中医理论的古朴，不是有人所说的"落后""无用"，相反这些东西正是中医文化的精髓所在，真正有价值的东西亟须我们去继承。

二、崇尚传统与融古出新

傅山是一个忠厚老实的读书人，对《左传》《汉书》等十分精通，在书法上先学王羲之，又学赵孟頫、董其昌，临帖功夫几乎可以乱真。后来又厌恶赵字，骂赵字是"妖媚绰约，自是贱态"而改学颜鲁公，对颜字也写得极好，即至顺治十四年，傅山51岁时，从他的书法作品看，带有浓重的颜体味道，但是已显出一种对颜体的不满足之感，表现出了把颜体打碎然后重新组合的新体势。傅山就是这样在学习前人的基础上，提出了他独特见解的美学原则，对后世产生了深远的影响。他这种踏实的继承、勇敢的创新精神，在中医学方面也表现得非常明显。

傅氏家境贫寒，依靠行医为生，其著作有《傅青主女科》二卷、《产后》一卷、《傅青主男科》二卷等，流传甚广。据文献记载，傅山行医，师古而不泥，尚能融会诸家之说，而不偏一家之言。祈尔诚在《傅青主女科》序言中云其"谈证不落古人窠臼，制方不失古人准绳，用药纯和，无一峻品，一目了然，重者十剂，浅者数服立愈"。其尊重传统，重视继承，可见一斑。不仅如此，他在前人经验的基础上所创制的生化汤、完带汤、易黄汤等，颇为效验，至今临床习用。

从傅山书法与医学思想不难看出，傅氏在当时具有很高的学者素养，以至在学习和研究中能进入历史层次，挖掘出带有本质意义的内涵，在这种丰厚的文化基础上，才可能达到有水平、有成绩的创新。

科学要发展，只有走创新之路，中医学也不例外。当今中医现代化、中西医结合等，不失为发展中医的方法之一。傅山的美学思想告诉我们，"拙朴浑厚，古茂清新"，要发展，求创新，必须花功夫去深入研究，老老实实去学习，真正把古人的精神吃透，到那时，我们才能准确地说出孰"有用"，孰"无用"，否则，无论何种现代超前意识、巧妙方法，都将是无本之木。

三、宁直率与天人合一

傅山主张在书法创作上"宁直率毋安排"，其中直率可解为顺应自然、自然天成之意。因势利导，不事雕琢，不刻意安排，方可达到艺术上天人合一的至高境界。

中医学有一个最为独特的观点，就是天人合一。认为在整个宇宙环境中，人是一个小天地，生长生活在天体自然环境的包围之中，无不受到自然变化的种种影响。《素问·宝命全形论》说"人以天地之气生，四时之法成"，正是古人"天人合一"的养生理论的总结。当然，除养生、预防之外，临床治疗中也无不关系气候、环境、地域等。因此，笔者认为，书论与医论都属于中华文化的一个部分，处处相通，可资借鉴。任何事物都应顺应自然，自然规律是不可违背的，书法之道如此，医家治病、病家养生也是如此，称为"道法自然"。中医的发展要尊重其固有规律，一切人为的过度安排与干扰都是有害的。

四、书法务真与大医精诚

真实是一切艺术作品美的伟大原则。《庄子·杂篇·渔父》曾有"真者，精诚之至也，不精不诚不能动人"的名言，梁同书在《频罗庵书画跋》中有"天真烂漫是吾师，唯真故朴，唯朴故厚"的体会。这说明艺术家共同的审美意识，最终的基础是在于"真"与"诚"，"拙""丑"是真，"支离""直率"更是真。书法如此，中医学何尝不是如此呢？唐代孙思邈有《大医精诚》，告诫学医的人必须"博极医源，精勤不倦"，要求品德高尚，否则不可为"苍生大医"。傅山还特别强调"作字先作人，人奇字自古"，说明我们所从事的医疗活动，除了学习必要的技巧与方法外，还是一种精神道德的表现过程。一般认为，只要能准确无误地写出补中益气汤的药味，施之于人也有一点疗效，就算吃透了东垣学说，而对当时的文化生活、历史背景、医家人格等可以不屑一顾。当然，现代人的知识是值得骄傲的，甚至对补中益气汤的药理、药化、临床应用等皆有许多研究进展，这些是前人不可能了解的，但也正是因为这些缘故，助长了今人学习传统中医理论的实用化、表面化、"医匠化"。

历史的经验告诉我们，那些深藏于历史的积淀，是真正的精华，不应在追求实用中丧失，我们不妨"务真"一些。中医要发展，需要现代化，也需要与国际接轨，但我们更需要有一种宁静的心态。当前或许是少了一点对历史文化的精诚，只有承认这一点，才可能逐渐地从庸俗的时髦中走出来，多一点古拙的真诚，少一些虚浮和巧媚，走中医药自身发展的道路，警惕在失态的追逐跟风中忘掉自我。

从"善书者不择笔"说开去

俗话说，会写字的人，即使笔不好，字也写得好；不会写字的人，再高档的笔，也不可能写出书法作品来。这话的确不假。此说法较早见于《旧唐书》，说大书法家欧阳询、虞世南等，乃"不择笔墨而妍捷者"。其实任何行业，到了技术精良之时，有了过硬的功夫，不会太受工具和环境的影响。书家创作更喜欢用旧笔和秃笔，反而随意得多，作字也更显古朴与苍劲。故书法之不择笔是一种能力，更是一种出神入化的美学思想境界，即"妙在心手，不在物也"。有道是"醉翁之意不在酒"，乐学者是不会看重环境的，任何地方，哪怕连灯烛都没有，也有凿壁偷光而读书者！

如果你真心钟爱岐黄之学，就不会对条件有太多苛刻要求，即使是山野村落，也可能孕育妙手大医，如古代的孙思邈、当代的李可。因为正是这些山高皇帝远的仙境之地，具有恬静、寂寞的氛围，更加适合于读书、行医与思索，少一些喧嚣，多一点禅意。凡有抱负的医者，正当如此，不应怨天尤人，所谓"能权之士，无所不宜"者即是。

当然，有条件身处大都市，待在研究所、大学府，有其优越之处，但对于学中医、上临床却并不一定是好事，因为干扰多，诱惑也不少，就是行医看病也很难看到一个没有用过西药的疾病，大量的误治所造成的坏病，再让你中医辨证论治，你说能不难上加难吗？此外，北京、上海条件好，但那些指令性课题与项目，多为跟风之需，人为的因素过多，"人"加上"为"，合字成"伪"，并不是一件好事，对于做学问来说，一切浮躁喧闹之举，都只能帮倒忙。

中医学是一种技艺，更是一种学问。源于生活，源于古人的感受与体验。就"学问"二字而言，是很难讲的问题。中医之学问，按儒学的原意，学问不仅是有知识，还包括做人、做事的精神道德等内容。孔子曾对子贡说："赐也，女以予为多学而识之者与？对曰：然，非与？曰：非也！予一以贯之。"焦循《雕菰楼集》云："贯者，通也。所谓通神明之德，类万物之情也。"意思是：你以为我的学问，是从多方面的学习而记闻来的吗？子贡说：对呀！难道不是吗？孔子则说：不对，我是用一个基本看法来贯穿他们。这个基本看法就是"一"，懂了以后一通百通。这个"一"很不容易用语言表达清楚，如果要说，可以勉强归纳为中国传统文化的儒家之"仁"，道家之"道"，佛学之"佛"。这东西怎么才能获得？宋儒认为，要在"静"中养其端倪，慢慢体悟。这是学中医者最要紧的一点。具体到我们现在的学习与生活，即是"读万卷书，行万里路"，读书、上学、学医、行医、临床、科研，这只是增加经验和知识，其实这还不够，必须加一句"交万个朋友"。广义而言，应接触人生社会，善于处事为人，学问也就差不多了，再从学问中超脱与升华，则可"一以贯之"了。

西方学者也认为学问多是个体的。如德国哲学家伽达默尔说："所有所经历的东西都是自我经历物，而且这就一同构成了经历物之意义，即所经历的东西是从属于自我的统一体的。因而，它就包含有一种独特的、不可替代的与这个特定生命之整体的关联……仍然是被溶化在生命的整体中的，而且不断地继续伴随着这种生命运动，这正是体验的存在方式。"（《真理与方法》伽达默尔著，王才勇译）

由此可见，学术的生机在民间，是"自我经历物"，跟风权威是不能实现学术进步的。学问必须脚踏实地，点滴去做，故有"做学问"之说。学问做得怎样，那是个体之事，皆出于自己的勤奋与思想，上级的指令、长辈的教诲、师友的指导，仅仅是外在条件而已，只能起到引路与点拨的作用，关键要靠自己实干与善思，才能成为自己的智慧与学问。试看古今中外的大家，远的不说，就说近百年的章太炎、王国维、朱自清等大师，中医界的张锡纯、冉雪峰、任应秋、蒲辅周等大家，他们的学习环境和生活条件都不是很好，更没有做过政府指令性课题，他们的学问都是自己刻苦做成的。

当今，我们不排除科研团队的优越作用，但任何创新成果，都必须有个体的智慧，有思想与假说理论先导做基础。正如爱因斯坦的相对论，早期也曾遭到非议，更不是国家团队指令所为，而是他头脑中的思想火花，故善书者肯定是"不择笔"的。

假如你还在基层或乡村行医，或虽处在大城市，但尚未被领导们重视，正在为条件环境欠佳而困惑，甚至愤愤不平，为等待着条件好转而焦虑不安，我以为大可不必。有道是"祸兮福之所倚"，乡间接地气，不受权力学风利益的影响。这正是你耐得寂寞，有时间潜心中医的好时机，广阔的农村与基层是练就中医功夫的好天地，如今有真本领的中医，还是在基层荒野之地！但为数不多！需要我们一起努力！

415

"字如其人"与"方如其人"

签名字较之盖私章更具有法律效应，甚至可以将字迹的形态，作为刑侦破案与招生选才的依据之一，这些不争的事实证明，手写之字，确是书写者的"身份证"。

在中国数千年的传统文化中，方块汉字本身就是象形表意文字，并受儒学理论道德和感性思维模式的影响，因而对"字如其人"又有更深层次的理解。书法家写的字除了书写技法的展示之外，还能流露其人品、性格、学识等精神层面的意蕴，故"书为心画"成了评价书法作品的口头禅，正如苏轼所说："书有工拙，而君子小人之心，不可乱也。"项穆《书法雅言》说得更明白："故论书如论相，观书如观人，人品既殊，识见亦异。"字，不论形态如何，都看得出写字者的精神心态，如酒后有醉书，欢喜有狂书。颜真卿的字必然"忠义贯日月"，而赵孟𫖯的字固然圆转流利，究竟不能摆脱其奴颜媚骨的品相。明末清初医家傅青主，他先学赵字，因恶其"心术坏而手随之"，后改学颜体，并为颜鲁公气节所震撼，遂作字风格遒劲，气势磅礴，成为影响书坛的大家，堪称"字如其人"的典范。

中医开方，多是汉字，除"字如其人"的效果外，尚有"方如其人"的意义。

中医之所以能够历数千年而顽强地传承发展，是因为其与掌握这门学术的人之精神气质、学问修养紧密相连。

古往今来，大凡名医，皆很重视处方书写，其中追求书法功夫者也不乏其人。如东晋著名医家葛洪，他为天台山摩崖石刻写的"天台之观"，被米芾尊为"大字之冠，古今第一"；南北朝医家陶弘景，他留在镇江焦山摩崖石刻上的《瘗鹤铭》，被黄庭坚误为王羲之所书。近代名医丁甘仁、恽铁樵、施今墨、秦伯未、程门雪等，书法皆臻上境，他们留下的处方笺，多被收集珍藏。上海十大名医之一的顾筱岩曾说："字是一张方子的门面，是一个医生文化底蕴、学识才华的外露。"

的确，处方字迹之优劣是给人的第一印象。旧时中医带徒，入门之前常强调四句话："一手好字，二会帮忙，三指切脉，四季衣裳。"第一句就要求把字写得工整无误，是很有道理的。对于写字，不是要求每个学中医者都成为书法家，只要平正、认真即可，这种要求并不高，稍加重视都是可以办得到的。然而就有一些医者，一旦提笔，便心浮气躁，如同有人赶他似的，写出来的字张牙舞爪、龙飞凤舞、东倒西歪，或笔画不清、墨迹难辨，或随意简化、生造滥用。这种处方，不用说别人不认识，就连他自己有时也会难辨，那在患者心里是啥滋味？一句话，"天书"，给人以轻浮放荡的感觉。作为医生，如果是这种态度，试问，谁敢把"至贵之性命"交给他打理呢？

当然，有人会说，而今有电脑，开处方不用手写，只要手指一敲，处方就搞定了。字虽是印刷体，但也能从处方内容表露医者的业务水平。一个熟读经典、精通医理的医生，开具的处方一定是理法清晰，并依法遣方，加减配伍，有理有据，可从方中看得出为医者对基础知识、各家学说掌握的情况，倘《温病条辨》都未通读过，他肯定开不出半苓汤、双补汤的处方来。

还有，从一张中医处方中可以看得出医生的临床思维情况。有人处方用药动辄30~50味，甚至更多，美其名曰"韩信点兵，多多益善"，或曰"寒热并用""攻补兼施"，但完全看不出如仲景乌梅丸一样的组方法度，也看不出方中君臣佐使的关系，这只能说明开方者头昏脑涨，到底想要解决何种问题，他自己也不清楚。

除此之外，从中医处方还能测知医者跟踪学术发展的能力。例如，对传统认识已有所更正，或者对某一理论问题有所创新，或某些方药有研究成果，有被学术界所公认者，但处方者全然不知。这种情况至少说明医者平时不读书刊，又未参加学术交流。

更有甚者，在处方中出现与证候病情毫不相干的药味。如不需搜风通络，不必消肿破癥，也没有通经下乳的要求，方中用上穿山甲，且剂量不小；或迎合患者保健之意，虽胃胀、腹泻，也人参、阿胶、虫草、鳖甲并进……此醉翁之意不在酒，涉嫌另有他图，从处方中可窥见其人品与德行……行业中的邪门歪道、潜规则也暴露无遗了。

古往今来，名家医方墨迹为人们传颂之珍品，病家也有保留处方的习惯，目的在于记录诊疗过程，有的效验之方可在民间沿用多年，在传抄过程中也会把某些不雅的痕迹留了下来。如果你经常悬壶开方，黑的写（打）在白纸上，又签上你的大名，这处方满天飞舞，城乡传遍，数年后遭人评点与非议，当做何感想?!

故"方如其人"，此非小事，当需慎之！

《阴符经》"五贼"说的养生旨趣

学书法，我曾临写过褚遂良的《阴符经》，除了领略褚氏那灵动多变的笔法之外，其字句经意也深深地打动了我，尤其是其中的养生智慧。

《阴符经》全称《黄帝阴符经》，亦称《黄帝天机经》，为道教的经典之一。其称"阴符"者，任照一在《黄帝阴符经注解》中解释说："阴者，暗也；符者，合也。故天道显而彰乎大理，人道通乎妙而不知，是以黄帝修《阴符经》以明天道与人道，有暗合大理之妙，故谓之阴符焉。"这与中医学天人合一理念一脉相承，蕴含生命科学与养生防病的大道旨趣。

北宋张伯端《悟真篇》说："《阴符》宝字逾三百，《道德》灵文止五千。今古上仙无限数，尽于此处达真诠。"把《阴符经》与《道德经》相提并论，后世注本有三十余种，可见《阴符经》在道家学说中的地位。

中医学受道家思想影响较大，读《内经》必须兼读道家的相关著作。道家注重养生，除了养生方法的宜施之外，还特别强调养生中的慎戒与禁忌，《阴符经》中的"五贼"说就是具体体现。所谓"五贼"，即是人体耳、目、鼻、舌、身五种器官的过用，对健康与寿命所造成的危害，故称为"贼"，引以警示之。

《阴符经》说："天有五贼，见之者昌。五贼在心，施行于天。宇宙在乎手，万化生乎身。"说的是，宇宙本来就存在许多自然现象与活动，顺其自然，只要不过度追求、迷恋与纵情，一般不会生害，反之则成"贼"而生害，与中医学之六淫病因说同理。自然界的声、色、臭、味、触，与人体的耳、目、鼻、舌、身，用之太过而不慎，均能戕害人命而为贼。这与"五色令人目盲，五音令人耳聋"相合。

清代自牧道人张清夜在其《阴符发秘》中，提出管住"九窍"以防五贼之害，认为人的邪心和情欲是通过二眼、二耳、二鼻孔、口、前后二阴共九个孔窍而产生的。例如美色与女色，一切游戏娱乐，是过用视力，导致人们沉溺；淫声是过用听觉，引发私念、邪念与杂念，七情六欲皆生，会使人的天性生命遭到戕害；并认为这九窍中最主要的是耳、目、口三窍。他说："九窍中之最灵捷者，耳、目与口，谓之三要，此作圣功夫吃紧处也。"三者之中，"目"这一窍最为关键，他说："耳、目、口三要之中，何以为第一要耶？曰：目是也。何以知之？曰：原夫人生之初，一点元神，凝然中处，不识不知，朝成暮长，日渐知觉，无神变为神识，则上游两目，心生爱恶，随物生死。故曰，意虽为六识之主宰，眼实为五贼之先锋，若得此要返元，其余九窍三要，不返而自返矣。故曰，心生于物，死于物，机在目。"（《阴符发秘·上卷》）指出了用眼卫生在养生中的特殊地位。

对照现代科技之发达，电视、电脑、游戏、手机、书刊，各种美色之装潢，真可谓令人眼花缭乱。中医认为，这是耗肝血、伤肾阴之害，确是养生之贼。再看看传统文化之儒、释、道经典，养生之道，莫不与用眼有关，如佛

老医真言

学之六根六尘以眼为先，太上有夷、希、微三者以视为首，孔子四非之箴勿视为先，老子说："五色令人目盲。"庄子说："五色乱目，使目不明。"（《庄子外篇·天地》）他们都不约而同地强调过用眼目对养生的危害。当今之害眼环境，可不慎乎？

除"目"窍之外便是"口"窍了。认为"食其时"是养生的又一重要理念。"食其时，百骸理，动其机，万化安，足证此也。"定时定量，知饥而食，食不过饱，这是中医学遵循的饮食养生原则。如以酒为浆，以辛辣为常，食饮过量，非饥再食，美味多食，滋补强食等，"饮食自倍，肠胃乃伤"，佳肴变毒，都可以通过"口"窍给人体造成戕残之害。

此外，"耳窍"也很重要，听多了，除了噪声污染，还对人的心灵有很大的影响，如增加精神上的烦恼，出现失眠心悸、多梦抑郁，进而健忘、痴呆与早衰！

总之，《阴符经》之"五贼"说，对养生防病是很有意义的，与《素问·上古天真论》所说"嗜欲不能劳其目，淫邪不能惑其心"原理同出一辙，世人应遵照而戒慎之。

良相与良医小议

桐君阁大药房曾宪策主任药师为布置其开设的中医馆，要我写"不为良相，便为良医"几个字，以彰显中医文化。出于作书者的习惯，自然会有一番探本溯源之举。

这是两句流传甚广的话，出自《能改斋漫录·卷十三》。北宋文学家范仲淹幼时抽签问前程，心中祷告默念"不为良相，便为良医"，即如果没能力当个宰相的话，当个好医生也可以了。后来他刻苦读书，26岁中进士，官至参知政事（副宰相），并造福百姓，传为佳话。后世为医者多用这一名言自我炫耀，等于向人表白："你看看，我本可当宰相而不愿，来当医生，多高尚呀！"

"相者，省视也。"（《说文解字》）辅佐协助主人观察之，泛指从政；而"医，治病工也"（《说文解字》），即"修理"人的人。在我国长期的封建社会的影响下，为相者高高在上，有权有势，当医生的则书生穷弱，卑微小技，难怪在电视剧中我们经常看到，古代的医生为皇家人看病后，只能退着出门，不能把屁股对着患者，这里真的把患者当作上帝了。其"重相轻医"的世俗陋见到了今天也未能改变。据报载，2009年国家公务员考试的网上报名通过资格审查人数超过了104万，而最终能捧上从政"金饭碗"者仅仅13566人，淘汰率高达98.7%，可见"为相"当官的吸引力，世人趋之者众。为相治国难道就比学医治人高明吗？其实不然！

依愚所见，这两句话应该倒过来写，即"不为良医，便为良相"。医生这职业难学，且比做官更重要。因为，生命只有一次，死而不可复生，犯错无法弥补；而宰相上有皇帝掌舵负责，下有百官跑腿效劳，某事做错了，还可再来一次，这是其一。其二，从医比从政难，如果要想成为良医更难，医者修理人，面对生命科学，人体要比原子弹复杂一万倍，人类对于自身的未知领域还很多；而为相辅佐皇上治国，可知或通过努力可知的情况多得多，其难度较小，这也就是当今读医科需要 5～8 年的学制，而学法律、工科、文科只需 4 年学制的道理。

学医难，学中医者更难，要想成为一个好中医则难上难。中医典籍汗牛充栋，其学术理论形成是在古代，时代背景不同，思想方法、生活环境也各异，这就要求中医必须弄懂古代的哲学、历史。如学《易经》《老子》《庄子》等，否则读不懂《黄帝内经》。人们常看到不少老中医，七八十岁还手不释卷，刻苦学习，临床仍有许多疑难杂症不得其解，再看看从政者则不必如此辛劳。况中医典籍多示人以法，方药增损只能在辨证论治的变化中进行，必须审时度势，独立思考，"用药如用兵"，在很大程度上较相对规范的西医难学，更不易成为"良医"。

更有难者，在今天突飞猛进的经济大潮中，浮躁难静的风气，急功近利的思潮，简便的中医中药仿佛与时代脱轨，为中医者穷困难耐，并因此误导从业者见中医就绕道而走，造成了新时期的"乐为良相，莫为良医"的畸形世风。较之欧美发达国家，他们"重相轻医"现象不严重，相反医生是社会最受尊重、收入最高的职业之一。

再看看社会的需求，听听百姓之呼声，稍微把眼光放得远一点！"为良相"光宗耀祖，衣锦还乡，但你具备那些条件吗？"从政"多些前呼后拥，但那是一辈子的感觉吗?！还是重温"不为良相，便为良医"吧！为医地位虽不高，但受百姓长期尊重，虽不甚风光，但心里踏实。不过医理高超，要想成为好医生，也不容易，还得倍加努力！较之从政更难。何去何从，人们当冷静思考！

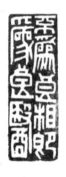

不为良相　即为良医

爷爷的读书理念

我的爷爷，一个地地道道的四川农民，他精于农艺，样样农活干得漂亮而艺术，编织手工也在乡里堪称一流。他不是一般的农民。

从我懂事开始，爷爷在我脑海里的印象是智慧而慈祥的，有着瘦削的面颊，突出的颧骨，以及一双明睿的眼睛。在我的记忆中，他从来没有打过我们，骂也极少。

爷爷是个有文化、有远见的农民，在我弟兄两人十岁前，是爷爷担任起启蒙家庭私塾教师，教我们读《三字经》《论语》《大学》《中庸》《诗经》《幼学琼林》等，当时只背诵文字，不讲文意，也许爷爷也不太懂得其中奥理。但作为一个农民，能有这种教书水平，也是十分可贵的。我们在他的教导下，识字写字，查阅《康熙字典》，明白了读书的意义。当时我们的学堂最多时只有四个人，上午背书，下午写字。爷爷写得一手漂亮的小楷，据说他在科举考试时，帮人抄过试卷，我们也从那时起开始学习柳体字。

我们的家是一个四合院，20 世纪 50 年代末，"大跃进"之前，房屋周围都被绿树翠竹簇拥，外面基本见不到房屋，围墙以铁刺巴（一种长有刺的灌木）为主，进出只能走大门，绿树中有许多藤蔓植物，儿时嬉戏其间，或爬树，或摘野果，其愉快之情，至今不能忘怀。住在四合院的人，都是王姓同宗同族，大约有五六家，因各家文化背景不一样，我们常见到别人家里的人吵嘴、打架，这些因小事发生的家庭纠纷，常请爷爷出面调解，事后他对我们说："三代人不读书，会变牛。"不读书，不懂理，就会做出令人啼笑皆非的事来。

在哥哥与我出生不久，爷爷就暗下决心，必须让我们兄弟两个上学读书。爷爷和父亲从小就渴望读书，但读书不多，因为家庭困难，被迫停学。父亲十几岁就担煤炭、挑麦，早早地肩负起养家活口的重担，在当时的农村，能吃饱红苕就不错了，还说什么上学读书！为了让我们读书，他们深知，经济是基础，有了钱，有吃有穿才能读书。于是从1940年开始，全家就展开了艰苦的劳作奋斗。爷爷负责统筹管理，父亲负责技术性工作，如制作粉丝、烤酒等，我的母亲和两个嬢嬢每天白天到坡上种庄稼，晚上织布，天不亮就起床"推粉"，一般每天只能睡四五个小时。经过近十年的努力，到我们懂事的时候，家里已略有余粮，逐渐具有了供我们上学的能力。这时四川也解放了，紧随其后的是各种"运动"，打乱了我家原来的"读书计划"，但"必须读书"的理念，已经在我们幼小的心灵中扎下了深深的根。

有几件事情可以说明这一点。

一件事，是1953年农历九月二十五，我的母亲因病去世，当时我的大妹刚满三岁，按当地的习惯，我们弟兄应在家守灵，但爷爷为了不耽误我们上学，当天我们照常到十里以外的三元寺小学上学，足见爷爷对读书上学的重视程度。

另一件事，1960年饥荒，父亲患上了"肿病"，生命垂危，我当时读高中，在数十里外的伍隍场，不仅要吃喝，还要交学费。为了支持我读书，家里硬是把嫩包谷推成粑，由继母上街去卖。现在想起这些事，真佩服当时父母的毅力。

还有一件事，1963年夏，我中学停学后的第二年，资阳县组织全县停办高中搞一次复学招生考试，我当时去报名，但因为休学证明掉了，没有报上。次日临考时，我呆呆地站在教室外看着其他同学进入考场，一位认识我的敲钟报时的工人问我："为啥不进去考试？"我说："没有报名。""报啥名？哈儿！进去嘛！都认识你！"他催促我说。还真是的，我鼓起勇气进了考场，老师也发了试卷。一周后看成绩，天气很热，校长正光着上身在办公室擦汗，他看见我说："你就是王辉武吧？有你！"顿时我心里热气上涌，眼泪都出来了，我没有报上名，居然考上了。我成了复读班三十名学生之一，次年又奇迹般地在高考中榜上有名。后来我回忆这种机遇的时候，才发觉这全是爷爷给我的"读书理念"的功劳。你想想，第一天报名都不成，还要在学校住一晚上，次日既然没资格参加考试，守在那里干什么？一句话，太想读书了啊！

1959年秋天，爷爷患肿病，腹大如鼓，家里没有一粒米，到了弥留之际，家人把我从学校叫到他身边，爷爷虽极其痛苦但也略有欣慰，断断续续地说："可惜了啊！我不能亲眼见到你们兄弟俩参加工作了！还好！你们还都能读书！"当时我哥哥已到成都地质学院上学，在家乡属于有望参加工作，可以拿工资吃饭的"上等人"。当天晚上，他就带着遗憾走了，享年67岁。

爷爷对读书的渴求，诗书传家的理念，感染了我全身的每一个细胞。在我生命的数十年里，抄书、读书、买书、藏书、爱书，而且还作文著书，书成了我生活的全部家当和不可或缺的精神食粮。

饥荒年代，我辍学务农，农活中"歇干"（劳作中的暂时休息）时，就在田埂草丛中读书背书，这为我日后进入中医学院上学读书，打下了良好的基础。刚上大学时，班里许多同学对考上中医学院很不愉快，认为学了数理化，再学中医没出息，当时称为"专业思想不巩固"，老师大会小会都要进行专业思想的教育。可是，我不然，我认为中医很好！中医有许多典籍可读，有书读就好！数十年的坚持证明，读书的理念伴随我每一个时期。当我年逾古稀时，比较学其他学科的同学，一点不觉得冤枉，反而觉得当时的选择完全正确。是什么力量支持我走过这几十年？也是爷爷的读书理念！

而今信息化时代，有人怀疑读书还有用吗？其实，读书仍然用途无穷，电脑上网代替不了读书，有生之年我还得读书，在读书中进步！在读书中快乐！

感谢爷爷给我留下受用无穷的"读书理念"！

生存逼着我学中医

　　农村，是一个天下最艰苦的地方，胜任不了体力劳动，你吃啥？即使学石工、木工、泥水工，也须有体力才行。到镇上赶场时，我看到了刻私章的、算命的、修鞋的和卖唱的，我都没那本事。后来我去看病，见到公社医院的医生，靠一支笔、一张处方笺，就可以开方治病，尚不繁重。我想，我上过高中，能读懂一些书，学医也许是一条可供选择之道路，学西医乡下又没那诸多条件，只有中医可以靠读书自学。

　　乡亲们议论着："快被饿死了，还想读书，真不知好歹。"就在1961年的夏天，在旁人的讥笑声中，我下定决心，开始了自学中医之路。我借到了《医学三字经》，一面手抄，一面阅读"医之始，本岐黄"，这些今天看来很简单的文字，当时读起来却那么深奥。大部分内容只能诵其文，不知其意。

　　两年多的艰苦劳作，有空就抄书、读书与背书，1963年9月，我意外地获得了复学的机会，因自幼对绘画有兴趣，高考前老师建议我报考美术学院，但当时的社会状况，饥寒交迫，生命都不能自保，书画又不能充饥。于是，为了生存，最终选择了中医，把报考成都中医学院作为第一志愿，并如愿地考取了。

　　刚上中医学院时，同学们对"阴阳""五行"这些与高中的数学、物理、化学格格不入的文句，如读"天书"，安心学中医者不多。而我，恰恰相反，因为有点中医基础考上中医学院，如鱼得水。学中医难，但没有办法，为了生存，只有老老实实地学。通过我的努力，第一学年，三门考试课——内经、诊断与中药，我得了"全优"。一个农民，不算聪明，记忆力也不是很好，初试有成，不用说心里有多高兴。

因为对美术有兴趣，上大二时，我被推选当上学生会的宣传干事，负责板报的美术和文字工作，课余有机会画画、写字，这些社会工作，不仅满足了我自幼爱好的渴望，也加深了我对中医学艺术内涵的理解。毕业前，大多数老师和同学对我的字与画赞许有加。

后来我们到了成都军区五七干校劳动锻炼，经常有大型的会议与活动，写标语，布置会场，出墙报，都是我的事，写字画画让我逃避了大量繁重的体力劳动。毕业分配时，领导有意留我参军，因为当时当解放军比任何职业都荣耀，目的在于培养我的美术才干，继续从事绘画与写字工作。当我得知这一消息后，认真考量了学医与学画的利弊，还有在农村挨饿的教训，毅然决定放弃参军学画的"肥差"，生存的压力再次逼着我选择了中医。

中医不仅是一门实用性很强的技术，而且是科学、是艺术，这满足了我与生俱来的新需求与享受，我爱我所从事的中医学。回想当年的选择，一点也不后悔，相反，我为这一正确的选择而庆幸和骄傲！

记住当农民的时光

时光流逝，虽然已过去了几十年，但我永远珍惜那段难忘的经历。上世纪 60 年代初，我回家当农民，一个地道的农民，而不是"知青"式的农民。

新买来的粪桶，刻上了我的名字与日期，这是一个新任农民的纪念。此前，我在假期与农忙时，以一个学生的身份参加过一些农业劳动，可这次，是一个真正的农民，也许从此永远上不了学，得干一辈子农活。

上工的第一天，是浇后山的包谷（玉米）地。十几个人，依次从山下往山顶挑粪水，我排在最后，挑上去，浇完又回来，如此往返轮回，一般每挑一趟约半小时。我体力不足，动作迟缓，常在半山时就气不接续，心跳出汗，只得搁下粪桶，停歇片刻，其他人很容易就赶在我的前面，别人半天里能完成六趟，我却四趟还未完成。当队长吹哨收工时，我正在半山上，肚子饿了，再担起那一百多斤的粪桶，双脚不听使唤，坚持一下，眼冒金花，差点跌倒在地……

夏初，包谷已长到半人高，这时需要为包谷上根肥，把肥料放在根部，然后再盖上泥土。农民们赤裸着上身，太阳晒到脊背上，汗与泥混在一起，看上去如油墨发光，包谷叶与皮肤接触的地方，时而划上一道道血痕，在汗水浸渍中痒痛难分。农民们有经验，这时切忌搔抓，加上双

431

手都沾满了粪与泥，搔痒只能加重难受，只有无限期的忍耐。等到收工回家洗了手，肚子已经饿得不行，还得拾柴生火做饭，身体上那一点痒与痛早就无暇顾及了。

民谚说："秋前十天无谷打，秋后十天打不赢。"说的是每年立秋后十天，正是中稻收获的时候，是一年中"打谷子"（收稻子）、晒谷草、搬包谷、晒谷子的最佳时候，也是长江中下游最酷热的时候。火红的太阳，热辣辣的，农民们很高兴这种天气，称为"收天好"，稻子打下来很快就晒干进仓，谷草也不会霉烂。如遇上下雨，稻子晒不干，会发芽长霉，有时倒在田里不能食用。因此，农民不会抱怨天气热，气温高，太阳大是他们抓紧时间收获成果的机会，只有城里人才有避暑消夏的想法。

在川中地区打谷子，每一组四人，其中两人负责把田里长着的谷子割下来，另两人负责打（脱粒）、捆谷草，拖"拌桶"。这些工序每一步都是按流程做，如果某一个人动作慢一点，不协调，都会影响进度，如两人配合得好，就像跳舞一样动作整齐，时间不差分秒，捆谷草、抛谷草、拖"拌桶"，都能有节奏地同时完成。有几天我与队长李国清分到一组，他是一个高个、体壮的干农活好手，我当然不能与他相比，他也许为了显示其价值，从来不照顾我这个"文弱书生"，每一步都比我快，虽然我咬紧牙关拼命地赶，但仍然比较慢。对于拖"拌桶"，他力气大，我力气小，几次拖下去，那拌桶就朝我这方向转弯了，没有办法，我只好用尽全身之力校正方向。收工时安排挑谷子去晒场，一担与水相拌的"水谷子"起码有两百多斤，我挑不动，只能把人家一次能完成的工作，分作两次或三次来完成。

当农民的活很杂，头绪多，无一刻闲时。有人形容

"农家是一个小国务院",家长就是"总理",每年春天就得计划种些啥作物,种多少面积,养多少猪、羊、鸡、鸭,种子、肥料、农时、经营,一家人要吃饭,油、盐需要买,还有上医院的、上学的、走亲戚的、送礼的、请客的,都得考虑谋划。

记得有一次上交公粮时,我挑着80多斤重的谷子,与十几个人一起上路,直奔几里外的"庵子山粮库",其他人都跑得快,我也不甘落后,将到目的地时,有一段上山的小路,为了赶上人家,虽然当时已汗流满面,筋疲力尽,但仍坚持一步一步拼命地往上爬,突然一阵心跳,眼前发黑,我马上停下,一筐谷子差点倒在路边,大约一刻钟后,我才勉强挑到山上。后来想起这事心里还有些后怕,万一当时昏倒了,那一担谷子倒掉是要赔偿的,当时粮食比黄金还贵重,我从哪里去弄这一担谷子啊?!

物质的贫乏,生活的残酷,艰难与痛苦的时光似乎过得很慢。春天开始忙着把红苕、南瓜、茄子、海椒种下地,清明节前移栽,端午后可尝到嫩包谷、嫩海椒的美味,那真是一滴汗水一颗粮,农民对庄稼就如对自己的亲生儿子一样,爱呀!看呀!等待呀!育苗、施肥、治虫、除草、浇水,百般呵护。到了干旱少雨时,深更半夜守在井边,等待那点点漫出的泉水,洗脚洗碗所留下的水也舍不得倒掉,留作浇灌地里的菜蔬。遇到狂风暴雨,农民们戴上斗笠,披上蓑衣,在地边转来转去,为的是随时开沟引水,生怕冲毁他的庄稼。

夏秋是收获的季节,黄澄澄的谷子、包谷,还有高粱、花生,从收割、晾晒到交完公粮,剩下不多的口粮,每家每户都得计划着吃,瓜菜中加一点点粮食,能吃七八分饱就算不错！要想吃好，只能等到过年了。

俗话说："成人盼找钱，小孩盼过年。"贫困简朴的日子，也有过愉快、高兴、向往的时辰！过年是农村最盼望的节日！

为了过年，家家都要准备很久，过了腊月十五以后就开始筹备。开春养的小猪、小鸡，还有鸭、鹅、兔，经一整年的时间才能长大，都是留给过年享用的。过年除了可以吃一餐丰盛的"年饭"之外，还有换新衣、穿新鞋、大扫除、上街看灯笼、看川剧的好事！

对于我来说，过年不用做农活的宝贵时间，可尽情地享受抄书、读书、画画与刻章的快乐！

有人说"任何经历都是一种财富"，这话说得有理，比如犯罪坐牢吧，不怎么光彩，但有坐牢经历者，可以写一本监狱生活的感人小说或诗集，没有这种经历，虽满腹经纶也写不出来。

我很珍惜当农民这两年多时光，正是这个极为平凡的艰苦经历，让我十分珍惜读书时间，特别是珍惜上中医学院学中医的机会。这些经历也练就了我遇事稳重，头脑清醒，宠辱不惊，恬恢无争的性格；养成了做事踏实，低调为人，生活简朴，虽穷也乐的习惯。这种特殊教训的积淀，也让我获得了特殊的满足与幸福感！

"自留地现象" 的启示

50多年前，中国农村有一种"自留地"现象。

那是一个生活极其困难的年代。土地的所有权都归生产队集体所有，农民没有自己的地，只能帮生产队种地，并由生产队分给口粮。后来，政策允许，分给农民少量土地，说是用来种蔬菜，每人1~2分地，按户划给，一家一块，这就称为"自留地"。农民们参加集体劳作之余，耕种属于自己的"自留地"，心身投入，欢欣之状可想而知。

后来，当人们走到田间时，发现所有"自留地"的庄稼长得特别茂盛，而生产队的地，虽只有一尺之隔，禾苗却枯黄萎靡，矮上很大一截，收成自然有天壤之别。这就是所谓"自留地现象"。

那时，笔者正在家乡当农民，曾参加丈量与分配"自留地"，对"自留地现象"，我是亲身经历，体验颇深。农民们白天听从队长的指挥与安排，上山去种集体所有的地，吹哨出工，起早摸黑，十分劳累，遇上收种季节，或气候灾害，更是辛苦。但是，由于肥料缺乏、管理不善等多种因素，集体所种的大量土地，收获甚微，所产的粮食，交了公粮就所剩无几了，农民们从生产队所分得的口粮很少，几乎人人都受到饥饿的威胁。

强烈的生存危机，迫使农民把希望寄托在那不多的"自留地"上。每天早、晚，或出工休息的间隙，都能看见农民们在"自留地"里忙碌，锄草、松土、浇水、治虫，凡能找到的肥料，如猪粪、狗粪、鸡鸭粪，以及草木灰、垃圾、杂草所堆积的绿色肥等，都统统往"自留地"里施。原本用作种蔬菜的"自留地"，也种上了小麦、玉米和红薯等粮食作物。因为有精心的管理，庄稼长势都很好，"自留地"所收之粮，比生产队分给的口粮多得多，农民们靠着"自留地"缓解了饥肠辘辘的大问题，甚至后来的"包产到户"政策也与"自留地现象"相关。

出现上述"现象"的原因，我等没有义务都去探讨，还是让那些社会学家去研究吧。但是，我们应该通过这"现象"悟出一点道理，想一想对学习中医、中医研究有些什么启示，这是笔者很想说的心里话。

启示之一：要想学好中医，应把读中医书当作快乐之事。有人说"兴趣是成功的向导"！《论语》开篇，就有"子曰：学而时习之，不亦说乎？有朋自远方来，不亦乐乎？"其中之"说"（即"悦"）"乐"，要求我们在学习实践和为人交友的活动中，应该以"快乐"为指归，这是中华"乐感文化"的精神核心。苏轼在《上梅直讲书》中，通篇都讲一个"乐"字。联系到本文所说的"自留地现象"，农民们高兴种"自留地"，而不乐意去干生产队的活，所以其结果大不一样。

热爱中医，自觉地去读中医书，把学习、临床当作一种享受而不是任务，并能在这个过程中体验到一种快乐者，与某些被迫读书，或为了某种功利而学习，并把学用中医当作一种痛苦差事者，两者从感受到效果都会截然不同。

笔者认为，要想学好中医，首先还得寻找兴趣，培养兴趣。美国科学院院士朱健康说："兴趣很重要。兴趣是一种很美妙的东西，一旦黏上了就像拥有个心爱的宝贝一样，爱不释手。寻找兴趣，什么时候都不晚，但千万不要放弃这种寻找。"（据《中国青年报》邱景辉文）历代有不少中医名家是在生活中对中医产生兴趣的，如在他的经历中有亲友患病，强烈的救助情感促其发奋学医的；也有自身害病，医治乏效，偶遇某医，妙手回春，在绝境获重生的喜悦中对中医产生兴趣的；还有就是一些具有很深国学功底的官僚、学者，在官场失意、人生困惑时而改行学医，从哲学等生命科学方面认同中医理论的博大精深，在叹服中自觉从事中医研究，其中最有代表性的人物就是张介宾（景岳）。值得称道的是，张氏学有根底（自"六经"以至诸子百家，无不考镜），对天文、地理、兵法、易理、术数、音律等，皆能究其底蕴，有了坚实的文化基础，他能读懂医书，从而产生浓烈的兴趣；而且，张氏虽壮年从军多日，仍专于医学，奋志著述，到 62 岁著成《类经》，70 岁后完成《景岳全书》，其坚持不懈的毅力和顽强不息的精神，体现了"乐此不疲"的真谛。

怎样才能让青年中医找到兴趣呢？这是中医教育的问题。回忆笔者的学医感受，上世纪 60 年代初，考上中医学院的都是刚高中毕业的青年，满脑子都是数、理、化知识，对于中国传统文化知之甚少，入学第一天就学《内经》（实为"内经选读"），根本谈不上对中医的兴趣，难怪同学们的"专业思想"不巩固。近些年来，这种现象越来越严重，不少人把学中医视为痛苦之事，能学好吗？不可能。有的人勉强学习毕业，也不愿从事中医工作，改行搞西医、药品推销者大有人在。

近年，我们常去各级中医院学习考察，发现中医院各科工作多年的中医们，自觉地读中医书的人不多，感受到中医乐趣的人更是少之又少，这种现象蕴藏着一种危机，多少年后，还有真正的中医吗？这绝非危言耸听。

笔者认为，这是全社会传统文化衰落所致，欲改变这种状况，一是等待，不能着急，等待传统文化的复苏。中国人经过一百多年的对本土文化大规模的摧残，造成各方面问题，中医只是一个方面。但文化的问题，吃了大亏，是会走回来的，中华文化的振复，那只是时间问题，待到全社会都能读懂中医了，一切皆能顺水推舟。二是救急之法，那就是建议中医学院招收文科学生就读，理科学生在学中医之前，必须先学一年国学（包括《易经》《论语》及老庄之学等），让这些学子先过了传统文化关，再去学习《内经》《伤寒》等，以免一开始就使其对中医的乐趣丧失殆尽。

启示之二：乐学当为前提，倾心更是基础。前面说了，愉快的学习，快乐的读书，其实是一种境界，要达到这种境界，还必须要倾心的投入，以艰苦努力作保证。正如农民们分得了"自留地"，当然高兴，也有种好"自留地"的想法，但只躺在床上睡懒觉，或如对待生产队的土地一样，出工而不出心、不出力，不去做艰苦的耕耘，能获得好的收成吗？同样道理，学中医还得用心去读书学习，经典条文、药性方剂，必须背得滚瓜烂熟，然后再到临床长期实践体会，从中悟出道理，提出问题，小心论证，从而有所创新与建树！在这个过程中，三心二意，偷懒取巧，一曝十寒，皆为学医之大忌，应时时警惕之。

启示之三：中医的学习与研究，要顺自然之道。邓铁涛老中医曾说："中医的研究必须走自己的路，千方百计走自己的路。"中医学与其他学科一样，有其固有的规律，必须遵循。"自留地现象"说明，农业生产那一套经营管理，需要广大农民真心的感情投入，对于农时、土壤、气候、肥料等不同情况变化，实施细微的管理，任何"三心二意"都会导致收获欠佳。

过去的经验与教训都表明，按西医的思维方式去研究中医，相似于按集体化的方式用于农村，违背了传统的规律，后来实施"包产到户"，农村的形势发生巨大改变，其繁荣的景象是早已被公认的事实。那么该如何走自己的路呢？

启示之四：要学好中医必须有坚韧的个性品格，决不能跟风。中医学是科学与艺术相结合的产物，要学好中医，应该是有学问者才能成才！学问不仅是知识，学问还包括做人、做事等智慧。智慧与知识不同，知识属于公众，智慧属于个人；知识可以传授，智慧只能开悟。智慧的获得，只能靠自己，要求我们"读万卷书""走万里路""交万个朋友"，各种人生的经验都有了，也善于处理各种问题，这就算差不多了。而其中"做人"一事则很难，是智慧之核心，没有一个优良的"品格"，再好的条件也难成才！

时下，人们把"成才"与"成功"等同，认为有地位、有金钱就"成功"了，也"成才"了，其实不然。一个人的"品格"，要比所谓"成功"更重要。爱因斯坦在悼念居里夫人时说过："第一流人物对于时代和历史进程的意义，在道德品质方面，也许比单纯的才智成就还大，即使是后者，它们取决于品格的程度，也许超过通常所认为的那样。"（《现代文明人格丛书·总序》）我们不难发现，一个人的学问是通过品格素质实现的，而人必然有千差万别的

439

个性。就像在地里长的玉米与西红柿，要求不同的管理方法，一刀切，不尊重个性规律，肯定长不好。培养中医人才也一样，应因材施教，因为，人与人因阅历之差，即使是同一学校、同一老师，同时去阅读同一本书，他们的思维体会都不可能完全一样，甚至会出现截然不同的感受。

因此，笔者认为，学问、学术、研究都必须有个性，每个人应该努力去抓住自己的个性。对于管理者来说，要有宽容的心态，去尊重这种个性，鼓励这种个性的发展。因为，任何学科的创新火花，都来自于个性的灵感，它是学术方向、科研选题的源泉，切忌人为地强求与干涉个性，也不能通过导师或行政命令去统一规范，更不可扼杀个性。

近些年来，我们的一些研究，多是按某学术权威的意志，他指向哪里，大家都奔向哪里，蜂拥而上。这样做，可能有些短期的跟风效应，但常常不利于发挥更多人的个性才智，这与"自留地现象"有许多相似之处。我们在承认发挥大兵团攻关长处的同时，也应重视有个人思想的"自留地"，个人选题的"自留地"。

其实，笔者发现，近些年来人们看得见的成果，初期都是从"自留地"里长出来的。活血化瘀法的研究，是从陈可冀那块"自留地"培育出来的；青蒿素的成果，是从屠呦呦书斋里来的；三氧化二砷用于治疗白血病，还是从黑龙江某基层医院出来的。

不久前，我看中央电视台"焦点访谈"，西北大学现代物理研究所的侯伯宇教授，一生研究某课题，受国际学术界认可，但他临终前所写的某篇文章，包括其所带的博士研究生在内，也没几个人能看得懂，其个性化到了如此地步，但你能说他的研究没价值吗？

国学大师章太炎曾说："中国学术，自下倡之则益善，自上建之则日衰。"

看来，做学问要落实到每一个人（或者是一个小组、一个科研团队）的头脑里，要静得下心来，坐得住，善于开动脑筋，除此之外，一切急功近利的干预，如各种评审、评价、评选、评估与检查跟风，都是无益的。当今的中医研究，尤其需要尊重中医学的自然之道，切忌过多地人为（即伪）造势。

"自留地"里一株苗，不怕它小而柔弱，只要通过长期小心论证与精心培育，说不定若干年后，在全国数以万计的"自留地"里，会长出几个大成果来！到时再组织全国乃至全世界去攻关也不迟。

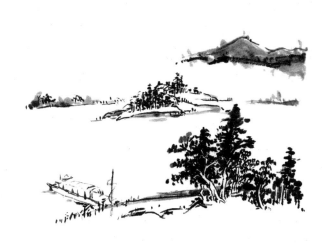

甘温除大热与"五谷治大病"

金代医家李杲（晚年号东垣老人）提出了著名的"甘温除大热"之说，相沿至今，临床医家有许多验证与感慨！

东垣是补土派鼻祖，他为何要重视脾胃的补养呢？甘温为啥能除大热呢？要回答这个问题，还得从东垣当时的社会环境说起。

李杲（公元 1180～1251 年），真定（今河北省正定）人，生于金大定年间。当时正值金元战乱时期，百姓生产、生活极不安定，饥荒连年，疫病流行。东垣根据自己亲身经历与临床所见，云"更或有身体薄弱，食少劳役过甚；又有修善常斋之人，胃气久虚，而因劳役得之者"，并曰"盖温能除大热，大忌苦寒之药泻胃土耳"。针对劳倦伤元气，阴火上盛，立补中益气汤等诸甘温之剂，补气升阳，兼泻阴火，不仅在临床上有实用价值，而且在理论上也为中医学的发展作出了很大的贡献。所谓大热者，除发热之热外，当有广义之热，包括其他因虚损所致的疾病。

对于甘温的理解，依愚所见，不完全是指的药物，还包括了东垣当时缺乏的五谷米粮。传统认为，小麦其性偏温，而大米（粳米）性偏凉，但也不尽然，据其产地与时令不同，大米亦有偏温者。如《本草纲目》载："北粳凉，南粳温，赤粳热，白粳凉，晚白粳寒，新粳热，陈粳凉。"看来甘温之剂实际上包括米粮在内。倘三餐不进，纵有参茸也难见效。

余在学医之前，处在与东垣相似的生活年代，见到了现代人很难理解的一些现象。学医临证数十年后，再读东垣诸书，感受更准、更深。

1960 年间，举国上下皆遇饥荒。当时我有一个亲妹，十岁，在农村每天只能野菜充饥。因长时间缺粮饥饿，营养不足，面黄肌瘦；她除极度虚弱之外，不知何时开始，每天到了傍晚，虽未进任何食物，也满腹胀硬，难受得连话都说不出，只见流泪。乡亲们凭经验，认为这是生命垂危前兆，因为当时有不少邻居饿死时也有同样的表现。恰好，在成都地质学院上学的哥哥回家，见到此状，次日便将她送往在成都刀具厂工作的姑父家。成都虽然也遭饥荒，但工厂的工人每天多少有一点点粮食。没有办法，为了救命，亲戚也只好接纳她，住了约 20 天。当她返回农村时，已不再腹胀，变得面色红润、活蹦乱跳、喜笑颜开了。其实，在成都她并没有上过医院，也没用过任何药物，每天仅吃米、面。是什么东西如此神奇，竟有起死回生之力？今天看来，不是别的，正是李东垣所谓的具有甘温之性味的五谷米粮，也是"五谷为养"的经旨所言。

后来，大约在 1961 年的四五月间，农村遇上最困难的日子。豌豆、小麦还未成熟，包谷刚刚下种，青黄不接，去年秋冬收获的红苕也吃完了。还是我那妹妹，饿得实在撑不住了，我们把她送至不远的外婆家。当时我的大舅是生产队长，口粮比我们家多一点。仅一周左右，就能见到妹妹脸色、精神好多了。甘温五谷竟有如此之特效！

由此，我们可联想到东汉张仲景在《伤寒杂病论》中很多方后注都记有啜粥以取汗的嘱咐，如桂枝汤之"啜热稀粥一升余"、理中丸之"饮热粥一升许"、白散之"进热粥一杯"、十枣汤之"糜粥自养""余如桂枝法将息及禁忌"。此外，还有很多方剂中用粳米作药用者，足见甘温之功。

据我数十年学医行医的经验，认为甘温之药食，不仅可以除大热，的确还能"治大病"，"安身之本，必资于食"（《千金要方》）。俗话也说"人是铁，饭是钢"，多少大病的康复全靠甘温之食养。我的妹妹两次起死回生，就是一个典型的例子。

此外，还要说说这样一个问题：有些人片面强调所谓营养，错误地认为肉、蛋、奶才算营养；或者为了减肥，长期不吃米粮，只吃水果、蔬菜，结果导致面黄肌瘦，或月经不调，甚至闭经……诸病踵至。这也就是甘温五谷缺失之过。

門徒心语

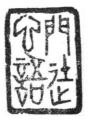

『孔子曰，「三人行，则必有我师」。是故弟子不必不如师，师不必贤于弟子。』（韩愈《师说》）此至理之言也。名为师徒，实乃兄弟。而今他们都成了各学科的栋梁之才。日后，在他们及其徒子徒孙事业里，将永远传承着中医的智慧与仁术，如果有一星点是我思想之火的延续与燎原，足矣！

胃病辨治经验述要

笔者有幸成为全国第三批名老中医专家学术经验继承人，于2002～2005年师从王辉武教授，在学习期间，体会到王师"同有多病胃为先"的临证思想。他长期从事中医内科临床，尤擅脾胃病治疗，学宗仲景，旁及各家，疗效卓著。

"胃病者，腹䐜胀，胃脘当心而痛，上肢两胁，膈咽不通，饮食不下。"（《灵枢·邪气脏腑病形》）即指以胃脘部疼痛、胀痞满闷为主症的多种疾病，属中医"胃痛""痞证""吐酸""嘈杂"等范畴，此与西医学消化系统中的多种疾病有关。王师长期在综合性医院工作，他辨治的胃病，绝大多数是经西医多方检查，经过多药长期治疗乏效的病例。他临证时主张，首先认真按中医四诊收集病史，辨证论治，有意识地先不看西医的诊断与解释，以免干扰中医的辨治思维。如此，老老实实走中医自己的路，常常令患者久病获愈。王师还认为，要特别重视舌脉，辨治才有准绳可据。

王师临证，强调认真望闻问切，特别是在当今业已"西化"的社会环境中，尤其重视中医的四诊合参，其中对舌象的辨识独具特色。他认为，西医很少看舌象，也没有系统的舌诊方法，我们则应倍加重视。同时舌为心之苗，舌质乃人体体质之窗口，舌苔为胃气熏蒸而成，邪正的盛衰、胃气的强弱，都能比较客观地在舌象上及时反映出来。当患者症状不明显，甚至无症状可辨时，舌象更为重要，他常说"对着镜子看疗效"，可见，舌象在辨治胃病中的地位。

质淡当温。胃病可否温阳？何时用温热药？王师认为最可凭的是患者的舌质。如舌淡不红，或胖嫩多齿痕者，则可大胆启用温阳祛寒之品，如附子、干姜、丁香、肉桂等，并随时诊查舌质的变化。若舌质由淡转红，齿痕减少则减量或停服，以免过剂伤阴，因"阳热常可骤生，而阴津不可速长"。

苔黄当消。一般认为，苔黄为热，当清，此常法也。王师常说，舌苔黄或黄厚主要是胃中积滞所致，应以消导法治疗，可在主方中加上神曲、麦芽，或配保和丸疗效较好。而清热药多苦寒伤胃，对胃病苔黄反而不利。传统认为消导之品伤气，不可多用久用，实际临床并非如此，因为很多疾病在演变过程中都或多或少地伤及胃，且中药汤剂必须经胃肠才能发挥效能，故有"善用药者，必以胃药助之"的说法（明代龚廷贤语）。在杂病的处方中常配伍谷芽30g，能"快脾开胃"（《本草纲目》），以鼓舞胃气，助消化；可治黄苔，同时还能使药物更好地发挥效能，久用无副作用。

苔腻当化。胃病多腻苔，何为腻苔？王师认为，腻者即舌面之苔颗粒细小而致密，没有缝隙，紧紧地覆盖于舌面。患者多有食欲不振，纳谷不香，口黏、口干而不欲饮水等症状。治当芳香化湿，如白蔻仁、藿香、佩兰等。如苔腻而厚，多津液者，可暂用苍术、草果仁等，但中病即止，不可过剂。

苔少当养。胃病所见到的舌苔少，多有一个较长的过程，先有舌苔剥脱，逐渐到苔少，最后无苔，出现如猪肝状的舌象，甚至舌体裂痛。造成苔少的原因很多，如过用温燥、抗生素、抑酸的药物，致使胃阴耗损，或胃镜检查为慢性萎缩性胃炎等。症见胃纳极差，味觉丧失，舌痛灼热等。治当养阴益胃。吴鞠通曰："欲复胃阴，莫如甘寒。"方选益胃汤，药用乌梅、北沙参、生地、麦冬、石斛、山药等，守方有恒，可望好转。

王师治胃病，还强调调肝为要，警惕木克土。肝与胃是木克土的关系，肝主疏泄条达，影响脾胃升降。若肝气横逆，木旺乘土，木郁胃滞；或肝火亢炽，迫灼胃阴；或肝血不足，胃失滋养等均是导致胃病的重要因素。故王师治疗胃病，十分重视调肝。

疼痛当柔。肝为刚脏，胃脘疼痛若因肝所致者，多采用柔肝之法。隐痛者补中加柔，胀痛者行气加柔，刺痛者活血加柔。代表药物为白芍配伍甘草，白芍需酒炒，成人剂量每日 30～60g。

窜气当行。临床常见各种胃炎患者，经西药治疗后，虽然溃疡消失，幽门螺杆菌也被杀灭，但腹部窜气久久不能消除，患者胸、胁、腹、胃窜气，嗳气，矢气不畅，苦不堪言，焦急万状，此时如果仅仅针对胃施治，大队香燥行气之品，非但不能消胀，久用还耗气伤阴。此时应以疏肝为主，选用润而不燥，且入肝经的药物，如佛手、香橼、广郁金、木蝴蝶等，并配合心理疏导，令情志舒畅，以巩固疗效。

嘈杂当和。嘈杂似饥，是患者胃中空虚难受，好像几个月没有吃油一样，或胃中如吃大蒜后的刺激感，但进食后仍不舒服，是胃炎、食道炎常见的症状之一。此为寒热失调所致，法当寒热并用，并以清肝热为主，配伍少量温性药，如此能起到调和的作用。如蒲公英30g配九香虫5g，川黄连6g配干姜3g，夏枯草20g配丁香3g，或山栀子6g配吴茱萸3g，丹皮10g配小茴香5g等。

吐酸当平。吐酸一症，历代医家各说不一，如有热、寒、湿、虚等认识，都有一定道理。王师认为不能一概而论，当据临床辨证结果而定。"酸者，肝木之味也"，不论是何种证候，都应佐以平肝之药以和胃制酸，如冬桑叶、煅牡蛎、白蒺藜、乌贼骨、浙贝母等。

王师提出，病情复杂，以胃为先。《慎斋遗书》云："治病不愈，寻到脾胃而愈者颇多。"王师所诊患者，往往是经西医诊治数月乃至数年未效的疑难杂症，或高龄，或误治坏证等，病情复杂，气血脏腑亏虚，同时还兼有因久治乏效所致的情志不遂，常常令医者难于下手。当此之时，倘有脾胃不调，食欲不振者，宜先开胃口，休管其他，使之能吃能喝，诸症常可迎刃而解。如癌症术后化疗患者，往往多脏受损，体质虚弱，脾胃不和，气血两虚。临床表现为面色萎黄或苍白，精神萎靡，气短乏力，食欲很差，或恶心呕吐，腹胀便秘，动则心悸心累，失眠多梦，多汗，易于感冒，或全身疼痛，或苔少质红，或厚腻乏津等。此时断不可大队克伐攻癌或峻补气血，也不可只救某脏而不及其余，当以醒脾护胃为要。如阴虚者用叶氏养胃汤，气虚者用参苓白术散，湿滞者用加减正气散等。李东垣说得好，"内伤脾胃，百病由生"，胃气是健康的窗口，食欲直接影响疾病的转归和预后，真可谓"有胃气则生，无胃气则亡"。

王师重视调护，认为治养"少"为先。俗语说"三分治疗，七分保养"。胃病的治疗，尤其重视保养，必须争取患者及其家属的配合，才能提高疗效。药物的剂量宜小，用药宁可再剂，不可重剂。药物剂量过大，或药物的种类过多等，都将给已经受损的胃加重负担。特别是老年病、久病、曾服大量药的患者，首先应减少药量，同时饮水也不宜过多。《红炉点雪》说："盖土恶湿而喜燥，即用汤剂，亦宜浓煎少服。"王师认为，对于胃病，饮水、饮茶、喝汤药都不宜过多，有的患者因为胃病，唯恐不消化，每餐都吃米粥，摄入水液过多，反令胃中不适。注意食量宜少，不可过饱。一般主张"细嚼、慢咽、八分饱"，少食对一般人健康有益，对胃病的康复尤其重要。此外，运动量宜小，不可过劳。胃病未愈时，不宜参加剧烈的体育锻炼和体力、脑力劳动，以免"劳倦伤脾胃"而加重胃病症状。

王师告诉我们，常法不应，可取各家之说，遵久病不愈，穷必及肾之说。"肾者胃之关也"（《素问·水热穴论》），胃主受纳，腐熟水谷，全赖肾中阳气的蒸化，肾气不化，关门闭塞，致胃气上满，气滞水停，直接影响胃病的康复。除胃脘部位诸症外，尚伴大便溏薄、消瘦乏力、气短头昏、腰酸膝软等症，当胃肾同治。王教授常启用双补汤（《温病条辨》）治疗邪少虚多，胃病及肾的患者多有良效。

久痛不愈，络脉不通。叶天士云："初病气结在经，久病血伤入络。"王师将此说运用在胃病治疗上，如对于萎缩性胃炎久治不愈，症见胃脘午后刺痛或隐痛不适，或舌质暗而有瘀斑者，方用四君子汤加丹参、石见穿、莪术、生蒲黄、五灵脂等。

久胀不愈，多为虚滞。在胃病的临床中，对于胃痛、吐酸、嘈杂等症状，都可以在不长的时间内获效，但胀满之症常常久治不愈。张仲景在《伤寒论》中有"但满而不痛此为痞"的条文，临床采用半夏泻心汤、理气药及吗叮啉等，虽然有效，但不能令人满意。王师认为，这是脾胃气虚，胃动力不足的问题，当以补气健脾为主，常用六君子汤加黄连、干姜等，并强调重用生白术 60～90g，可达到运脾除湿、畅便消胀的目的。

干呕不愈，胆气上逆。胃病常有干呕久久不愈，有的早晨更重。王师根据前人"邪在胆，逆在胃"（《灵枢》）"胃本不呕，胆木克之则呕"（黄坤载语）的经验，认为胆气犯胃的呕吐，应把重点放在肝胆，选用小柴胡汤、蒿芩清胆汤或温胆汤加代赭石、白蒺藜等平肝泻胆，有较好疗效。

全国第三批老中医药专家学术经验继承人
重庆医科大学附属第二医院　副主任中医师

陶红

三分师徒七分友

立下这个题目，我心里着实忐忑了一阵，是不是太过僭越了呢？师者以徒为友，那是谦虚，岂有做学生的，自行上位，认师为友呢？然而我又想，为师者能让弟子生出视师如友之心，也是做老师的一种境界。

2008 年秋，在国家中医药管理局"全国老中医药专家学术经验继承"项目中，我执著地拜了王辉武教授为师，因为在 20 年前，在学校的图书馆里，通过《伤寒论手册》，我就"认识"了王师。这五年来，从起初学术上的将信将疑，到如今医道上亦步亦趋，这认识也日渐真切。韩昌黎著《师说》流传千古，所谓"传道、授业、解惑"，固为师之本分，实亦弟子求师的门径与阶梯。这次借王师新作出版之机，回顾近几年跟师的心路历程，虽不能让王师的音容笑貌跃然纸上，但也可经此约略窥见王师之行止。更重要的是，我希望能跟读者诸君分享师的风范，徒的体会。

一、授业

孔圣"三十而立"，可现今我们这些学中医的，大多到了四十还"找不着北"，故人云"六十岁中医"。学无根柢、无传承，以及少壮不努力等，都是可以想见的原因，但亦有一类读书刻苦得很，临证也精勤不倦，却反"四十而惑"的，这就值得反思了。

记得在跟王老师之前，我还在慢吞吞地、一字一句地啃《素问》，而这是因为在复习了《伤寒》《金匮》后，觉得它还不够"古"，应该从更原始的地方打基础，然而，在艰涩咀嚼了十来章后，又觉得对"十三经"也不能一无所知，于是就这样慢慢铺开来，倏忽数年，一无所获，懊恼得很。

　　请益王师，他说："人类的知识哪能学得完呢？古人说汗牛充栋，今天则是信息大爆炸。就算是古今的大学问家，也没有能十全的，也不是无所不知；就算是把前人的知识都装进肚子里，那也只是复制了一个古人。何况，人生几何？东西没吃完，来不及消化就见阎王了，这又何必？因此，学问之道贵在出新，学问的生命力在于实用。我们学医的，能多掌握一些知识当然好，但不切实际地贪多求全，要不得！我们这个时代，大多数的人还是追求做一个'专家'来得实在些，因为只有'专'，你才能挖得深，你才能发现问题，才能触及一些前人未及的领域，也只有这样才可能有自己的发现。所以，你要早选'题'，围绕这个'题'，'一辈子做好一件事'，你就算立了业。在做这个'题'的过程中，根据需要，有选择、抓重点、分先后地去学习，'术业有专攻'，做一个实用至上、锐意求新的学习者。"

　　然而，我又当以什么为"业"呢？初学医时，因见老家湖北洪湖市中医院的类风湿性关节炎专科办得很有成效，我选了"痹病"，颇下苦功，但蹉跎近十年，除了在《健康报》上发表《雷公藤的合理应用》一文外，一无所成。后又发现自己极喜欢古籍文献的整理，于是埋首故纸堆数年，逐条逐字比对《伤寒论》全部版本之异同，做自以为是的

"优化"工作，内心虽喜乐难抑，但终因临床、学习的压力而搁下。再后来，遇三五同志，温习经典，实训医案，议论发展，久而久之，皆以为中医之病已入膏肓，乃于灰心中激起振兴之壮志，转而博览、比较中西文化及医学之书，发愿要构建统一之医学体系。如此这般，汇报于王师。

王师指点：凡有益于世者，皆可为"业"。但选题立业有六要：一在独立自主，不随波逐流；二在求新求变，不做他人已做之事；三在实用至上，不搞花架子，不钻牛角尖；四在量力而行，不好高骛远；五在持之以恒；六要抓紧时间，时不我待。你所做的事，都是有意义的，如能结合工作实际、临床需要，譬如以你所感兴趣的"失眠"为线索、为例证，探寻新医学体系的框架，尤其是在梳理、整合中医理论与方法的过程中，发现前人未明之理、未用之法，创制一个有效验的新方，那就算功德无量了。

王师之殷殷期许，我能行否？

二、解惑

学术之惑，无过于偏见。在行医之初，出于对经方的偏爱，临证偶获奇效，不免自鸣得意。但大多数时候，对于一些常见病、多发病、慢性病，却每每不能尽如人意，只好怨学艺不精、"人病不古"，而丝毫未曾思及学术之偏颇缺失。刚开始跟师抄方时，见王师用药与自己习见的经方套路不合，有时甚至识不得用的是何方，心中常犯嘀咕，但复诊时，疗效又每好于自己根据习惯所默处的方药，于是乎就大惑不解了。稍后，隐约能看出些门路，但心中尚不以为然，难免"腹诽"一番，自忖"如用某方，效或更佳"，及至改日自己临床，再遇某证，从心所欲而用某方，却又不效，至少也是效不如师。如此者再三，于是不只心惑，而且气馁了。乃诚心求教于王师。

王师议论曰："崇古之风，古今都是一样的，业中医者，似乎比他人更甚。学中医而崇古，丝毫未错，但厚古而薄今，则未免偏执，不近'中'道了。何况，于理也是说不通的。今人所尊之古，无过于仲景，岂不知仲圣却'叹越人之才秀'？而扁鹊又尚岐黄，难不成三皇五帝却要以猿人为尊？因此，我们要尊重的是理，而真理古今从来都是一致的，并不会随时势而改易，只能是更深入、更细致、更全面、更清晰。一切学术的发展，无不是由干到枝、到叶。岐黄、仲景所确立的基本原则、基本方法，即是中医学术的'干'，无疑是具有相当的普适性的，但并非'放之四海而皆准'。尤其是在一些具体问题上，因为受所处时代的客观条件制约，对事理的认识仍嫌疏略，处理问题的技巧也就难免粗放，故有后来金元四大家之各申己见、卓然成家，明清温病学术蓬勃发展、应时济困，这是中医学术发展的'枝'。至于各家医著、经史子集，俯拾皆是贝叶，无不有益于世，略具仁心者，岂能以一己之见，概皆摒弃。"

余深服此理，深悔既往之偏执狭隘。

不几日，王师特意购来数本南怀瑾先生的《原本大学微言》，师兄弟们人手一册。用心读过，对中国学术发展之脉络始渐明了，对中医学术发展的文化背景亦有深一层理解，并不是如当初所想象的，越古则越无所不包，无所不能。稍后，王师指示，从中医禁忌角度入手，将温病名著梳理一遍，尤其要重视《温病条辨》。认真做来，年余方始完成。不知不觉中，对原先部分不通之理、难识之病、未闻之方，渐次略有所悟，试用三香汤治肝昏迷、一加减正气散治肠易激综合征，皆获意外之效。至此，始知叶天士乃真正伤寒大家，吴鞠通不愧为创新之楷模。至此，始悟王师之良苦用心。

三、传道

王师是从穷苦中走出来的人，年轻时"饿书"比"饿饭"还厉害，为了掌握一门手艺以解决生计，放弃了书画而学医，因此经常问："最近看的什么书？跟我也推荐一些。"弄得师兄弟们不敢懈怠太过。然而，我们这些一路"考"过来的人，对于考试之外的东西知之甚少，说到兴趣与视野，实在是羞于启齿。记得那年春节，按习俗要去拜望师父师母，先打电话联系，王师却去了医院，在诊断室写字刻印；改天又去了解放碑的经典书店，品茗读书，自得其乐，并叫我们也不要浪费光阴在应接闲聊上，这样难得的大块时间，可以做很多事的。久而久之，我们也被"逼"出了一些读书的兴致。

子曰："敏而好学，不耻下问，是以谓之文也。"此其谓师欤？去到王师的书房，书列满橱，早年著书时做的读书卡，也成箱地收藏着。围窗一圈书台，高高低低，密密堆着夹有书签，或是打开，或是折页的书。随手拿起一本，在封面或书题页的留白处，王师都记有重要内容的索引。一张大书桌置于书房中间，桌上堆着近期著作的手稿，或是随手记下的思想火花的便签，或是朋友请写的一幅字、刻的一方印章，杂而不乱。想象王师静夜端坐其中，那满足，那愉悦，那自在，是绝不亚于食客面对满汉全席的。

曾有朋友问："你老师每天只是看病、读书、写文章，不觉得枯燥，不觉得累吗？"老实讲，起初我也有类似的疑问，并不能体会其中的乐趣。尤其是看到一个老教授像老农民一样的生活起居，更是满腹狐疑。王师住在江北，医院在解放碑，而我那时跟师就借住在黄花园，步行都可以到的。但每次上班都要比王师迟很多，刚开始还以为老师一定是叫出租车，后来才知道他是很早就出门坐公交。真是汗颜！王师也在黄泥磅上班，离家有近三公里，但无论酷暑寒冬，都是步行回家，不让我叫车，也不让我替他背包，我们就一路走，一路谈，常常是不知不觉就到了家。看得出，王师是很惬意的，丝毫不以为苦，哪怕是汗流浃背。到了家，师母已在默默地准备晚餐，我走进厨房打招呼，热风扑面而来。王师家里陈设很简陋，一张沙发已经老旧不堪，也舍不得换，就像上班时背的包，还是开会时发的，拉链都坏了。王师总是说，现在物质太过丰富了，一个人需要穿几十双鞋、换几十套衣服吗？用得着挖空心思弄些"好东西"吃吗？那不仅是浪费资源，而且对健康有害，还污染环境！

王师已退休多年，本该含饴弄孙，颐养天年，但却放不下他的患者，放不下他所钟爱的中医事业。为了能继续扶持医院的中医科，王师退下来后的十多年，一直坚持每天上午在医院上门诊，并每周安排一个半天到病房查房，手把手地教出一批又一批弟子。为了更广泛地播撒中医种子，特意将"名中医传承工作室"放在了距城区数十公里的永川区中医院，每周不辞辛苦，前往永川传帮带，点燃那里中医传承的星星之火。为了培养中医高层次人才，在"博士后流动站"项目中，四处搜罗可造之材，反复考量，以德为先，以尊重中医传统为重。

王师秉性淡泊，生平不喜因私求人，子媳四人都是从事极普通的工作。而对门下弟子，皆各据其所长，个个推荐去更好的平台发挥。我只不过对中医文献研究有一些兴趣，王师即逢人便夸，尽一切机缘，将我推到一个可以做些研究的位置。每次开学术会议，一干弟子簇拥左右，遇着业界前辈必要引荐，并指着我等说："这是我的兄弟伙张某某，这是我的兄弟伙李某某。"绝无倨傲自矜之态。古云"一日为师，终身为父"（《鸣沙石室佚书·太公家教》），王师对我等的关怀与倾心，实在是超越了他的亲生子女。

语云：子以四教，文、行、忠、信。回想跟师侍诊中的点点滴滴，王师所潜移默化者，无外乎此。又子曰：友直，友谅，友多闻，益矣。读者读君，您是否也希望如我一般幸运，得遇这样一位益友良师呢？

全国第四批老中医药专家学术经验继承人
重庆市中医院（重庆市中医研究院）　副主任医师　李群堂

我心中的中医与艺术

跟很多朋友都说过，我的理想有三，排在第一的是中医，第二是画家，第三才是我现在所从事的文艺写作。在读大学之前，曾学习过一段时间美术，虽然最终没能成为画家，但终究也是尝试过，总算是偿愿了。唯有这第一理想，总觉得距离自己比较遥远，却又总是难以割舍。

喜欢中医，可能跟自己从小身体不是很好有一定的关系。据妈妈说，我在半岁之前，每天必须得找人拿针将身上扎个遍，须是全身都渗出血点，否则就嘴唇黑紫，呼吸困难。有时候碰到发作厉害时，我妈妈就抱着我整天守在持针人的家里，以备随时扎针。后来慢慢长大后才不需要扎针了，但我一直瘦小枯干，这当然不排除有营养不良的因素，但我想大概也有点先天不足吧。

去年回家的时候，爸爸跟我说，妈妈得了一种病，病来时浑身难受，痛入骨髓，且伴有全身大汗，爸爸指着床边墙上的一道道抓痕说，这就是你妈妈病发时抓的，指甲的抓痕很深很明显。妈妈当了一辈子的农民，一般的疼痛，她根本不会表现出来，可这墙上的道道抓痕……她得忍受多大的痛苦啊！一刹那，我觉得那一道道抓痕全都抓在我的心上。

由此，我下决心要学中医。机缘巧合得识先生——全国名老中医王辉武，于是，我开始结合自己所学的导演专业来理解中医，用艺术的思维来理解祖国传统医学。

首先我认为，中医与艺术都是着力于改造人的艺术，只不过医学改造的主要是人的身体方面有形的疾病，而艺术改造的是人的精神方面无形的疾病。任何一门学科，当达到一定程度，都是一种艺术的展现，关于中医，我以为其艺术的表现主要在两个方面，即"蕴"和"行"。

一、"蕴"的艺术

此蕴为蕴含、内蕴之意。中医乃中国的传统文化积淀而成，是中国传统文化的缩影，是我们祖先数千年来在与疾病作斗争中总结出来的经验，有着丰富的中国传统文化哲学内涵。而艺术，绝不仅仅是指美术、雕塑、舞蹈等有形的种类，艺术应该是一种更高层次上的审美。毫无疑问，作为传统文化结晶的中医学，一定是一种更高层次的审美，那么她就必然是艺术，或者说具有相当的艺术性。在我眼中，中医的理论乃至理法方药、望闻问切，都是艺术的展现，或者展现的艺术。中医讲究整体观念，首先人体自身是一个有机的整体，需要协调依存，所以要精神内守，恬惔虚无；其次，人与自然又是一个整体，须要统一融合，所以要处阴阳之和，从八风之理。中医所讲的养生最高境界也就是融于自然。人在自然面前是何等的渺小，面对如此强大的自然，人能选择的只有从之。只有从之，才能保证自己的有质量的生命；悖逆自然之力，一定会让人得病受灾。阴阳，也可以理解为好与坏、正面与负面等，世间万事万物皆有阴阳，知晓了阴阳，才能分得清利弊，也就能知道事情的正确处理方法，中病即可，不矫枉过正。比如虚不受补者，就不能茫然进补，必须得先固其中气，再慢慢进补，这样才能得到补益。这是多么难得的修身处世之道，圣人行之，愚者佩之。医学典籍所要教给人的不仅仅是得病了应该怎么治疗，他首先说的是作为人应该怎么活着。中医所要传达的是生活的艺术，是融合的艺术。每一个药方，都和战场上的排兵布阵、棋盘上的星罗斗布、戏剧上的起承转合，均有异曲同工之妙。讲究君臣佐使，讲求各有所需，各有所用，有条不紊，多而有序。这是文化，能够囊括如此宏博文化的，就一定是艺术，是中医"蕴"的艺术。

二、"行"的艺术

行是行为、德行之意。医乃仁术，是济世活人的职业，医者行的艺术主要是德行之行，以及行医之行。德行是自己的，行医则是与患者打交道。艺术圈里有一句话，叫艺高不如德高，在医学方面，我想也同样适用。我们很难相信，德行不高的人能够在医学上会达到很高的成就。先生的诊室中悬有一块匾额，上书"存仁心，通儒道，术精良，堪可为大医"，我深以为然。存仁心、通儒道、术精良，都是医者德行之行，只有怀有如此德行，才能成其为一个医者，我想这也是先生一生从医的恪守与经验之谈。说到行医就是医患关系，中医与西医的区别在于，中医把人当成人而不是物，需要在诊疗中不失人情、嘘寒问暖。每一个患者都是一个亟待修复的生命个体，是怀着痛楚而来的，作为医者首先要怀有对生命的极端崇敬，他才会关切患者的病痛苦愁，以求达到最佳的治疗效果。如何去调节，如何能够让患者信任，并且能为患者着想，急患者所急，医患之间相得为乐，和睦融洽，这就是一种艺术，是行的艺术。

艺术上常有气质一词，我想所谓气质，就是一个艺术家独特的生命态度。这个态度与医者关切的主题是相和的，医学是融于生活，艺术是出于生活。我想学医与自己所从事的艺术，可以相辅相成，相互促进。其实，生活中很多东西之间是相通的，所以张旭观公孙大娘舞剑之后草书大进。自然，本着对生命的尊重，我不敢奢求将来有一天能够将艺术施诸医学，悬壶问诊，但我依然会在先生的指引下，不断往前迈进。如果将来我真的可以以我所学，为更多的人解除病痛，我定会慎之再慎，但更重要的是能让这博大精深的文化积淀来滋养我的艺术成长。因为医者所要面对的都是生命，贤者悬壶济世是仁术，愚者敬而远之，又何尝不是出于一种仁术。

先生常用毛笔书写处方，红格黑字的脉案方笺，抑扬顿挫，赏心悦目，在双手递给患者时，我感到那是一件件难以复制的艺术品，堪可收藏。

得识中医，得遇先生，我之幸也。

毕业于上海戏剧学院戏曲导演本科班
供职于重庆市艺术创作中心　兼任编剧　　陈国亮

不读书，无以言

——王师治学方法侧记

从最初见到王师至今，已经有 10 余年，而自 2012 年被选为第五批全国老中医药专家学术经验继承人以来，更得以耳提面命，故获益良多，对王师的治学有了更深刻的体会。

王师酷爱读书。他坦言，这与小时候长辈教诲和生活经历有关，是饥饿的记忆与无书可读的煎熬，让他深刻认识到读书的意义和知识的重要性。参加工作后，临床工作更是时时需要不断读书以充实提高。王师所读之书，博而有序，大体上可以分为三类。

首先是中医类专业书籍，诸如《黄帝内经》《伤寒论》《金匮要略》《神农本草经》《温病条辨》《脾胃论》《景岳全书》《医宗金鉴》《医门法律》《傅青主女科》《医学衷中参西录》等经典或代表性著作，很早就系统读过，临床之余，还时常查阅；代表性医案、医话、杂志、报刊均有选择性地阅读。

其次是传统文化书籍，比如《易经》、儒学的《论语》《大学》《中庸》《孟子》，以及道家的《道德经》《庄子》，佛学的部分典籍及历史著作，王师都曾反复研读。他认为，中医作为中国传统文化的一个重要组成部分，与历史上传统文化相互依存，相互影响，不可分割。中医学的思维方法深受中国传统哲学的影响，与近现代基于实证的思维方式有着鲜明的差异。不懂得传统文化知识，就不可能真正理解中医的内涵和思维方式，就不可能学好中医，也不可能用好中医。历史上许多著名的医学家，往往是鸿儒博学之士，就是明证。只有一些中医知识而不具备传统文化素养的人，很难在中医学术上有所成就。

再次就是书法、篆刻、美术、诗赋、文学等与医学没有直接关系的"杂书"。王师认为，由于中医的思维方式与近现代以逻辑为特征的思维方式不同，强调"象"，强调"悟"，很难批量制造，而这些特点，也正是书法、篆刻、美术等传统艺术所需要的和所能表现出来的，所以中医人如果学有余力，应多读医外之书，就像作诗应注意"诗外功夫"一样，多注意"医外功夫"，这可以促进抽象思维的培养和"顿悟"，有助于中医水平的提高。《黄帝内经》指出，上知天文，下知地理，中通人事，方为知道者，才能真正保命全形。李时珍更是直接指出："欲为医者，上知天文，下知地理，中知人事，三者俱明，然后可以语人之疾病。不然，则如无目夜游，无足登涉。"王师正是这样的践行者。

"书山有路勤为径，学海无涯苦作舟"，常常作为励志劝学的座右铭，但王师对"苦作舟"一语，并不赞同。他认为，中国的传统文化应该是以"乐"为中心，是为"乐感文化"。只有自己真心喜欢的事情，才会想方设法去做好，也才能在做事的过程中体会到其中的乐趣，这样事情才会办得越来越好；只有培养起读书的乐趣，体会到读书的快乐，不把读书当作强加的任务，才会积极主动地去读，也才能读好书。

王师一直认真读书。他绝不会花时间去打牌、下棋，因为那是浪费时间的消遣性活动。他强调在读书时，要用眼、用心、用手。对于读过的书，往往会根据需要，在不同地方做出不同的标记或评论，有时同一页上面会有不同时间书写的评论，从这些评论中，可以清楚地看出思想的变化过程。更多的时候，王师会根据某一个或几个问题，认真细致地编写读书卡片，学医、行医数十年内，写了数十万张读书笔记和卡片。后来，将这些读书笔记和卡片进一步整理，撰写成了学术专著。

王师读书，并不是为读书而读书。司马迁曾坦言，其写《史记》的目的在于"究天人之际，通古今之变，成一家之言"。王师也常常用这句话来勉励我们，读书时要带着问题、带着想法，不能泛泛地一读而过，也不能简单地把书堆在架上或记在心中，更不能时时照搬书上的内容，食古不化，而要汲取所读之书的知识来充实自己，力求融会贯通，在继承的基础上形成自己的学术风格。王师作为中医院校科班毕业生，所学以《内经》《难经》《伤寒论》《金匮要略》《温热论》《温病条辨》为主。从医四十余年，已经形成了主要以脾胃为中心的学术风格，疗效卓著。但随着接诊的疑难病例日渐增多，仍有部分病例的治疗十分困难。近年"火神派"逐渐兴起，在仔细研读有关学术著作后，王师深感传统医学院校教育在扶助阳气方面甚为保守，自己的知识体系仍不完善，在逐步吸收"火神派"的学术理念后，王师在临床时更得心应手，因此也常常提醒大家不要故步自封，只知道吃"老本"，对学术问题不要存门户之见，一切应以临床实践为依据。

除了自己读书，王师还常常奖掖后学，对科室、医院、其他单位的求学者谆谆教导，勉励大家多多读书，对喜欢读书者尤其关怀备至。当年我刚到单位不久，就曾获赠多部他主编的专著和南怀瑾先生的《论语别裁》《原本大学微言》等传统国学学习资料，为此深感荣幸。科室里多位同事也先后获得王师赠书，故此不论工作多繁忙，科室内总保持着良好的学习氛围和读书习惯。

　　孔子曾教导孔鲤曰"不学诗，无以言"（《论语·季氏》）。"无以言"者，不仅是自己知识不渊博、言之无物、言语不精彩时的客观结果，更应该是无言以对的主观感受吧。而这，也正是我跟王师学习后的突出感受，故唯有勤奋读书学习而已。

全国第五批老中医药专家学术经验继承人
重庆医科大学附属第二医院　　　　讲师　　田生望

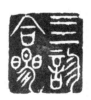

四诊合参

不循常道　乐攀崎岖

——印象吾师

　　吾师——王辉武教授，是一个喜欢思考而勇于求新的医者。我从本科到硕士、博士，而今在博士后流动站学习，跟随过不少导师，在与王师的访谈中，发现他有一个最大的特点，那就是不愿做别人曾经做过的事，有时尽管工作已做了大半，当发现人家早已做过，也会在叹息声中毅然放弃！搞科研，写文章，出专著，绝不与人雷同。不趋时尚，不赶潮流，这是他的信条。有些人或许认为这是一种固执己见的毛病，也是胆小怕事、缺乏竞争信心的表现！但我以为，这正是科学工作者的可贵之处。

　　世上本无路，走的人多了便成了路！常道者，乃很多人走过的路，必然是"老路""现成路"，如果选这种路走，最轻松，不费力，但对于科学创新来说毫无意义，也是一切学问的大忌！

　　据我所知，王师业医，并非家传，全靠自学与私淑（未能亲自受业但敬仰其学术并尊之为师），未正式拜过师，因为那个年代，不提倡拜师，但通过他的努力，也能达到不一般的水平。这主要是得益于他在学术上坚持不循常道，冷静沉着而孜孜不倦。而这也正是中医学继承、求新、立新与创新之必需！

　　王师这几十年，主要做临床工作。他认为，一切思想与选题，临床是核心、是开端，通过反复的自我论证和师友指导，再回到临床，并以临床为最根本的评价标准，确定选题的学术与实用价值。他常说："没有临床基础，不会有选题的思路，更不可能有正确的选题。"

纵观王师的选题，都是从他人研究的"夹缝"中发现的，多数是人家不愿做的。前期是为了学习中医所做的工作，用他的话来说，是"磨刀与练兵"。为了方便学习、背诵和应用《伤寒论》，三十年前，他编写了《伤寒论手册》，这本书伴随不少中医学子度过学用《伤寒论》的时日，不久前，王师又带领几名弟子将该书重新编排，由中国中医药出版社更名为《伤寒论使用手册》再版。后来的《中药新用》《中药临床新用》《中医百家药论荟萃》都是很有价值的选题。

上世纪 70 年代，他在临床中发现病家对禁忌知识的渴求，以及医学界尚缺这方面的研究，便开始着手禁忌专题研究工作。1987 年出版了《病家百忌》，首次在学术界提出"医学禁忌"这个命题，带动了科普出版界大量禁忌图书出版。经过三十多年的努力，2009 年出版了《实用中医禁忌学》，这是中外都没有人专题研究过的问题，成为学术选题的亮点，也是他不循常道的典范。

对于中医禁忌这个保留选题，他十分纠结与感慨，在当今急功近利的世风影响下，研究"宜"，多有卖点与经济效益，谈"忌"则被老板们避而远之。但王师矢志不渝，坚持不懈，一做就是三十多年，足见其不畏崎岖的攀登精神，也可以窥见其不随世俗的学风品格。

愚以为《实用中医禁忌学》，从临床实践出发，警醒世人"肆无忌惮，人间灾难"，希望以此减少医疗失误，为医学界提出了一个新课题，前景看好！尽管目前它成长壮大的空气未清、土壤不肥、研究有待深入！但提出一个问题往往比解决一个问题更为重要（爱因斯坦），王师选准了一个好题，若干年后，其眼光必将被证实！

除此之外，王师所提出的"久病皆郁""郁乃心病""湿为病毒说"等，都是依据中医的原创概念，不循常道之题，且有真实的临床基础，经过几代人的传承研究，相信会获成果！

全国中医传承博士后流动站博士

重庆市中医院　副主任中医师　　张国铎

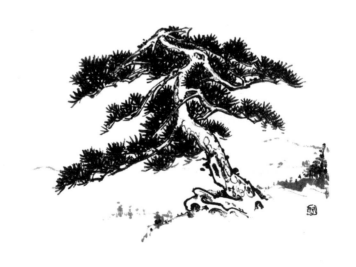

一个吝啬时间的医者

——说说我的老师

　　2012 年 9 月，"国家中医药管理局王辉武名中医传承工作室"落户我院，包括我在内的 10 个工作室成员，成了王师的学生。记得他第一次开会给我们提的要求就是，不准晚上收看电视连续剧，在 8～11 点这三小时内，必须看书学习。这一要求对每个年轻人来说确有些苛刻！王师认为，连续剧长年不停，一个接着一个，有一种吸引力与诱惑，欲罢不能。作为医生，因操患者性命之业，故业余时间必须用于学习，不可等同一般行业。他是这样说的，也是这样做的。

　　王师生于上世纪 40 年代，艰苦的生存环境，造就了他对知识的渴求，养成了惜时如金的良好习惯。他常说，"人生苦短""一寸光阴一寸金""浪费时间，就是浪费生命"。一个人经过小学、中学、大学各 6 年，再加上读研、读博，毕业参加工作时，已近"而立之年"，入行的黄金时间只有 30～50 岁的 20 年，想一想何等宝贵。

　　据我粗略统计，王师已出版发表的著作与文论有近千万言，大多数是以手抄笔录的原始方法完成，因为前些年没有电脑帮忙，这都是在临床、教学出全勤之余完成的。人们会不解地问，哪来如此多时间呢？从他这几十年的历程，证实了"时间是挤出来的"。

对于时间，他几近吝啬，只要有学习与写作的任务与计划，他会分秒必争！"没时间，这是世上最荒唐无耻的谎言"，王师常严厉地说。"每个人每一天都有 24 小时，不会少一秒，关键看你自己如何珍惜！"

王师认为，临床上的空隙是时间，候车乘车也是时间，周末有更多的时间，节假日更是成堆的时间，都是学习的最好机会，必须抓紧，甚至休闲、旅游、爬山、散步、读闲书时，都可以进行思考学习！据说，他四十多岁时经常胃痛，当时正进行着《中医百家药论荟萃》一书的撰写工作，工作量之大是很多人难以承受的，仅校阅一遍文稿，就要耗费他两个月时间。当时他最担心健康出毛病，完不成任务，见不到心爱著作的出版，时刻有"生命仅只 6 个月"的紧迫感！还好他挺过来了！王师勤奋惜时之毅力与精神！堪可效法！祝老师健康！

国家中医管理局王辉武名中医传承工作室负责人
重庆市永川区中医院　主任中医师
阳正国

老医真言

人际皆善　处世轻松

我在 2009 ~ 2012 年间，跟师王辉武教授学习，侍诊左右，耳提面命，获益良多。其中最让我感叹的是，先生这一辈子，人际间毫无积怨，有一颗永远宽恕他人的心态。人生如能保持这种心态，对学习、工作有益，对养生、保健有助。当然，没有达到某种修养与境界，实现这种心态也不那么容易。

人类社会从诞生以来直到今天，一直不断前行，愈加发展成一个整体。正是因为人际间，人性中"善"的因素的驱使，在某种程度上，人性向善成为绝对的主流。这不仅是我们要弄明白并加以肯定的，更应该成为一种价值取向，让人彼此相信，让人心生希望，让人相互联结成整体，以推动整个人类社会的发展。

先生常说："人之初，性本善。"如果世上也存在"恶"，那是因为人生不同阅历的影响而形成的，但那都是暂时的，可以改变的，并非根深蒂固。俗话说"人心都是肉做的"，人际间还是"善"者多！先生每次谈及他的同事师友，都是对他有过帮助与提携，心中没有一个敌视者，更没有抱怨的想法，想得最多的是如何感恩与报答。

先生认为，每一个人都会有缺点，都存在有不好的性情与习惯，有时不知不觉地影响他人，遭到辱骂中伤，甚至通过暗中手段伤害过你。遇到这种情况，你必须清醒、冷静，那一定是有原因的，一定是你妨碍了他人的利益，也许是你的优势之处，恰恰是人家的不足之处，无意中构成了威胁，"差距就是矛盾"，别人采取扼制之法，以求平衡与生存，这是人之常情。因此，某人曾经暗地攻击你、贬低你，后来让你知道了，不管是真是假，都应主动忘却，不必怀恨在心，更不可待机报复。积极的方法是以宽恕去沟通化解之。总而言之，忘记别人的仇，记得他人的恩，这不是要做圣人，而主要是让自己轻松！

先生的这种心态，不少人认为，那是"敌我不分"，"怯懦之辈"，不宜提倡，特别是在"以阶级斗争为纲"的年代，必遭批判不可。不过通过笔者的体验，他这种心态有很多好处，也是我应学习的经验之一。

首先，有利于虚心学习，较少产生"同行生嫉妒"的恶习。学习上最大的敌人是看不见人家的长处。我在跟师学习的过程中，常听先生称赞他的同行，告诉我们其他老师的独特过人之处，如认为李正全、戴裕光、张西俭等教授的临床优势，便主动请求与协调，安排我们去跟师学习。在他眼里，始终见到的是别人的优点和自己的不足，这对于永远保持学习上进的欲望，对于学习中医学很有好处。

其次，人际间少有恶意，精神上恬恢安静，与人为善利于保健，钩心斗角多难入眠。先生认为，如果经常处在"打官司"的思考中，或唯恐有人"暗算"的紧张状态，不可能吃得下，睡得香，更不可能有静心读书，安心行医，开心生活的时候，当然也不利于健康与防病了！

有幸跟师学习，除了收获医学上的经验之外，先生宽容的胸怀，更值得我们继承发扬！

全国第四批老中医药专家学术经验继承人
重庆市綦江区中医院　副主任中医师　　　　　张宗勤

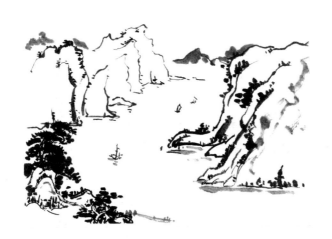

兼取众长　以为己善

2012 年 3 月，我因重庆市中医高级人才跟师，得以有幸跟随王辉武教授学习。2012 年 8 月又有幸成为王师全国第五批师带徒弟子。王师的博学多才和医学的精深造诣，在业内和患者中早有共识，他能有今日的成绩绝非偶然。"问渠哪得清如许，为有源头活水来"，一切的成就来源于他的好学与善于学习。

宋代朱熹在《答林叔和》中说："兼取众长，以为己善。"王师善把大家的长处都吸收过来，以补充自己的不足。他常说，做学问，切记各立门户，更不可相互诋毁。

王师生于上世纪 40 年代，农耕传家，家境贫寒，环境艰苦。因为出身卑微，常常被人看不起，从那时候起，老师就发奋要努力读书学习，改变命运。几十年来，从来没有停止过学习，即使是到了现在，仍然坚持不懈。老师常常说感到自己"自卑"，但不因卑下而停步，而是拼命地追赶先进，因为老师从来没有"满足"过。老师常常教导我们"学海无涯""学无止境""中医学博大精深、浩如烟海"，称自己也只是一个"小学生"。

王师常用孔圣之言"三人行，则必有我师"来教导我们，他自己则是"心底里感到别人总有比我强的地方"，拼命向他人学习，即使是自己的学生也不例外。老师常会向我们问一些他不熟悉的知识，也经常用韩愈《师说》鼓励我们，"弟子不必不如师，师不必贤于弟子，闻道有先后，术业有专攻"，期望他的学生能超过他，其实老师是在用他的行为在给我们行不言之教。在他眼里，始终见到别人的优点、自己的不足，因此保持永远学习上进的欲望。

他还常常给我们说："患者是我们最好的老师……每一位患者都是我的老师，在为他们的诊治用药过程中，知道了我开的每一个处方，每一味药物，每一种治疗方法是否有效，是否有不完善的地方？因此，对每一位患者都应存有感恩之心和感激之情。"老师就是以这种感恩的心向患者学习，不断总结探索，不断思考，因而才会经验越来越丰富，疗效越来越好。

老师常常说，你做一种工作，只是为了谋生，对它并不喜欢，这种工作就只是你的职业。如果你做的一种工作，只是因为喜欢，兴趣特浓，并不在乎它能否带来利益，这种工作就是你的事业。倘若职业与事业一致，则一定会有成就。还说做学问有三境界：知、好、乐。《论语》说："知之者不如好之者，好之者不如乐之者。"老师就是以学习为乐趣的人，"闲暇时的读书，是我觉得最快乐的事情，没有什么快乐比得上读书了。"每逢节假日，老师总是用短信委婉地提醒我们，节假日除了陪好家人外，应该珍惜假期难得的"清闲"，好好静下心来读一点书。老师书法造诣颇深，我多次提出学习书法，老师总是说，他是喜欢书法，爱好艺术，因而乐此不疲，和读书一样，只有自己爱好的，才会自觉地去做。学习做学问，在外人看来是孤独和寂寞的，然而在老师看来却是快乐地享受，因为"乐"是一种境界，正是这种境界，才有老师今日学术上的成就。

有幸跟随老师学习，老师的这种境界是我们追求的目标，老师的这种精神更是我们要传承的。遇此良师，吾生幸也！

全国第五批老中医药专家学术经验继承人

重庆市九龙坡区中医院　　　　主任中医师　　唐军

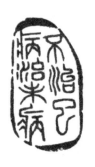

不治已病治未病

后 记

《老医真言》统稿业已完成，通读这些小文短章，越读越有那么一点点"自我陶醉"。

带着这感觉，我登上了历代帝王祭天之地——泰山。

孟子曰："孔子登东山而小鲁，登泰山而小天下。"（《孟子·尽心上》）从小鲁到小天下，孟子超越性地阐释了孔子的登山之旅，将泰山形而上了。那是一座留有不朽文字和精神的圣山，中医学虽是百科之一粟，但通过它，可以窥见宇宙之奥秘，生命之伟大，赋予人们无尽的遐想！

今生何以与中医结缘呢？对于我来说，选择中医，不过是困境中所需要的心理暗示，乃朦胧中一种天真与直觉，说不出多少道理。理由也有，当时齐白石一幅价值连城的国画，不如一个玉米窝窝头，因为后者能充饥救命，中医拥有救死扶伤的绝招！

学中医让我有了一个稳定的职业，自己不挨饿，还能养家活口。除了那些形而下的方药之外，更重要的是，让我眼界洞开，懂得了自然与人生的许多道理，给了我一个永远追索的精神殿堂，头脑里增添了许多倍感兴趣的谜团，这些闪烁的星火，我虽暂不能燎原，但经过传承，可实现学术的发展，这就是生命的延续。人生的价值，酷似一尊尊超越物质的泰山刻石！

我并不成功，一辈子没体会过做官升迁那种前呼后拥、腾云驾雾的感觉，也没有享受过经商发财后的花天酒地、挥金如土的狂欢。但我是幸运的，学中医，崇敬中医，并在行医中享受与收获！而今我已桑榆暮景，还有做不完的中医趣事，这些微不足道的小事，已经在我身后留下隐约而微妙的印记。

多少年来，在这崎岖的道路上艰难而愉快地跋涉，在师友的教诲与鼓励下，对于中医学我算初入门径，生命科学还有许多未知有待再学。但是愚以为，中医之学，等同儒家之仁、道家之道、释家之禅。只要你用心了，矢志不渝，就能到达那种境界。虽未成功，但应知足，因为"先事后得"！用心去走，莫问前程！

癸巳小满后三日（2013 年 5 月 24 日）
于泰山之麓天外村

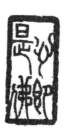

心即是佛